LA STOMATOLOGIE

INDISPENSABLE

AUX MÉDECINS PRATICIENS

DU MÊME AUTEUR

Deux cas d'hypertrophie gingivale généralisée congénitale et familiale (*Marseille-Médical*, octobre 1909).

L'Intoxication aiguë par l'emploi en thérapeutique du produit des capsules surrénales (*Congrès Dentaire National*, Poitiers, 1910).

Prothèse métallique de la région frontale externe (en collaboration avec M. le prof. L. Imbert) (*Marseille-Médical*, 1910).

La lutte contre la carie dentaire dans les écoles primaires. Son importance sociale (*VIe Congrès de l'Alliance d'Hygiène Sociale*, Marseille, 1910).

Le comblement des brèches des parois crâniennes. Prothèse métallique interne (En collaboration avec M. le prof. L. Imbert) (*Gazette des Hôpitaux*, décembre 1910).

Comment restreindre le nombre des accidents survenant par l'emploi des médicaments anesthésiques (*Marseille-Médical*, septembre 1910).

Restauration étendue de la face après large intervention chirurgicale pour cancer (*L'Odontologie*, 15 mars 1911).

Un cas de restauration prothétique du nez (*L'Odontologie*, 15 avril 1911).

Le traitement des fissures vélo-palatines doit-il être chirurgical, prophétique ou mixte? (*Marseille-médical*, août 1911).

Sur un nouveau procédé de rhinoplastie avec armature métallique (*La Clinique*, 18 août 1911).

La pratique de l'Art Dentaire et la révision de l'article 2 de la loi du 30 novembre 1892 (*Monde Dentaire*, n° 302, 1912).

La répression efficace de l'exercice illégal de la Médecine et de l'Art Dentaire (*Congrès Dentaire National*, Toulon, 1912).

Un cas d'odontoptose consécutif à une intoxication aiguë par l'oxyde de carbone (*Association française pour l'avancement des sciences. Congrès de Nîmes*, 1912).

Note sur l'application d'un procédé d'anesthésie pulpo-dentinaire des incisives ou même des canines supérieures par applications topiques dans les fosses nasales (*Sud-Est Dentaire*, n° 4, 1913).

Essai de prothèse de la face après coup de fusil (*Sud-Est Dentaire*, avril 1913).

DIJON. — IMP. DARANTIERE

Théodore RAYNAL

CHARGÉ DU SERVICE DE STOMATOLOGIE AU DISPENSAIRE CENTRAL
DE L'ASSISTANCE MÉDICALE DE MARSEILLE

LA STOMATOLOGIE INDISPENSABLE AUX MÉDECINS PRATICIENS

Avec 244 figures intercalées dans le texte

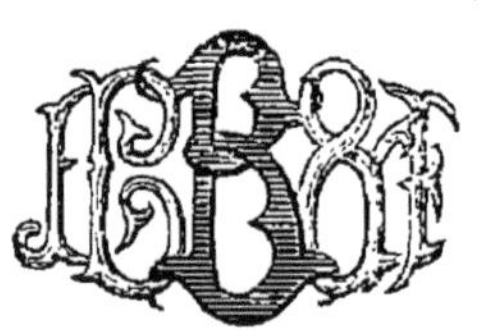

PARIS
LIBRAIRIE J.-B. BAILLIÈRE ET FILS
19, RUE HAUTEFEUILLE, 19

1914

AVANT-PROPOS

Contrairement à ce qu'on pourrait supposer l'Art de soigner les Dents n'est pas, bien loin de là, d'origine récente (1). Le papyrus Ebers trouvé à Louqsor et datant de 3700 av. J.-C. nous apprend que les dents avaient déjà attiré l'attention des thérapeutes égyptiens. En Grèce, Asclépios, le premier, aurait conseillé l'extraction des dents (De natura Deorum, L. III, Cicéron). HIPPOCRATE parle souvent des « affections ulcéreuses des dents » (caries), des accidents de la dent de sagesse, de la nécrose des mâchoires, des abcès dentaires. Mais chez les Grecs la technique était très sommaire ; l'hémorragie était très redoutée car ils étaient désarmés devant elle et de ce fait ils s'abstenaient de pratiquer l'extraction. Un odontagogue sacré en plomb était conservé par les prêtres au Temple de Delphes. ARISTOTE, qui a étudié le rôle physiologique des dents tire de leur examen des pronostics de longévité.

Chez les Romains on avait déjà connaissance de rudiments de prothèse dentaire puisque la Loi des XII Tables datée de 450 av. J.-C., interdisait l'inhumation des défunts

(1) Voyez sur ce sujet : A. BONNET, Histoire Générale de la Chirurgie Dentaire, Paris, 1910. — DAVID, Discours d'ouverture à l'Ecole Dentaire de Paris, 1885. — GUERINI, L'Art Dentaire chez les anciens peuples italiens (*Odontologie*, 1894). — GROSS, L'Art Dentaire chez les Arabes. — RENAN, Une mission en Phénicie. — L. LEMERLE, Notice sur l'Histoire de l'Art Dentaire. — L. THOMAS, L'Odontologie dans l'antiquité. — SOULÉ, L'Art Dentaire chez les Grecs (*Paris médical*, 1912, n° 40). — SOULÉ, La Chirurgie Dentaire d'Albucasis comparée à celle des Maures du Trarza (*Arch. de stomatologie*, 1911, p. 169).

avec des bijoux d'or « sauf pour l'or servant à tenir les dents ». A Herculanum et à Pompéi on a trouvé pour l'usage dentaire des cautères, des stylets, des « rhizagres » (pied de biche), des « volselles » (pinces à pansements dentaires). Les littérateurs romains, MARTIAL notamment, nous apprennent aussi qu'un cabinet dentaire était ouvert à Rome chez un certain Caselius sur le Mont Aventin et que la poudre dentifrice de Servilius Damocrate jouissait, paraît-il, d'une grande réputation.

a) *Dentibus atque comis, nec te pudet, uteris emptis.* (1)
Quid facies oculo, Lœlia? non emitur.
b) *Thaïs habet nigros, niveos Lucania dentes.*
Quæ ratio est? Emptos hœc habet, illa suos.
c) *Sic dentata sibi vedetur Ægle*
Emptis ossibus undicoque cornu.

« L'os et l'ivoire remédient aux désordres de la bouche d'Ægle, dit JUVÉNAL, la courtisane Galla plus coquette, ôte pendant la nuit ses dents artificielles. »

CELSE s'occupe dans les VIe et VIIe chapitres de ses œuvres de l'Odontologie et s'occupe également de la réduction et de la contension des fractures de la mâchoire. PLINE L'ANCIEN nous apprend que l'obturation (?) des dents était pratiquée chez les Romains avec un mélange d'excréments de souris et de foie de lézards protégé par de la cire (!) GALLIEN, doué lui-même d'une très mauvaise denture, s'est souvent occupé des dents ; il conseille les bains de vapeur, recommande la trépanation coronaire et a noté très jus-

(1) *a*) Lélia tu portes les cheveux et les dents que tu as achetés. Mais comment faire pour ton œil ? On n'en vend pas.

b) Thaïs a les dents noires, Lucania les a blanches. Pourquoi ? C'est que la première a des dents naturelles, tandis que celles de l'autre ont été achetées.

c) Æglé se figure qu'elle a des dents parce qu'elle a un dentier en os ou en ivoire.

tement que les dents qui ne rencontrent pas d'antagonistes s'ébranlent. PAUL D'ÉGINE s'occupe des accidents de dentition et pratique assez largement l'extraction des dents.

Au moyen âge, RHAZES, AVICENNE, ALBUCASIS s'occupent des dents et de leurs accidents.

Les Maures chassés d'Europe, ce sont les moines qui leur succèdent dans la culture des Sciences en général et de la Médecine en particulier. Ils s'occupent donc aussi d'Art Dentaire. L'ordre de Saint-Benoît fut le représentant le plus qualifié de la chirurgie de cette époque. Le fait d'avoir rompu le jeûne du carême était puni de l'extraction d'une dent qui était jetée dans la poussière. GUY DE CHAULIAC (1300) écrit son opinion que seuls les médecins devraient pratiquer l'extraction des dents ; URBAIN HEMARD (1582), chirurgien du cardinal d'Armagnac, établi comme médecin-chirurgien à Rodez, publie le premier ouvrage français sur l'Art Dentaire. Il signale les effets salutaires de l'émotion dans l'odontalgie et traite de la stomatite mercurielle due à l'usage des fards, à base hydrargyrique, dont se servaient beaucoup les dames de cette époque. A. VÉSALE (1514) recommande l'incision gingivale pour aider à l'éruption des dents de sagesse. EUSTACHI s'occupe abondamment des dents au point de vue anatomique et FALLOPE en étudie la genèse.

Puis AMBROISE PARÉ naît en 1510 à Laval et on constate dans ses œuvres que la chirurgie dentaire l'intéresse autant que la chirurgie des autres régions. Il cause longuement des dents à tous les points de vue dans les IVe, XIIIe, XVe livres, et il conseille de les soigner avec l'huile de girofle et le vitriol, médicaments encore très employés de nos jours. Il s'attache à faire le diagnostic différentiel de la pulpite et de la périodontite, étudie les transplantations, les obturateurs vélo-palatins, les nez artificiels qu'il faisait avec de la toile trempée dans de la cire fondue. Il considère que l'extraction est une opération très difficile.

Aussi, il recommande aux malades devant se faire enlever des dents « d'aller aux vieux dentateurs, et non aux jeunes, qui n'auront encore recogneu leur fautes ».

FABRICE DE HILDEN, A. NUCK, COOPER, DIONIS, RUYHS, MALPIGHI, LEUVENHOEK étudient les dents et s'en occupent.

Enfin, en 1690, naquit, à Paris, PIERRE FAUCHARD, qui fut pour l'Art Dentaire ce que A. PARÉ fut pour la Chirurgie. Son *Traité des Dents,* paru en trois éditions successives, fut traduit en plusieurs langues. Il pratiquait l'obturation des dents avec du plomb, qui, frappé et écrasé, une fois en place, demeurait fixé dans la cavité, à qui il avait donné une forme plus ou moins rétentive. De là l'expression « plomber une dent » qui s'emploie vulgairement et improprement d'ailleurs encore aujourd'hui.

BUNON L'ÉCLUSE, ami de Voltaire, imagine la langue-de-carpe ; JOURDAIN, dentiste, membre de l'Académie Royale de Chirurgie, invente l'abaisse-langue ; GARANGEOT perfectionne le « pélican » ou « dentaire » déjà perfectionné par le frère COME ; OUDET, TOIRAC, BOURDET s'occupent avec succès des malformations et des lésions vélo-palatines, COURTOIS, HÉBERT, citoyen-dentiste par décret ; LEMONNIER, dentiste à Rouen qui imagine la staphylorraphie, DUBOIS DE CHEMANT qui invente les dents artificielles de porcelaine, LAFORGUE, GARIOT, DELABARRE, tels sont les noms des dentistes célèbres qui créèrent vraiment l'Art Dentaire français et l'exercèrent avec une réelle compétence jusqu'à la fin du XVIIIe siècle.

En Angleterre, HUNTER, TOMES, qui, rencontrant l'ouvrier français EVRARD, fait connaître le davier « anglais » que ce dernier avait imaginé ; ROBINSON, etc... s'occupèrent de notre spécialité et firent des travaux dont les conclusions sont encore vraies de nos jours.

En Allemagne, c'est CRAUSE, HOFFMANN, UNGENBAUR, HEISTER, PFAFF, BRUNER, inventeur des dents à tenon, HICH, le novateur de la percussion appliquée au diagnostic en

Art Dentaire, ALBRECHT, DIEFFENBACH, qui laissèrent tous une trace de leur passage dans la profession.

Aux États-Unis, HARRIS fonde en 1839 l'École Dentaire de Baltimore ; GARRETSON prêche ardemment dès 1828 l'union de la Médecine à l'Art Dentaire qui, dit-il, n'en est qu'une branche ; ils font avec de nombreux auteurs progresser l'Art Dentaire. C'es un simple dentiste de Hartfort dont le nom est trop peu connu du grand public, Horace WELLS qui, le 15 décembre 1844, a découvert les principes d'anesthésie chirurgicale et dont le nom doit à ce titre être rangé parmi ceux des plus grands bienfaiteurs de l'humanité.

Ce rapide résumé qui est évidemment fort incomplet est cependant suffisant pour montrer que des savants dont le nom toujours lumineux jalonne la route suivie dans l'Histoire de la Médecine n'ont pas dédaigné l'étude et la pratique des maladies des dents ; que, si dans leurs travaux la part qu'ils lui ont donnée est si faible ou si on la juge trop petite, il ne faut pas perdre de vue qu'elle était, en proportion des connaissances du temps sur la matière, beaucoup plus considérable à coup sûr, proportionnellement, à celle que de nos jours de trop nombreux médecins, par ailleurs remarquables, leur donnent dans leurs travaux contemporains; que le discrédit où les événements l'avaient fait choir a été amplement racheté puisque l'humanité doit à l'Art Dentaire l'anesthésie sans laquelle la Chirurgie contemporaine n'aurait pas pu naître et la Prothèse chirurgicale, nouvelle venue déjà si féconde, qui lui apporte sa merveilleuse collaboration.

Le brillant développement de l'Art Dentaire pendant le XVIIIe siècle qui fut, et de beaucoup, la période la plus brillante de l'Art Dentaire en France est dû à la réglementation étroite de la profession de Dentiste. Un édit royal de 1699 obligeait les personnes voulant se livrer à l'odontoiâtrie, à des études réglées, sanctionnées par des examens passés devant le Collège des chirurgiens, examens qui donnaient le titre « d'expert ». Les lettres-patentes de mai 1768 renforcèrent encore les garanties de compétence professionnelle, et leurs bons effets continuaient à s'en faire sentir lorsque les premiers soubresauts de la Révolution surviennent peu après. Au vent violent de liberté qui bientôt souffle en tempête tous les privilèges, y compris le droit de guérir, sont supprimés; le décret du 7 mai 1791 proclame libre l'exercice de toutes les professions; les Écoles, Universités, Corps Savants sont dissous par le décret du 18 août 1792 et à la suite de ces mesures s'ouvre une période où le charlatanisme et l'empirisme s'étalent, prennent un si scandaleux essor et provoquent de tels abus — même des crimes — que, par les lois des 19 ventôse et 21 germinal an XI, l'exercice de la médecine et de la pharmacie sont de nouveaux réglementés. Par cette loi, les oculistes, apothicaires, lithotomistes, etc., ne peuvent exercer la médecine sans études et examens préalables. Mais les dentistes n'étant pas cités dans la loi de ventôse, deux opinions se trouvaient en présence : l'une qui exprimait que si la loi était muette sur les dentistes, c'est que le législateur entendait confondre dans une même réglementation l'exercice de l'Art Dentaire et l'exercice de la Médecine; l'autre opinion exprimait que le fait par le législateur de ne pas parler des dentistes signifiait qu'il avait voulu en laisser l'exercice libre.

En 1845, des dentistes exerçant sans titre furent poursuivis pour exercice illégal de la médecine et condamnés, le Tribunal ayant admis la première hypothèse. Ce jugement, confirmé sur appel, fut renvoyé par la Cour de cassation devant la Cour d'Amiens. Celle-ci, adoptant la seconde opinion, acquitta les prévenus le 25 juin 1846. Ce jugement, faisant jurisprudence, rendit libre l'exercice de l'Art Dentaire, et empêcha totalement de réprimer les abus de l'empirisme qui s'exerça si souvent sous le couvert de l'étiquette de dentiste, que ce mot en était arrivé à devenir presque le synonyme de charlatan.

Mais pendant qu'en France l'Art Dentaire s'égarait et en arrivait à être stérilement exploité la plupart du temps par des ignorants, ce même Art Dentaire exercé et transporté en Amérique y donnait les plus belles moissons.

Ce sont deux de nos compatriotes, LEMAIRE et GARDETTE, qui importèrent dans le Nouveau Monde l'Art Dentaire français. LEMAIRE était chirurgien des volontaires qui, conduits par Rochambeau et La Fayette, traversèrent l'Atlantique pour aider l'Amérique à conquérir sa liberté. GARDETTE, médecin de marine, naquit et revint mourir à Bordeaux, après avoir exercé et fondé en Amérique dans sa maison la première École Dentaire. Bientôt, d'autres écoles se fondèrent, d'abord à Baltimore, puis dans la plupart des grandes villes américaines. De là sortirent les praticiens qui se répandirent dans toute l'Europe, en France notamment. Ces praticiens, beaucoup plus instruits que la plupart de leurs confrères français, arrivèrent sans peine à de très brillantes situations.

En France, dans la seconde partie du XIXe siècle, un mouvement très net se manifesta parmi les meilleurs des praticiens.

Noyés dans le nombre des empiriques, parmi les dentistes français quelques-uns cependant ne le cédaient en rien à leurs confrères américains, car ceux qui exerçaient en France n'étaient pas toujours les meilleurs d'Amérique. Quelques dentistes instruits, surtout des docteurs en médecine ayant à leur tête MAGITOT et ANDRIEUX fondèrent la « Société de Stomatologie » et réclamèrent des pouvoirs publics la reprise du projet de réglementation de l'exercice de l'Art Dentaire en France qu'on avait essayé de réaliser en 1847 et en 1880. Presque en même temps, en 1879, le « Cercle des dentistes de Paris » fonda « l'École et l'Hôpital dentaire de Paris » et réclama lui aussi des pouvoirs publics une réglementation qui devenait urgente. Mais si les deux groupements étaient d'accord sur le fond de la question, ils différaient notablement d'avis quant à la forme de la réglementation. La Société de Stomatologie demandait que la possession du diplôme de docteur en médecine devînt obligatoire pour exercer l'Art Dentaire et elle n'a pas cessé de le demander jusqu'à présent. Les praticiens dits : « Odontologistes » après de vives luttes professionnelles — car un très grand nombre persistait à ne vouloir subir aucune réglementation — admirent cependant la création d'un diplôme spécial. Bien qu'approuvant en principe l'idée du doctorat en médecine obligatoire, le Gouvernement par mesure de transition entre le régime de la liberté absolue et le régime de la stricte réglementation, créa, par la loi du 30 novembre 1892, le titre de « chirurgien-dentiste » et, pour bien marquer que ce titre devait être une étape vers l'unité professionnelle par le doctorat en médecine obligatoire, il accorda à la possession du titre de chirurgien-dentiste un privilège dont les officiers de santé étaient privés et que seuls possédaient les docteurs en médecine : le droit à la pratique de toutes les anesthésies, même de l'anesthésie générale au chloroforme ou à l'éther.

A l'heure actuelle tous les dentistes sans distinction sont unanimement animés du désir de voir réviser la loi du 30 novembre 1892 qui ne répond plus aux besoins actuels d'une profession dont l'évolution a été très rapide et dont l'exercice devient chaque jour plus difficile.

Deux partis sont en présence : l'un dit « stomatologiste » veut que le législateur réalise son vœu méconnu de ventôse et achève son geste du 30 novembre 1892. L'autre dit « odontologiste » prétend que l'Art Dentaire est chose très distincte de la Médecine, réclame son autonomie absolue et demande la création d'un titre de docteur en chirurgie dentaire avec interdiction pour les docteurs en médecine ne justifiant pas d'études spéciales d'exercer l'Art Dentaire.

LA

STOMATOLOGIE

INDISPENSABLE AUX MÉDECINS PRATICIENS

INTRODUCTION

Ce livre n'a pas pour but d'apprendre aux médecins la spécialité de la Bouche et des Dents. L'exercice de cette spécialité nécessite en effet des connaissances très variées et très nombreuses jointes à une expérience que seule une pratique quotidienne et suivie peut donner. Il est bon que les jeunes médecins sachent bien en effet — contrairement à l'opinion qui a pu être émise — que, pour exercer l'art dentaire, il est indispensable de l'avoir appris, et bien appris ; et pour cela quelques semaines ne sont pas suffisantes.

Mais il serait également faux de soutenir que seul un petit nombre de privilégiés possèdent les qualités requises pour pouvoir faire œuvre utile en soignant les Dents. Comme pour les Yeux, comme pour le Larynx et toutes les autres spécialités médicales, il y a en Stomatologie un certain nombre de méthodes thérapeutiques et d'opérations que le médecin praticien non spécialiste doit connaître et utiliser, pourvu toutefois qu'il ne s'abuse pas et qu'il veuille bien ne pas perdre de vue qu'en donnant des soins dentaires *d'urgence* il ne peut pas se substituer au spécialiste et qu'il doit, dans l'intérêt de son malade, s'interdire de le faire. Mais en intervenant de façon opportune et efficace chaque fois qu'il est indiqué, en sachant ce qu'il faut ne pas faire pour éviter de nuire, en se bornant à faire ce qu'il faut et tout ce qu'il faut d'une façon avertie et consciencieuse, il pourra rendre de multiples services à ses malades.

Tel est le but de ce livre.

C'est parce que bien souvent, nous avons entendu des médecins exerçant seuls, soit dans des campagnes reculées, soit aux colonies, soit à bord des paquebots, regretter leur ignorance absolue des choses de l'Art Dentaire et l'impuissance où ils se trouvaient trop souvent d'intervenir efficacement malgré leur bonne volonté, que nous avons essayé de leur venir en aide. C'est aussi parce que, nous l'avons bien souvent constaté, trop de médecins généraux, consciencieux par ailleurs, négligeaient involontairement d'examiner méthodiquement et de tenir compte comme il le faut de l'état du système dentaire de leurs malades que nous avons essayé de les mettre à même de le faire utilement.

Nous espérons aussi que les étudiants pourront retirer quelque profit de la lecture de cet ouvrage, en étant mieux à même de saisir le mécanisme et la raison d'être des soins donnés aux consultations hospitalières.

Quelques ouvrages analogues à celui-ci ont déjà été édités, mais il nous a paru qu'ils péchaient tous soit par une concision vraiment trop schématique, soit au contraire par une abondance superflue et des descriptions d'opérations qui ne peuvent et qui ne doivent pas être faites par des non spécialistes, l'aurification par exemple.

Nous avons cherché, étant donné le public à qui nous voulons nous adresser, à faire de cet ouvrage un ouvrage pratique. C'est pourquoi, nous y avons supprimé de propos délibéré tout ce qui ne peut et ne doit pas être fait par les médecins généraux (obturations définitives et prothèse, par exemple). Au chapitre traitant de l'extraction des dents, chapitre sur lequel nous avons cru devoir particulièrement nous étendre, le même esprit nous a amené à ne pas parler de l'emploi des instruments d'extraction de manœuvre difficile pour un non-spécialiste (élévateurs, langue-de-carpe, vis-à-racines, etc.), estimant que lorsqu'une extraction ne peut être faite par l'emploi ordinaire des daviers, elle devient un cas de spécialité et doit appeler la présence d'un spécialiste compétent.

C'est encore le même but qui nous a fait omettre tout étalage scientifique pur inutile au but poursuivi, ne laissant autant que possible subsister de théorie, au cours de l'ouvrage, que le strict nécessaire pour la claire compréhension des chapitres ultérieurs.

Comme on le conçoit, il ne peut pas y avoir beaucoup de nouveautés dans un livre comme celui-ci, et à part quelques idées personnelles à l'auteur, son rôle a été surtout de synthétiser en un tout homogène les choses de sa spécialité qui, à son avis, doivent être sues par tous les médecins.

Après quelques pages aussi brèves que possibles sur ce qu'il ne faut pas ignorer d'anatomie et de physiologie spéciales pour comprendre la suite de l'ouvrage, on parcourt rapidement les deux grandes causes de perte des dents, la carie dentaire et la périodontite expulsive et, dès ce chapitre, on a groupé une série de détails et de conseils pratiques. Immédiatement après vient la façon de procéder à l'examen des dents et de la bouche. On étudie ensuite les odontalgies et leur traitement, le tartre salivaire et les accidents de la dentition. L'extraction des dents occupe un assez grand nombre de pages et l'hygiène, la prophylaxie et quelques notes sur quelques affections courantes de la bouche achèvent la seconde partie.

Destiné à des praticiens occupés, nous avons ajouté à la fin de l'ouvrage, un copieux index alphabétique qui permettra de trouver presque instantanément le renseignement désiré. Toujours dans le même but d'économiser le temps du lecteur, nous avons placé au cours de l'ouvrage des indications chiffrées qui, lorsqu'on le juge utile, renvoient le lecteur aux pages antérieures ou suivantes. Nous avons ensuite résumé au début de la troisième partie une question qui à notre avis est de la plus haute importance pour le médecin général, nous voulons parler des relations de causes à effets entre l'appareil bucco-dentaire et l'état général et inversement. De plus, nous croyons que chaque médecin doit connaître, pour pouvoir les expliquer à ses malades, de quelles ressources dispose l'Art Dentaire et dans quelles larges limites il évolue. C'est l'objet du titre II de la troisième partie. Le titre V comporte une liste d'instruments que devra posséder le lecteur de ce livre pour pouvoir mettre en pratique les indications qui y sont données et quelques formules usuelles qui trouveront facilement leur application dans la pratique quotidienne.

En apprenant à connaître ce qu'est l'Art Dentaire, cette spécialité que l'on nomme à présent *la Stomatologie*, et surtout en le faisant connaître aux médecins et à leurs malades, nous pensons avoir rendu service aux uns et aux autres autant qu'à nos confrères spécialistes et c'est là l'idée qui nous a dirigé dans la rédaction de ces chapitres.

T. Raynal.

PREMIÈRE PARTIE

NOTIONS GÉNÉRALES

TITRE Ier

ANATOMIE ET PHYSIOLOGIE DES DENTS

CHAPITRE Ier

CE QU'IL NE FAUT PAS IGNORER DE PHYSIOLOGIE ET D'ANATOMIE DENTAIRES

A. — Généralités

Les dents sont des organes phanériens durs, d'apparence osseuse, implantés sur le bord libre des mâchoires, destinés surtout au broiement des aliments, et servant d'intermédiaires indispensables entre ceux-ci et les organes de la nutrition.

La denture complète de l'homme se compose de 52 dents divisées en deux groupes : un premier groupe, temporaire de 20 dents, dites *dents de lait* et un second groupe définitif de 32 dents, dites *dents permanentes*. Chez l'homme, toutes les dents peuvent se ramener à un type unique : le cône.

Constituées en dernière analyse par un paquet de terminaisons vasculo-nerveuses puissamment protégées, les dents sont en connexions étroites avec le reste de l'économie et y provoquent des réactions aussi nettes et aussi violentes que n'importe quel autre organe, de même qu'elles ressentent, autant et peut-être plus qu'un autre organe, les modifications qui se produisent dans l'équilibre biologique normal de l'économie.

On sait que la masse constitutive principale de l'organe, la *dentine* est creusée d'une cavité centrale contenant la *pulpe;* que la dentine est recouverte sur sa partie libre ou *couronne* par l'*émail* et sur sa partie intra-osseuse ou *racine* d'un revêtement de *cément* qui, par l'intermédiaire du *ligament alvéolo-dentaire* principalement, la maintient à sa place dans l'*alvéole* et assure pour une part la nutrition de la dent. La pointe de la racine est l'*apex*.

B. — Notions succintes d'Anatomie et de Physiologie dentaires

1° *Pulpe*. — La pulpe dentaire est le vestige du bulbe folliculaire qui, pendant sa calcification, donne à la dent sa

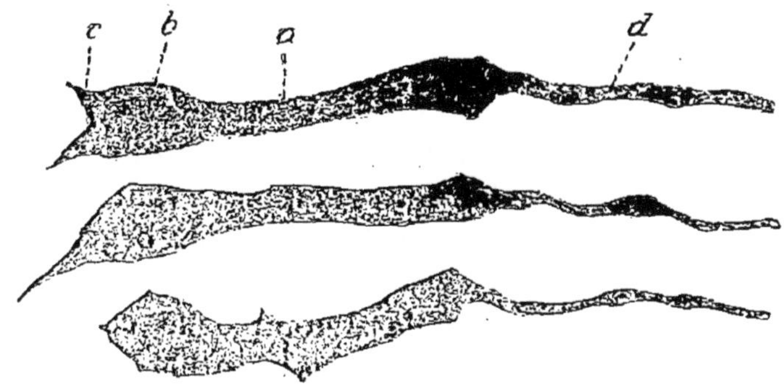

Fig. 1. — Odontoblastes vues à un fort grossissement (d'après Preiswerk).

a, La cellule ; *b*, Son noyau ; *c*, Prolongement central dirigé vers la pulpe ; *d*, Prolongement périphérique dirigé vers l'ivoire et l'émail.

forme. Chaque pulpe dentaire présente donc la forme générale de la dent qui la contient.

Enveloppée de toute part par l'ivoire, elle est constituée

par un stroma conjonctif qui supporte un bouquet vasculo-nerveux émané de la cinquième paire nerveuse et de l'artère dentaire, branche de la maxillaire interne.

La périphérie de la pulpe est constituée par la couche des odontoblastes. Les *odontoblastes* (fig. 1) sont des cellules bi-polaires dont le prolongement central est en rapport avec la masse pulpaire qui la met en rapport avec le restant de l'économie et la partie périphérique se continue à travers la dentine jusqu'au contact de l'émail par un prolongement d'une infinie ténuité : la *fibrille de Tomes* ou *fibrille dentinaire*.

Douée d'une sensibilité particulièrement vive, la pulpe ressent vivement les sensations thermiques, tactiles, électriques, irritantes lorsqu'elle est mise à découvert et intéressée, soit directement, soit par l'intermédiaire de son réseau fibrillaire.

Le rôle de la pulpe est de servir d'intermédiaire entre la dentine et l'économie au moyen des odontoblastes. C'est par leurs terminaisons fibrillaires que se fait l'exode des sels calcaires chez les sujets qui se déminéralisent et c'est aussi par les odontoblastes que se fait la calcification, l'hypercalcification ou la récalcification de la dent.

Cette calcification se prolonge normalement toute la vie. C'est pourquoi le volume de la chambre pulpaire va en diminuant au fur et à mesure des progrès de l'âge.

La pulpe partage avec le périodonte les fonctions de nutrition de la dent, dans le rapport d'environ 3 à 1.

On comprend d'après ce simple exposé combien précaire est la vie d'un organe terminal comme celui-là, où les réactions organiques de défense ne peuvent que difficilement s'établir. Une congestion un peu trop intense ou un peu trop prolongée peut faire craindre la thrombose. C'est d'ailleurs la thrombose qui est la plus fréquente cause de mortification pulpaire, que cette thrombose soit consécutive à un traumatisme ou à une réaction inflammatoire

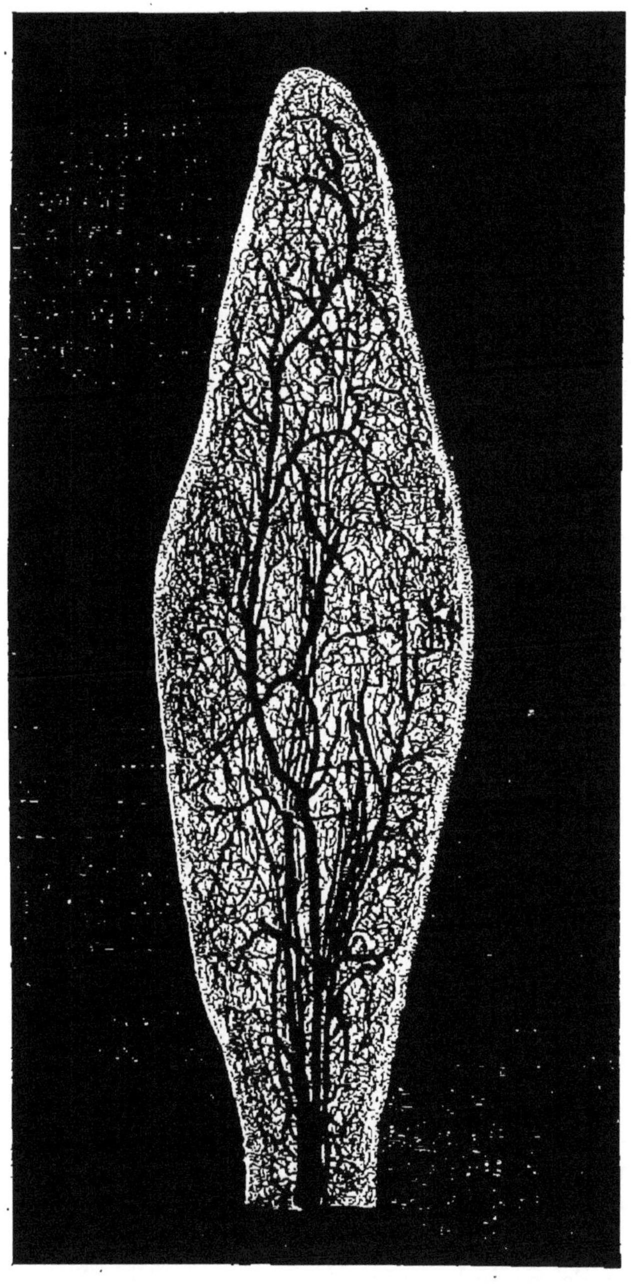

Fig. 2. — Système vasculaire de la pulpe (d'après Preiswerk).

secondaire, à une action microbienne comme il arrive dans la majorité des cas. Cette thrombose est également facile à obtenir par des applications médicamenteuses inopportunes, et la chose se produit très fréquemment dans la thérapeutique dentaire populaire (fig. 2).

2° ***Dentine ou ivoire.*** — La dentine est le véritable substratum de la dent. Ce tissu, avasculaire, de couleur blanchâtre, donnant à travers l'émail sa couleur à la dent, possède une dureté supérieure à celle de l'os et inférieure à celle de l'émail dentaire.

La dentine est constituée surtout par du *phosphate de chaux* (67 p. $^0/_0$). La partie organique qui unit les éléments minéraux est la *dentoïdine* (Znamensky), analogue mais non semblable à la gélatine obtenue par la coction de l'osséine. L'ivoire est traversé par une multitude de petits tubes, du calibre d'environ 2 μ, dirigés du centre à la périphérie. Arrivés vers cette région périphérique, ces tubes s'anastomosent largement pour constituer un réseau très dense dit *zone aréolaire* ou *anastomotique*, en sorte qu'il n'est pas possible à un agent extérieur de traverser l'émail sans tomber sur le réticulum très serré de ces canalicules appelés *canalicules dentinaires* ou *canalicules de Tomes*. Chaque canalicule contient une fibrille dentinaire, prolongement périphérique d'un odontoblaste, comme nous l'avons vu, qui est enveloppée dans une gaîne élastique semblant être la dernière couche de dentine secrétée par l'odontoblaste. Cet étui s'appelle la *gaîne de Neumann* (fig. 3).

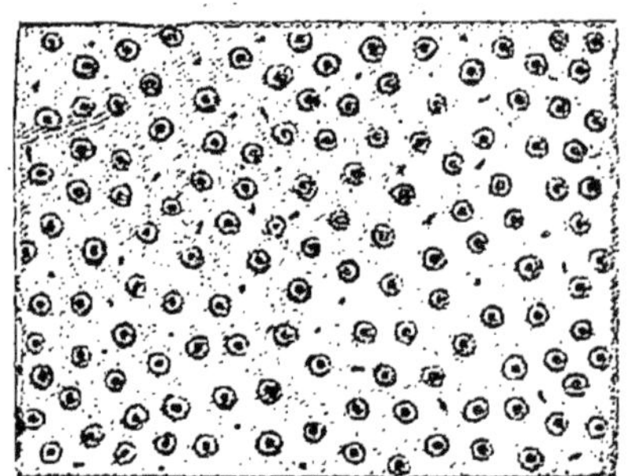

Fig. 3. — Coupe de l'ivoire dans le sens transversal (d'après Preiswerk).

Tubes de l'ivoire avec la gaine de Neumann à la périphérie et la fibre de Tomes au centre.

Les fibrilles de Tomes, douées d'une grande sensibilité, transmettent aux odontoblastes, c'est à dire à la pulpe, les irritations qui se produisent au niveau de la zone aréolaire bien avant que la pulpe soit mise à nu. Leur rôle est donc de défendre la dent contre la carie en excitant la réaction pulpo-dentinienne.

Auto-défense de la dent contre la carie. — SYN. — Réaction pulpo-dentinienne, réaction odontoblastique, dentinite condensante de Cavalié.

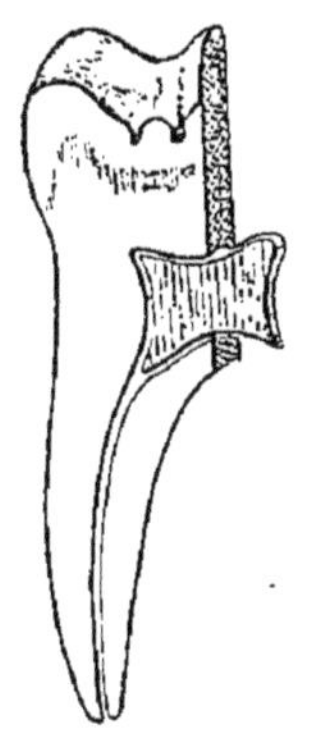

Fig. 4. — Molaire inférieure droite atteinte de carie dépassant à peine la couche d'émail. Sous l'influence de ces lésions, la pulpe s'est complètement transformée en un osselet de dentine secondaire (d'après Redier).

La dentine est le champ où doivent se produire les phénomènes constituant la défense de l'organisme et de la dent contre les attaques pathologiques dont cette dernière peut être l'objet.

Lorsqu'un agent irritant vient à intéresser la dentine, la pulpe réagit et cette réaction ne cesse que lorsque la pulpe est hors d'état de lutter ou que la lésion primitive est conjurée. On conçoit combien a d'importance cette notion et le parti qu'on peut en tirer pour la prophylaxie et la thérapeutique causale de la carie dentaire.

Au premier signal, les fibrilles de Tomes se calcifient dans les canalicules intéressés, provoquant ainsi leur oblitération. Cette oblitération canaliculaire constitue d'abord un obstacle aux micro-organismes qui ne trouvent plus de canaux libres et provoque ensuite la disparition de la sensibilité superficielle. Mais la réaction ne se borne pas là et, en regard de la lésion éventuelle de la dentine, une hyperproduction de matériaux calcaires a lieu et constitue le *cône de résistance*. Ce cône de résistance intéresse toute l'épaisseur de la dentine et peut même gagner et faire un relief dans la chambre pulpaire au fur et à mesure de la progression de la carie. La réaction peut même être assez vive pour que la pulpe tout entière se calcifie (fig. 4 et 5).

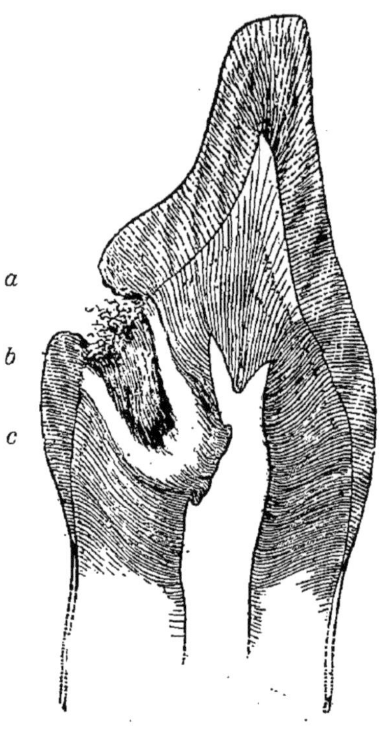

Fig. 5. — Coupe d'une dent cariée ayant réagi au processus destructeur (d'après Cavalié).

a, Détritus (zone de ramollissement et de destruction) ; *b*, Zone opaque ou zone d'invasion ; *c*, Zone transparente, zone de réaction calcaire ou défensive.

3° ***Émail***. — L'émail est incolore. Il prend la teinte de la dentine sous-jacente, d'où l'inutilité des efforts faits en vue de blanchir les dents saines par des préparations commerciales vendues par les parfumeurs pour « blanchir les dents ». On rend les dents saines et propres, mais on ne change pas leur couleur naturelle. Il n'en est pas de même dans les cas où l'on a affaire à une coloration pathologique.

L'émail est la substance la plus dure de l'économie. Il raye le verre et fait feu sous le briquet. Histologiquement, il est constitué par la réunion parallèle de fibres de forme prismatique d'environ 4 μ d'épaisseur et 2 millimètres de longueur (fig. 7). Ces fibres ne sont unies par aucune espèce de ciment intercellulaire, mais sont enchassées par la face centrale dans de toutes petites empreintes à la surface périphérique de l'ivoire. Au point de vue chimique, l'émail est fortement minéralisé, le phosphate de chaux entrant pour plus de 89 % dans sa composition, le carbonate de chaux pour plus de 4 % et le phosphate de magnésie pour 1 %, soit plus de 94 % de matières minérales.

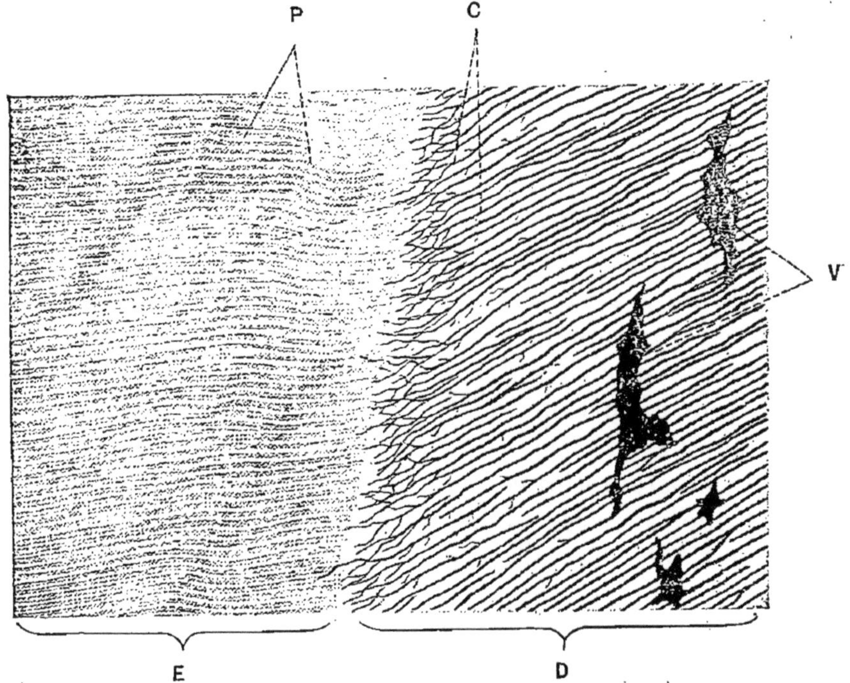

Fig. 6. — Coupe longitudinale d'une couronne de prémolaire (Homme) Préparation sèche. Gr. : 200/1 (d'après Sobotta-Mulon).

P, Prismes de l'émail ; C, Canaux de l'ivoire (canalicules de Tomes) ; E, Émail ; D, Dentine ; V, Vacuoles interglobulaires.

Nous nous bornerons à signaler ici que l'émail est protégé par une sorte de glaçage très mince (1 μ environ) dite *cuticule de Nasmyth.*

4° Cément. — De tous les tissus de la dent, le cément est celui dont l'anatomie et la physiologie se rapprochent le plus du tissu osseux. Le cément ne contient plus que 55 % de matières minérales. Il est constitué par un substratum cellulaire en forme de lamelles contenant de minuscules cavités irrégulières (*cémentoplastes*) analogues aux ostéoplastes dans lesquelles se trouvent à l'état frais les cémentoblastes, analogues eux-mêmes aux ostéoblastes. On y trouve également des fibres de Sharpey.

Nutrition de la dent. — Nous avons vu que la pulpe partageait avec le périodonte la charge d'assurer la nutrition de la dent. Les liquides nutritifs apportés au périodonte par le sang sont, par imbibition, absorbés par le cément qui, par l'intermédiaire de la portion radiculaire de la zone anastomotique de la dentine, permet à la dent de continuer à vivre, même après qu'elle a subi une pulpectomie totale. Une dent privée de sa pulpe n'est donc pas une dent morte.

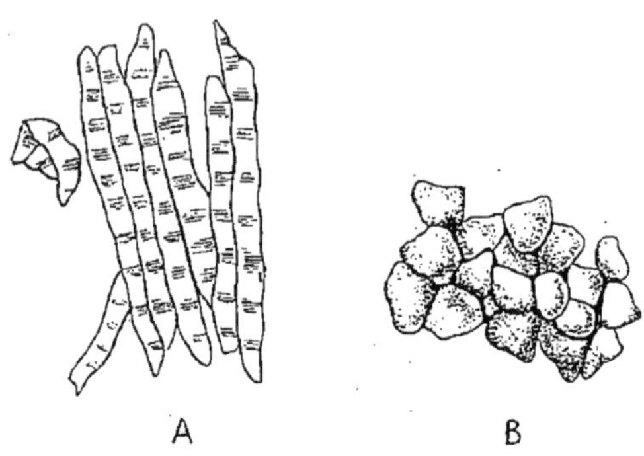

Fig 7. — Fibres de l'émail chez l'homme vues dans le sens de leur longueur en A, et sur une coupe transversale en B. Gr. : 450 (d'après Redier).

Rapports de l'émail et du cément. — Choquet a montré que l'émail et le cément présentaient au collet des dents des rapports extrêmement variables qu'il ramène à 4 types (fig. 8) :

1° L'émail recouvre le cément ;

2° Le cément recouvre l'émail ;

3° Les deux tissus s'abordent bout à bout ;

4° Il y a entre eux une solution de continuité.

De ces 4 cas, Choquet considère que les deux premiers seuls sont normaux (fig. 8).

5° Ligament alvéolo-dentaire. — « A quelque point de vue qu'on se place : physiologie, histologie, anatomie comparée, il n'y a pas de périoste entre le maxillaire et la dent ; il y a un véritable ligament » (Malassez).

On appelle donc ligament inter-alvéolo-dentaire ou *liga-*

ment alvéolo-dentaire une membrane constituée par une réunion de fibres élastiques s'insérant transversalement ou obliquement d'une part sur la paroi cémentaire, d'autre part sur la paroi osseuse de l'alvéole. Cette notion d'histologie interdit de conserver à cet organe le nom aujourd'hui hérétique de *périoste* que lui donnaient les anciens auteurs. En tout état de cause, il est préférable de le dénommer *périodonte* ou *péricément*. C'est dans son épaisseur que l'on retrouve les *débris épithéliaux para-dentaires*, de Malassez, dont les théories modernes font le point de départ de certaines tumeurs (kystes, épithéliomas, etc.).

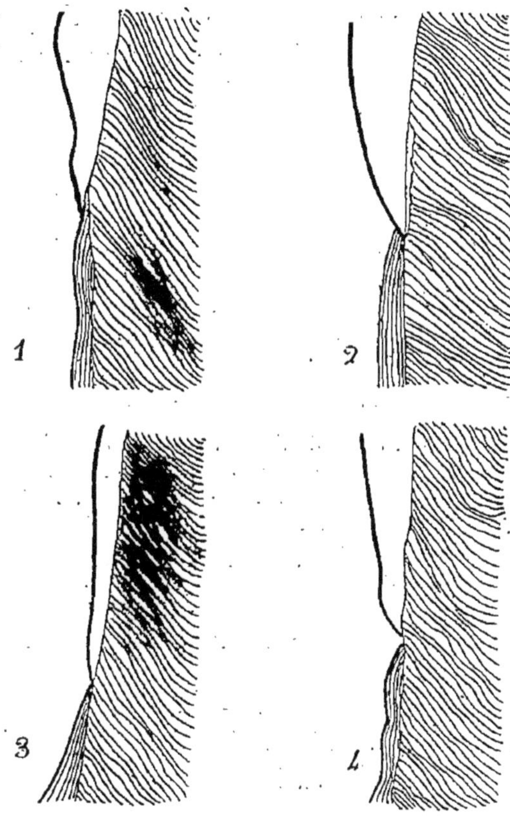

Fig. 8. — Rapports de l'émail et du cément (d'après Choquet).

1. L'émail recouvre le cément ; 2. Le cément recouvre l'émail ; 3. L'émail et le cément s'affrontent bout à bout ; 4. L'émail et le cément laissent entre eux une solution de continuité.

Articulation alvéolo-dentaire. — L'union de la dent au maxillaire considérée autrefois comme une gomphose (γομφως, clou) est une véritable articulation, ainsi que l'ont démontré les travaux de Malassez et d'Aguilhon de Sarran. Dans cette articulation, qui peut être considérée comme une diarthro-amphiarthrose, les surfaces articulaires sont représentées par les parois alvéolaires d'une part et d'autre part par les racines dentaires. La membrane ligamenteuse

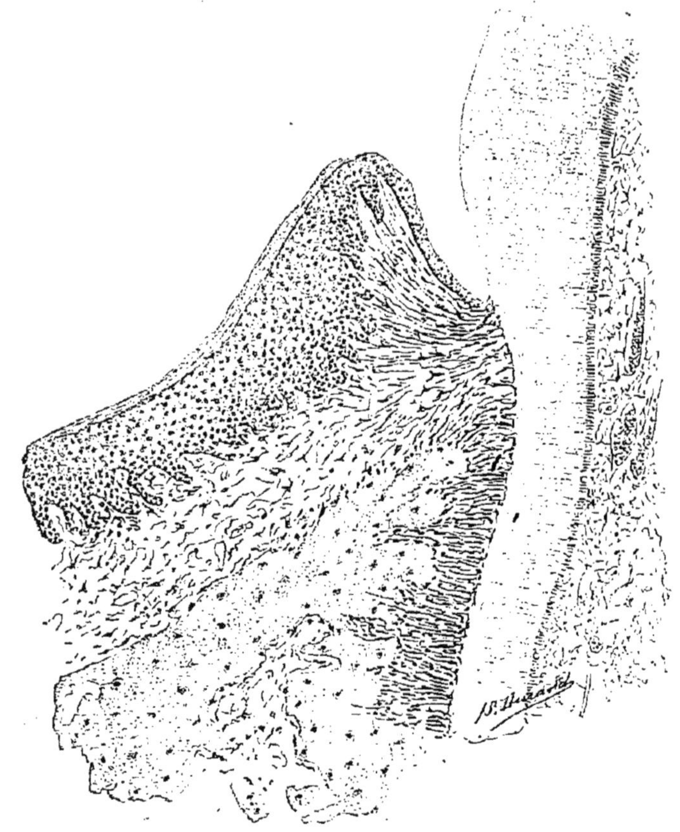

Fig. 9. — Articulation alvéolo-dentaire, région du collet. Gr. = 20 (Dieulafé et Herpin).

dont nous venons de causer les unit. La connaissance n'est pas encore très nette des lymphatiques intra-articulaires, mais les vaisseaux et les nerfs sont émanés du filet vasculo-nerveux pulpaire avant sa pénétration dans la cheminée radiculo-camérale (fig. 9 et 10).

Autour de l'apex de la racine est disposé un espace rem-

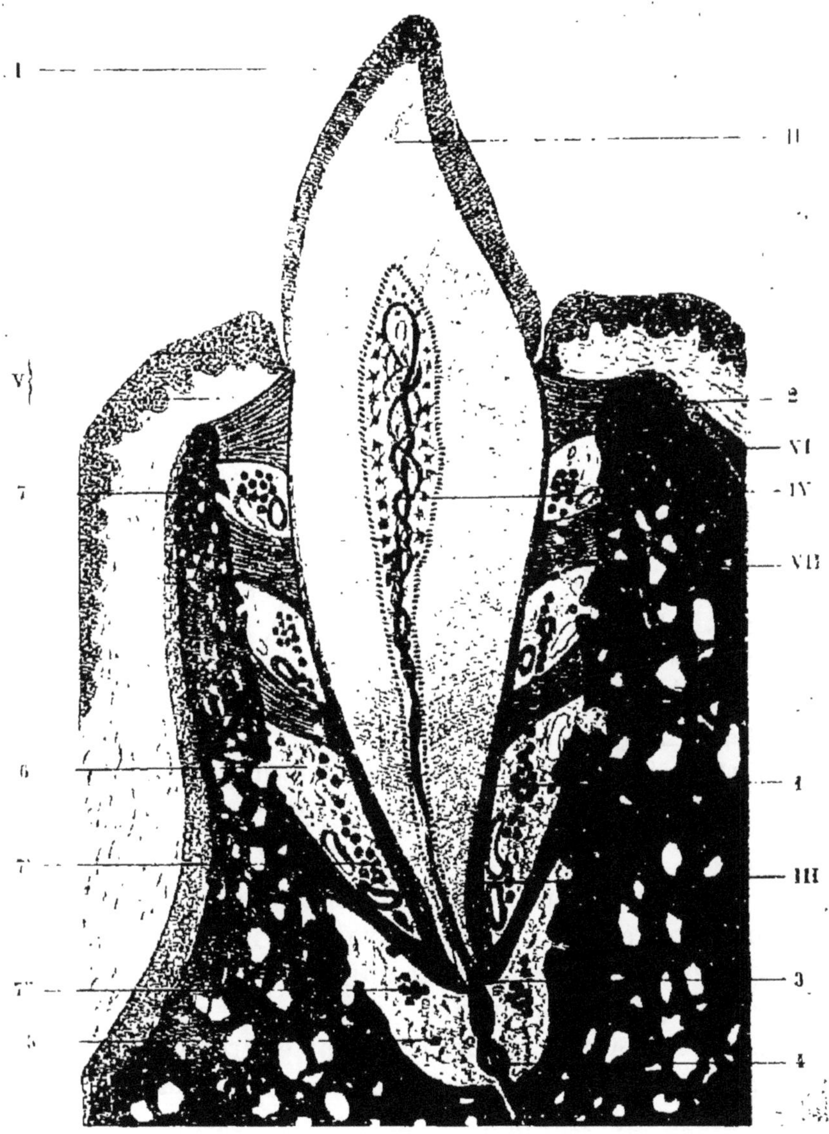

Fig. 10. — L'articulation alvéolo-dentaire chez l'homme (d'après un schéma inédit du Professeur Poirier)*.

Pour la simplification du dessin, la paroi alvéolaire a été très écartée de la paroi cémentaire, les faisceaux ligamenteux ont été diminués de nombre et les logettes interligamenteuses considérablement augmentées de volume.

I. Email. — II. Dentine. — III. Cément. — IV. Pulpe. — V. Muqueuse gingivale. — VI. Périoste osseux. — VII. Tissu diploïque alvéolaire.

1. Membrane cémentogène, de Poirier ; feuillet périostique, de Ed. Beltrami (de

pli de tissu conjonctif dit : *espace apical de Black* ou *espace para-apexien* qui permet à la dent un très léger mouvement d'enfoncement lorsqu'un effort, exercé sur la couronne, tend à l'enfoncer dans l'alvéole. De plus cet espace permet au pédicule vasculo-nerveux pulpo-ligamentaire de n'être pas comprimé ou écrasé dans ce mouvement. C'est le lieu de prédilection et de début de la plupart des infections péridentaires.

6° ***Gencives.*** — Disons seulement que la gencive, de texture fibro-muqueuse, contribue à la fixité de la dent dans son alvéole et que, richement vascularisée, elle est presque dépourvue d'innervation. Au niveau de sa jonction avec la dent, la gencive s'unit au périodonte et constitue un anneau fibreux légèrement saillant et très visible sur une gencive saine, dit *ligament circulaire* ou *anneau de Kölliker*. L'anneau de Kölliker et la portion extra-alvéolaire du

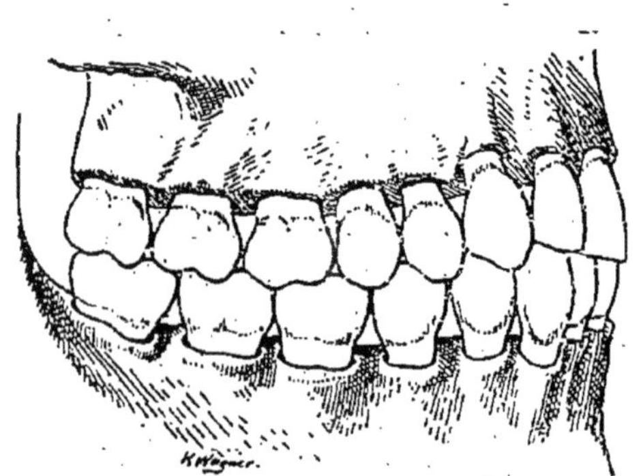

Fig. 11. — Engrènement interdentaire [articulé des dents] (d'après Poirier).

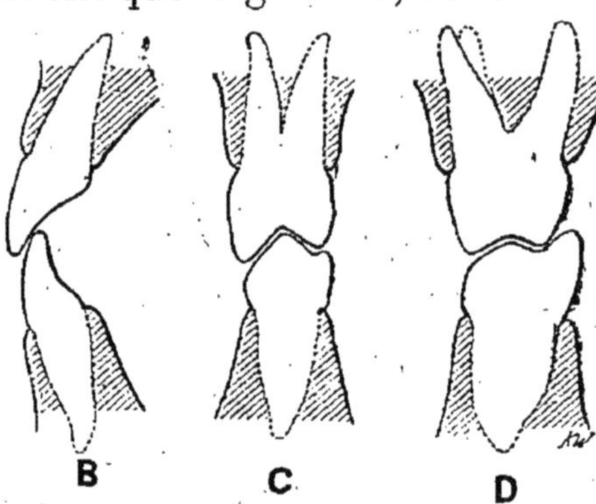

Fig. 12. — Engrènement interdentaire (d'après Poirier).

B, Au niveau des incisives ; — C, Au niveau des prémolaires ; — D, Au niveau des grosses molaires.

Paris). — 2. Ligament circulaire de Kœlliker. — Foramen apical. — 4. Faisceau vasculo-nerveux pulpaire. — 5. Espace apical de Black. — 6. Logette interligamenteuse. — 7. Groupe superficiel des débris épithéliaux paradentaires. — 7'. Groupe moyen des débris épithéliaux paradentaires. — 7''. Groupe inférieur des débris épithéliaux paradentaires.

* Nous devons la reproduction de ce cliché à l'amabilité de notre confrère Fourquet.

périodonte sous-jacent constituent le *collet chirurgical* de la dent, collet qui est sectionné et que l'on fait franchir aux lames du davier lorsque, dans le mouvement d'enfoncement de l'extraction, on va saisir avec l'instrument le *collet anatomique* de la dent ou *collet* proprement dit.

Engrénement interdentaire. — Des règles anatomiques précises établissent le mode d'engrénement des dents du haut avec les dents du bas. Très improprement et selon nous, à tort, cet engrénement est communément appelé *articulé* ou *articulation interdentaire*, et il nous paraît bon de renoncer à cette dénomination complètement inexacte. La connaissance absolue des lois de l'engrénement interdentaire est de la plus haute importance par le dentiste, tant en clinique qu'en prothèse de laboratoire. Nous nous bornerons ici à indiquer que les arcades dentaires sont engrenées de telle sorte qu'une dent; du haut par exemple, corresponde à deux dents du bas et inversement. Il s'ensuit que si l'une d'elles vient à disparaître, la dent antagoniste ne cesse pas d'être utilisée puisqu'elle porte encore sur une partie de la dent voisine (fig. 11 et 12).

CHAPITRE II

NOTIONS D'ANATOMIE CONCERNANT CHAQUE DENT

Notation des dents. — On sait l'emploi commode que l'on fait en Anatomie comparée de la formule dentaire [1].

(1) Redier, sous le nom de tableau dentaire, indique très rapidement l'absence ou la présence des dents dans la bouche au moyen d'une croix que l'on considère comme divisant la bouche ouverte d'un malade placé devant l'observateur. Ex. :

*8 . . 5 4 3 2 1	1 2 . 4 5 6 7 .
. 7 6 5 4 3 2 1	1 2 3 4 5 . 7 .

En clinique dentaire, pour les observations écrites, on emploie une notation spéciale pour éviter les longueurs.

Tantôt ce sont des signes chiffrés. L'incisive centrale supérieure droite, par exemple, s'indique $\underline{1|}$ ou encore

indique très simplement, qu'en haut à droite du malade il manque la sixième et la septième dent et que la dent de sagesse est présente ; qu'en haut à gauche, la troisième dent (canine) est absente, ainsi que la dent de sagesse ; qu'en bas, à droite, la dent de sagesse manque aussi et qu'en bas, à gauche, la sixième dent (dent de douze ans) est absente de même que la dent de sagesse. Nous voudrions signaler aussi le récent et très ingénieux procédé de P. Robin ([1]) pour la détermination de l'*index individuel biologique dentaire* qui est susceptible de nombreuses applications (observations cliniques, anthropologie, pathologie comparée, etc.).

L'index de Robin est triple et représente :

1° **Coefficient biologique masticatoire.** — Pour l'obtenir, on représente la denture selon la notation suivante chez l'adulte :

D. S. 8, 7, 6, 5, 4, 3, 2, 1 — 1, 2, 3, 4, 5, 6, 7, 8, G. S.
D. I. 8, 7, 6, 5, 4, 3, 2, 1 — 1, 2, 3, 4, 5, 6, 7, 8, G. I.

L'addition de tous ces chiffres donne le nombre 144 et le *coefficient biologique de mastication parfait* égale 144^{32}. Si, sur le schéma ci-dessus, on biffe les numéros représentant les dents absentes et celles de leurs antagonistes qui, par ce fait, sont inutilisables, on obtient, pour un sujet donné, son *coefficient net de mastication.*

2° **Coefficient esthétique** — Il est obtenu de façon semblable, mais en disposant les chiffres dans un ordre inverse

D. S. 1, 2, 3, 4, 5, 6, 7, 8 — 8, 7, 6, 5, 4, 3, 2, 1, G. S.
D. I. 1, 2, 3, 4, 5, 6, 7, 8 — 8, 7, 6, 5, 4, 3, 2, 1, G. I.

3° **Coefficient pathologique dentaire.** — Il est obtenu en indiquant sur une seule ligne le chiffre de position des dents et en notant par les numéros 1, 2, 3, ou 4, le degré de carie des dents correspondantes. Ce chiffre est placé au-dessus pour les dents du haut, au-dessous pour les dents du bas.

D. S.						4°		3°					3°					G. S.
	8,	7,	6,	5,	4,	3,	2,	1	—	1,	2,	3,	4,	5,	6,	7,	8	
D. I.				3°							2°							G. I.

(1) P. Robin, *Société de Stomatologie*, Séance de décembre 1912.

$^{1}{+}$ c'est-à-dire la première dent du haut à droite de la ligne médiane.

La canine inférieure gauche s'écrira $\overline{3|}$ ou $_{3}{+}$, etc...

Tantôt on utilise les initiales des mots désignant la dent.

Ex. :

Incisive centrale supérieure droite = I. C. S. D.

Incisive latérale inférieure gauche = I. L. I. G.

Canine inférieure gauche = C. I. G.

Première grosse molaire supérieure droite = 1. G. m. S. D.

Nous employons les lettres majuscules pour les dents permanentes et réservons les lettres minuscules pour désigner les dents de lait.

Ex : 2 m. i. g. Deuxième molaire temporaire inférieure gauche.

Anatomie individuelle des dents

A. — *Groupe des Incisives*

Les incisives sont au nombre de huit : quatre à la mâchoire supérieure et quatre à la mâchoire inférieure.

Incisives supérieures. — INCISIVE CENTRALE SUPÉRIEURE. — Désignation graphique abrégée $\underline{1|}$: ou I. C. S. D. pour l'incisive centrale supérieure droite ou bien $\underline{|1}$ ou I. C. S. G. pour l'incisive centrale supérieure gauche (fig. 13).

La couronne de l'incisive centrale supérieure peut être comparée à une pelle à laquelle la fait ressembler sa forme qui est quadrangulaire, convexe sur sa face antérieure, son bord tranchant et la légère concavité de sa face postéro-inférieure qui devient bombée au contraire dans sa partie cervicale. La racine en est ascendante, rectiligne, conoïde et légèrement aplatie sur ses faces proximales. Canal unique et dans l'axe.

INCISIVE LATÉRALE SUPÉRIEURE. — Graphie abrégée : $\underline{2|}$ ou I. L. S. D. ou bien $\underline{|2}$ ou I. L. S. G. (fig. 14).

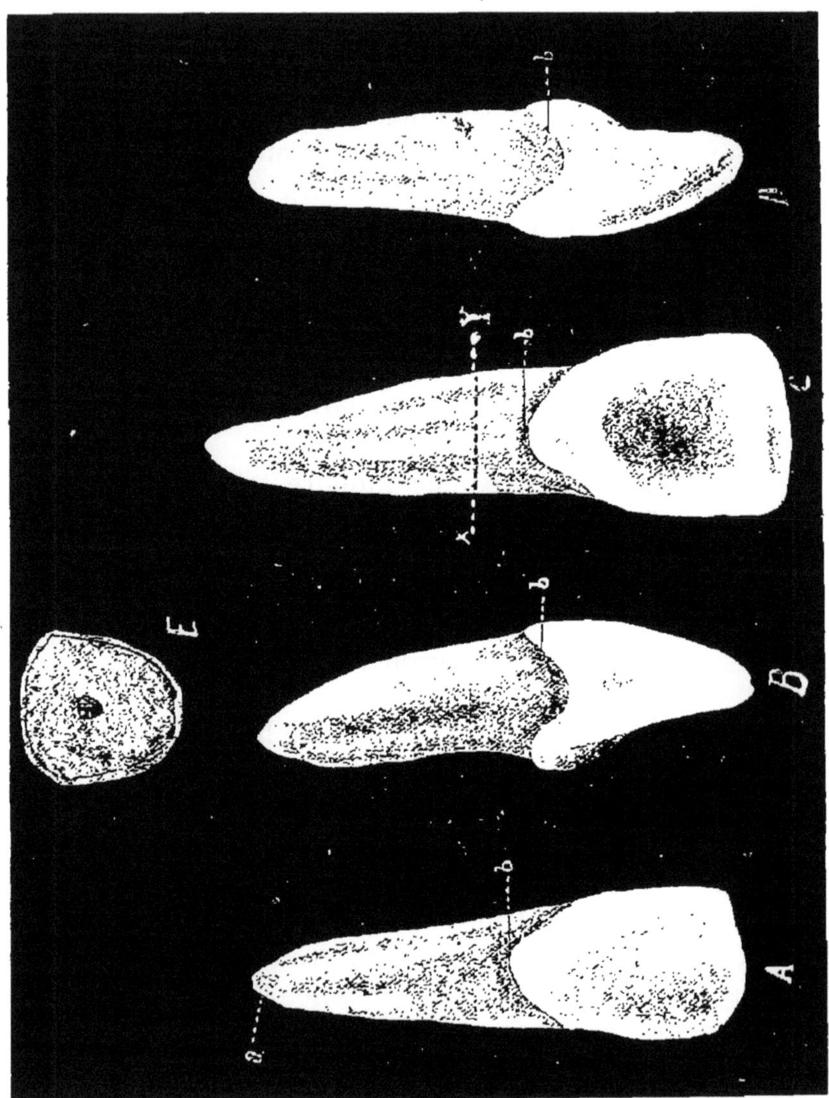

Fig. 13. — Incisive centrale supérieure gauche.

A, Face labiale ; — B, Face médiane en rapport avec la ligne médiane de la voûte palatine ; — C, Face palatine ; — D, Face distale (opposée à la ligne médiane) ; — E, Section transversale selon XY ; — *a*, Apex ; — *b*, Collet anatomique

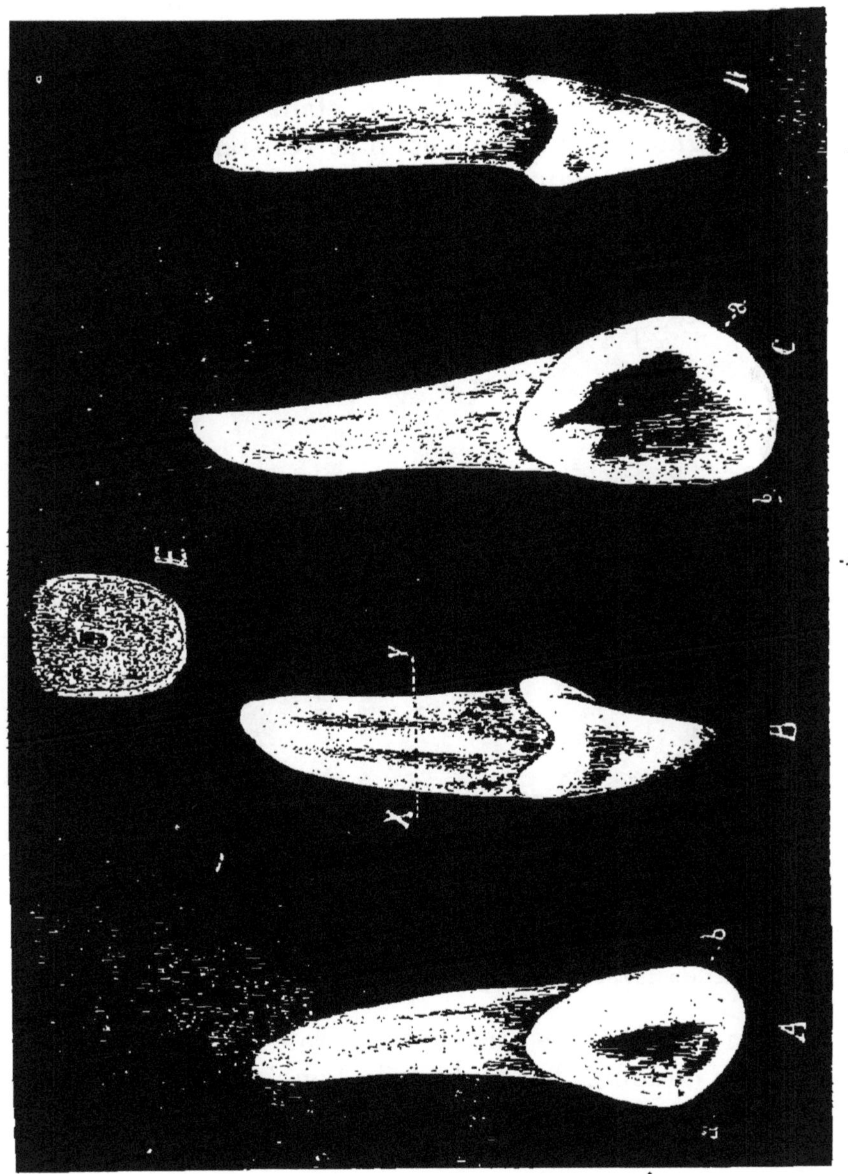

Fig. 14. — Incisive latérale supérieure droite.

A, Face labiale ; — B, Face médiane (en rapport avec la ligne médiane de la voûte palatine) ; — C, Face palatine ; — D, Face distale (opposée à la ligne médiane de la voûte palatine); — E, Section transversale selon XY ; — *a*, Angle distant ; — *b*, Angle médian.

La couronne de l'incisive latérale supérieure ressemble à celle de l'incisive centrale, mais elle est plus petite et sa couronne paraît un peu plus allongée. On peut considérer la racine de ces dents comme étant cônique; le canal est rectiligne. Leur alvéole est plus résistant du côté palatin que du côté lingual.

Incisives inférieures. — Incisive centrale inférieure. — Graphie abrégée 1┐ ou I. C. I. D. ou bien ┌1 ou I. C. I. G. (fig. 15).

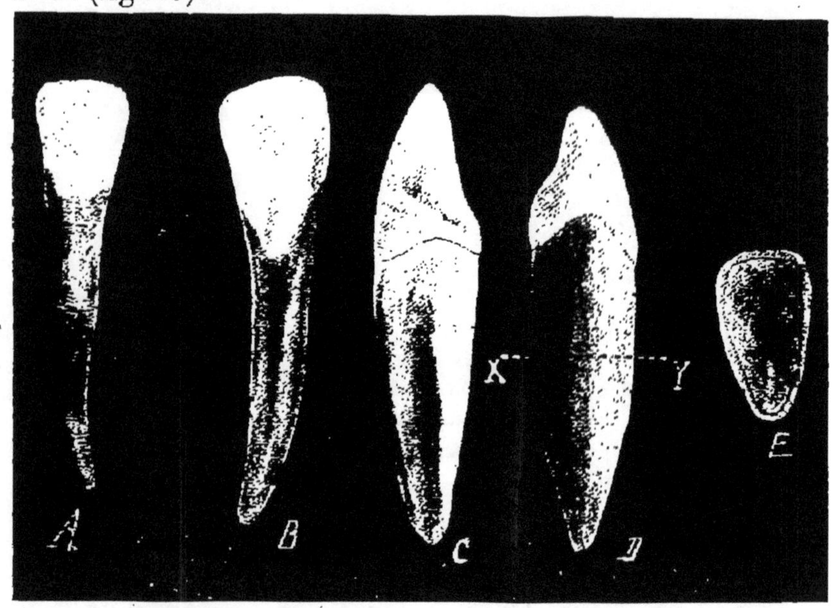

Fig. 15. — Incisive centrale inférieure gauche.

A, Face labiale ; — B, Face linguale ; — C, Face distale ; — D, Face médiane ; — E, Section transversale selon XY.

La couronne de l'incisive centrale inférieure est la plus petite de toutes les dents de la bouche. Son aspect général est d'un ovale à pôle supérieur tronqué. Sa racine est aplatie transversalement et porte même parfois un sillon léger. Canal axial.

Incisive latérale inférieure. — Graphie abrégée 2┐ ou I. L. I. D. ou bien ┌2 : ou I. L. I. G. (fig. 16).

La couronne de l'incisive latérale inférieure, à peine un peu plus large, ressemble beaucoup à la précédente. La racine de cette dent qui est assez longue et aplatie perpen-

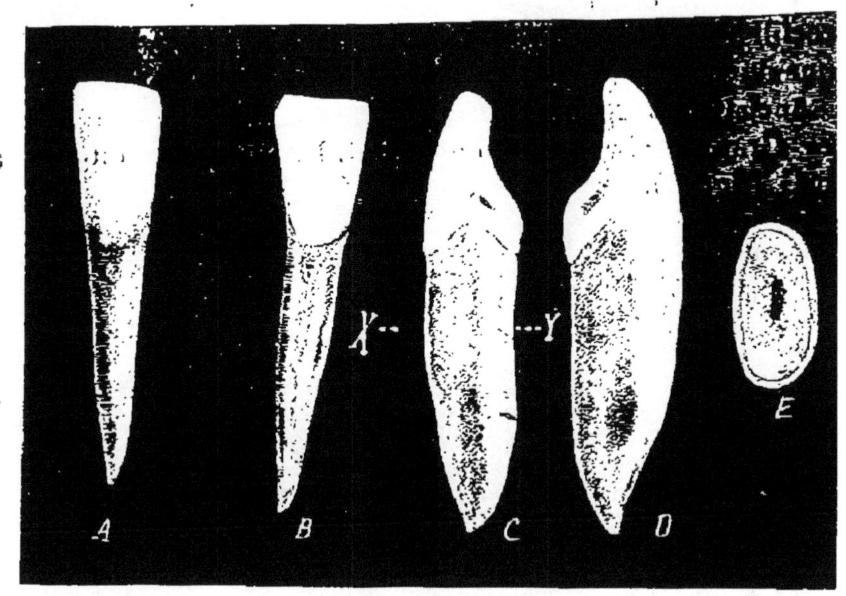

Fig. 16. — Incisive latérale inférieure gauche.

A, Face labiale ; — B, Face linguale ; — C, Face distale ; — D, Face médiane ; — E, Section transversale selon XY.

diculairement au sens labio-lingual comme la racine de la dent précédente empêche de luxer ces dents par un mouvement de rotation sur leur axe. Leurs alvéoles sont à peu près aussi résistants du côté lingual que du côté labial. Canal unique.

Le groupe des incisives a pour fonction principale de *sectionner* lorsque le maxillaire inférieur est propulsé pour mettre en opposition les dents antagonistes. Les incisives du haut doivent normalement et à l'état d'occlusion de la bouche se trouver au devant des incisives inférieures.

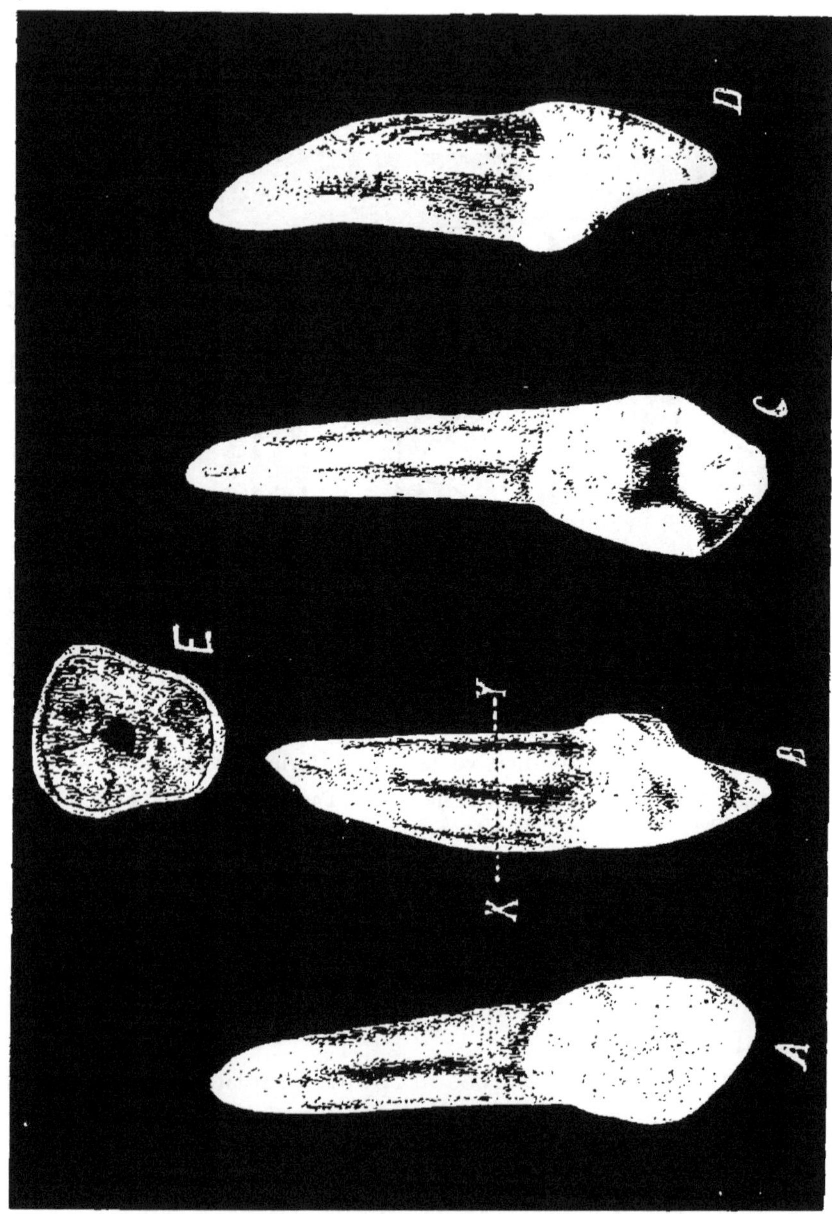

Fig. 17. — Canine supérieure droite.

A, Face labiale ; — B, Face médiane (en rapport avec la ligne médiane de la voûte palatine) ; — C, Face palatine ; — D, Face distale (opposée à la ligne médiane de la voûte palatine) ; — E, Section transversale selon XY.

B. — *Groupe des Canines ou Cuspidées*

Au nombre de quatre, les canines — dont la raison d'être ancestrale était la défense — servent à lacérer.

Canines supérieures — Graphie abrégée : $\underline{3|}$ ou C. S. D. ou bien $\underline{|3}$ ou C. S. G. (fig. 17).

C'est la canine supérieure qui contribue le plus à donner à la face son expression.

La forme générale de la couronne des canines, tant supérieure qu'inférieure, est celle d'un cône. La racine conoïde de ces dents est un peu aplatie sur ses faces proximales, ce qui rend la rotation brusque impossible. Sa racine très longue et très puissante, en fait une dent très fortement implantée. La longueur de la racine est à peu près double de celle de la couronne. Canal unique et rectiligne. L'alvéole de la canine supérieure, très résistant du côté palatin et très mince du côté labial, permet le plus souvent de l'explorer avec le doigt en suivant la saillie qu'elle fait sous la muqueuse.

Vulgairement dénommée *dent de l'œil,* elle n'a pas plus de rapport et même moins avec cet organe que les dents voisines au point de vue pathologique et sa position sous l'orbite ne nécessite pas de recommandation spéciale en ce qui concerne sa thérapeutique en dépit de la légende populaire.

Canines inférieures. — Graphie abrégée : $\overline{3|}$ ou C. I. D. ou $\overline{|3}$ ou C. I. G. (fig. 18).

La racine de cette dent, un peu moins longue que celle de son homologue supérieure, est un peu plus aplatie, dans le même sens. De plus, l'apex a tendance à se diriger légèrement vers la langue. Parois alvéolaires à peu près également fortes du côté lingual et du côté labial. Le canal est axial.

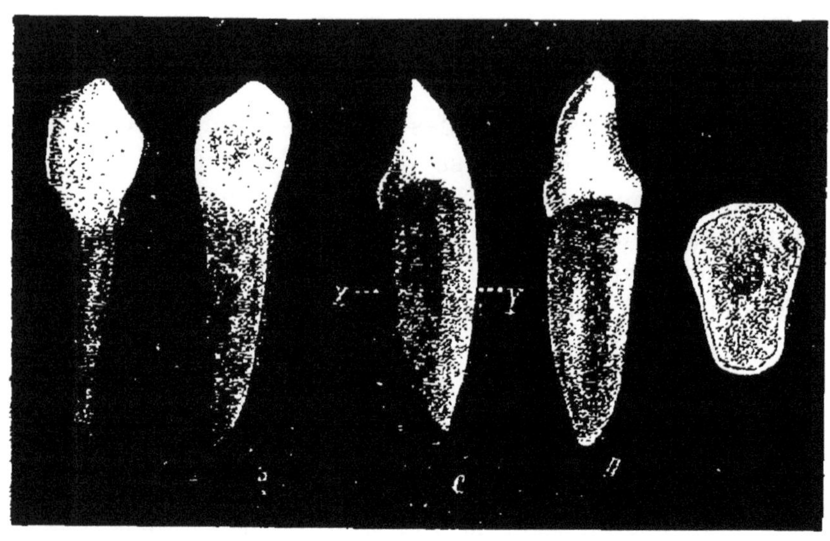

Fig. 18. — Canine inférieure gauche.
A, Face labiale ; — B, Face linguale ; — C, Face médiane ; — D, Face distale ; — E, Section transversale selon XY.

C. — *Groupe des Prémolaires ou Bicuspidées*

Les prémolaires sont au nombre de huit et n'existent pas dans la dentition temporaire. Elles sont intermédiaires comme forme, comme volume et comme fonction entre les canines et les grosses molaires où elles sont placées par groupes de deux.

Prémolaires supérieures. — Graphie abrégée : 4⌋ ou 1 Pm. S. D. ou bien ⌊4 ou Pm. S. G. (fig. 19 et 20).

Nous pouvons considérer la première et la deuxième prémolaire supérieure comme presque semblables, sous cette réserve importante toutefois que la *bifidité de la racine* de la *première prémolaire* est presque de règle et que la seconde prémolaire l'est parfois. Dans les deux cas, il est important de savoir que la racine de ces deux dents est toujours très aplatie transversalement, d'où impossibilité de la rotation sur l'axe au cours de l'extraction. Leur cou-

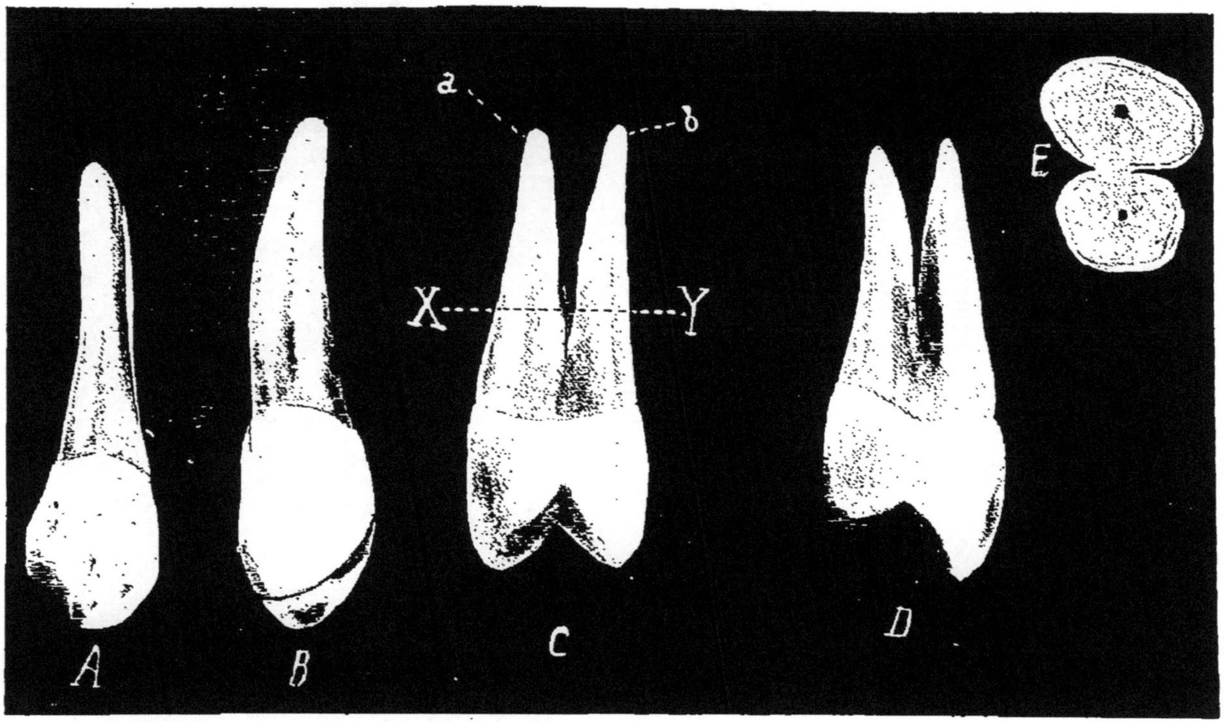

Fig. 19. — Première prémolaire supérieure droite.

A, Face jugale ; — B, Face palatine ; — C, Face médiane (en rapport avec la ligne médiane de la voûte palatine) ; — D, Face distale (opposée avec la ligne médiane de la voûte palatine) ; — E, Section transversale selon XY ; — *a*, Racine palatine ; — *b*, Racine externe.

ronne, à peu près de forme cylindrique, est constituée par

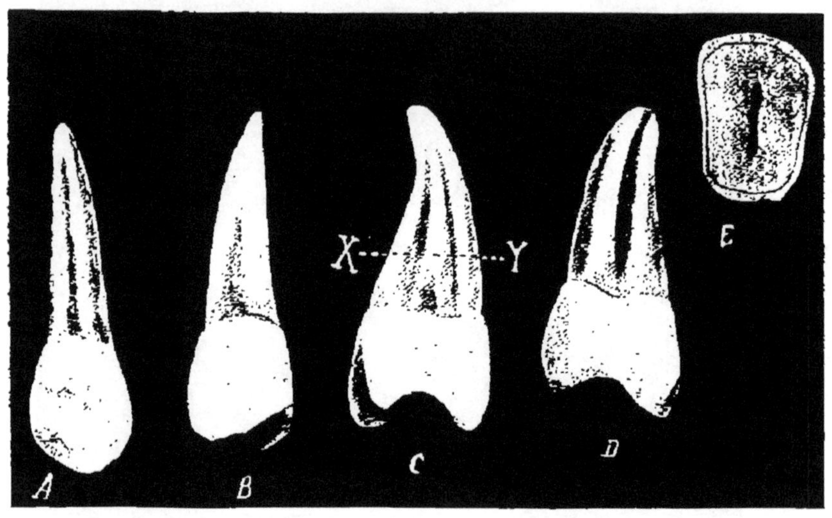

Fig. 20. — Seconde prémolaire supérieure droite.

A. Face jugale ; — B, Face palatine ; — C, Face distale (opposée à la ligne médiane de la voûte palatine ; — D, Face médiane (en rapport avec la ligne médiane de la voûte palatine) ; E, Section transversale selon XY.

des pointes ou cuspides de niveaux différents. Le canal est bifide chaque fois que la racine est bifide.

Prémolaires inférieures. — Graphie abrégée : 4⌉ ou 1 Pm. I. D. ou bien ⌈4 ou 1 Pm. I. G. (fig. 21 et 22).

Les racines de ces dents sont un peu moins aplaties que celles de leurs homologues supérieures et normalement ne comportent pas de bifidité. L'axe de ces dents, comme d'ailleurs celui des grosses molaires inférieures, est en général incliné vers la langue. Canal unique.

D. — *Groupe des grosses Molaires ou Multicuspidées*

La forme générale de la couronne de ces dents est cuboïde et leurs racines sont généralement multiples. Destinées à broyer et à triturer les aliments, les molaires sont engrenées de façon que les cuspides de la face triturante

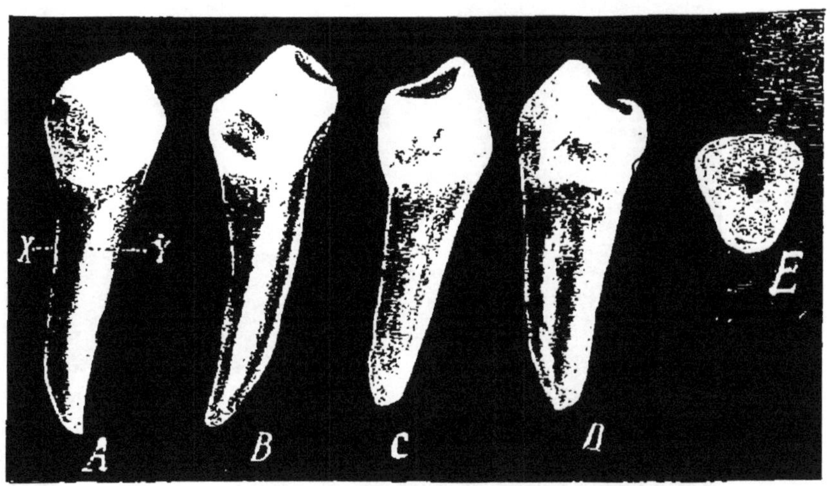

Fig. 21. — Première prémolaire inférieure gauche.

A, Face jugale ; — B, Face linguale ; — C, Face médiane ; — D, Face distale ; — E, Section transversale selon XY.

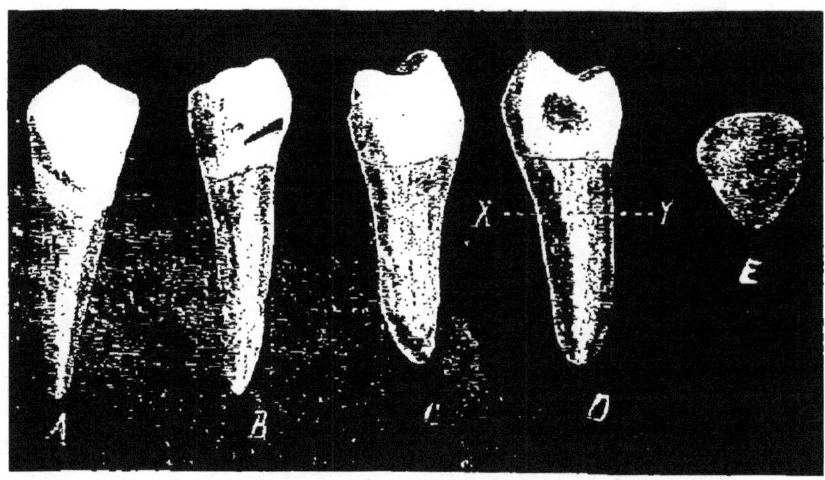

Fig. 22. — Seconde prémolaire inférieure droite.

A. Face jugale ; — B, Face linguale ; — C, Face médiane ; — D, Face distale ; — E, Section transversale selon XY.

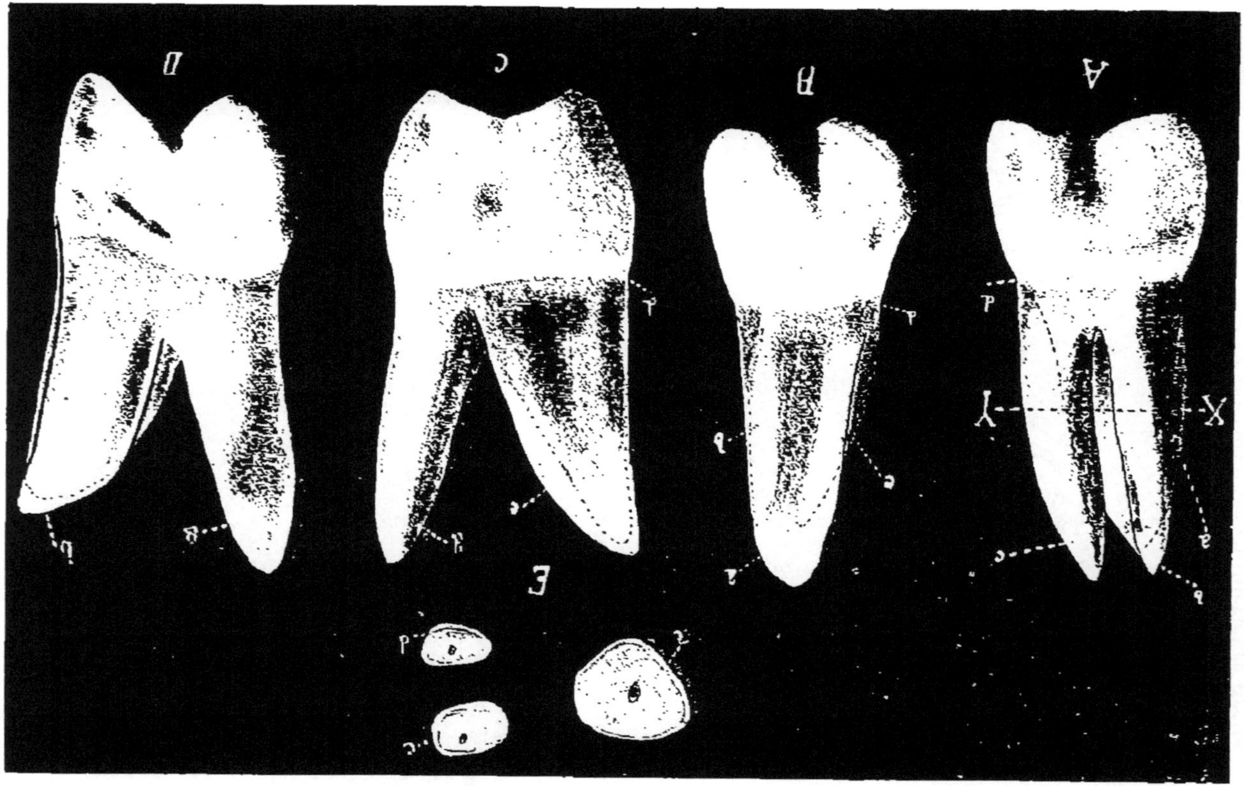

Fig. 23. — Première grosse molaire supérieure droite (dent de six ans).

A, Face jugale ; — B, Face palatine ; — C, Face médiane ; — D, Face distale ; — E, Section transversale selon XY ; — *a*, Racine palatine ; — *b*, Racine postéro-externe ; — *c*, Racine antéro-externe.

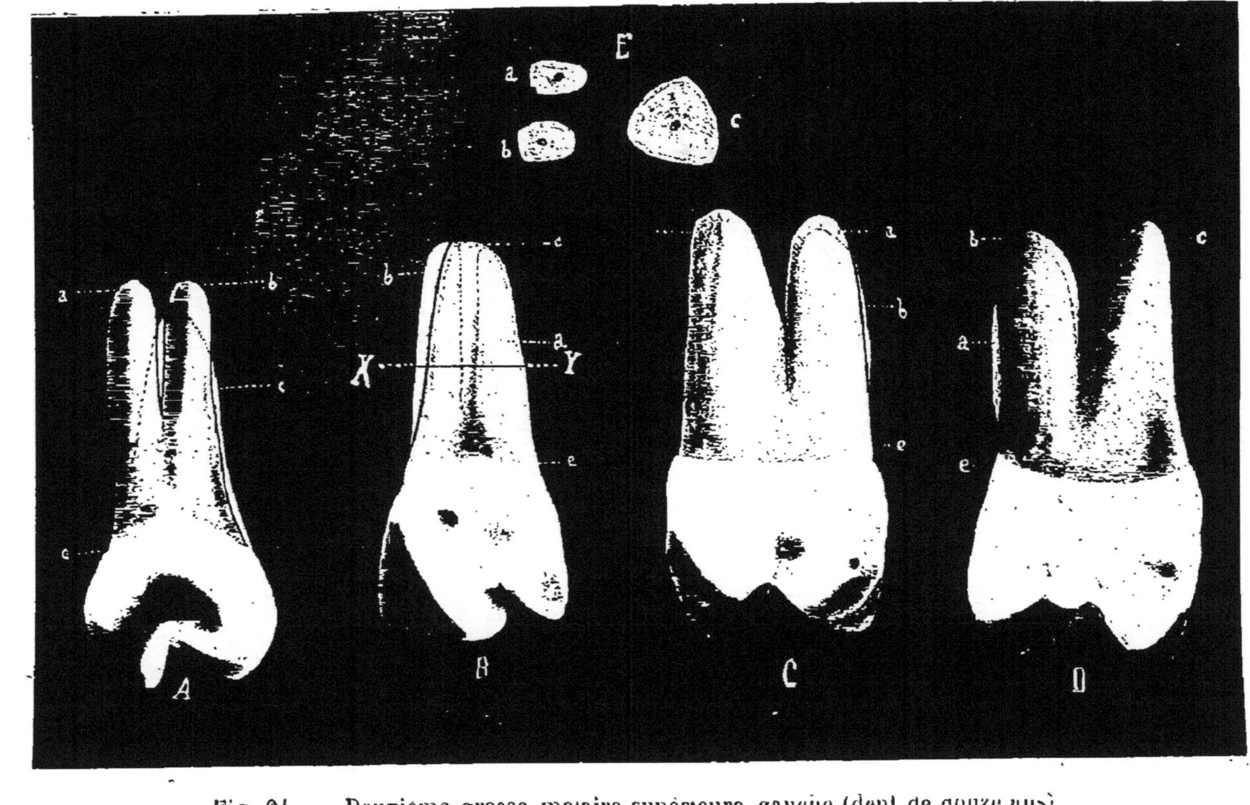

Fig. 24. — Deuxième grosse molaire supérieure gauche (dent de douze ans).

A, Face jugale; — B, Face palatine; — C, Face médiane; — D, Face distale; — E, Section transversale selon XY; — *a*, Racine antéro-externe; — *b*, Racine postéro-externe; — *c*, racine palatine.

de l'une correspondent avec les sillons inter-cuspidiens de la face triturante antagoniste de deux autres. Cette disposition est d'ailleurs commune à toutes les dents.

Molaires supérieures. — PREMIÈRE GROSSE MOLAIRE SUPÉRIEURE OU : DENT DE SIX ANS. (fig. 23). — Graphie abrégée : $\underline{6}|$ ou 1 Gm. S. D ou bien : $|\underline{6}$ ou 1 Gm. S. G. et DEUXIÈME GROSSE MOLAIRE SUPÉRIEURE OU DENT DE DOUZE ANS. (fig. 24). — Graphie abrégée : $\underline{7}|$ ou 2 Gm. S. D. ou bien $|\underline{7}$ ou 2 Gm. S. G.

Ces deux dents sont à peu près semblables, mais la première est un peu plus grosse que la seconde. Elles sont munies de trois racines : une divergente, palatine et deux externes. La racine palatine est arrondie, tandis que les racines antéro et postéro-externes sont aplaties transversalement. Trois canaux correspondants.

TROISIÈME GROSSE MOLAIRE SUPÉRIEURE OU DENT DE SAGESSE DU HAUT. — Graphie abrégée: $\underline{8}|$ ou 3 Gm. S. D. ou bien $|\underline{8}$ ou 3 G. m. S. G. (fig. 25).

Souvent atrophiée, cette dent se distingue par son polymorphisme. Sa forme est extrêmement variable. Elle doit bien comporter en principe trois racines, mais très souvent ces trois racines sont plus ou moins fusionnées et n'en constituent qu'une seule, très grosse, dont la pointe est toujours dirigée en arrière vers la tubérosité. Canaux correspondants.

Molaires inférieures. — PREMIÈRE GROSSE MOLAIRE INFÉRIEURE OU DENT DE SIX ANS. — Graphie abrégée $\overline{6}|$ ou 1 Gm. I. D ou bien $|\overline{6}$ ou 1 Gm. I. G. (fig. 26).

Cette dent présente une couronne cuboïde qui est la plus volumineuse de l'appareil dentaire de l'Homme. Son axe général est légèrement dirigé vers l'intérieur de la cavité buccale. Ses deux racines sont disposées exactement comme celles de la dent de douze ans qui lui fait suite. Quatre canaux, deux dans chaque racine.

DEUXIÈME GROSSE MOLAIRE INFÉRIEURE OU DENT DE DOUZE

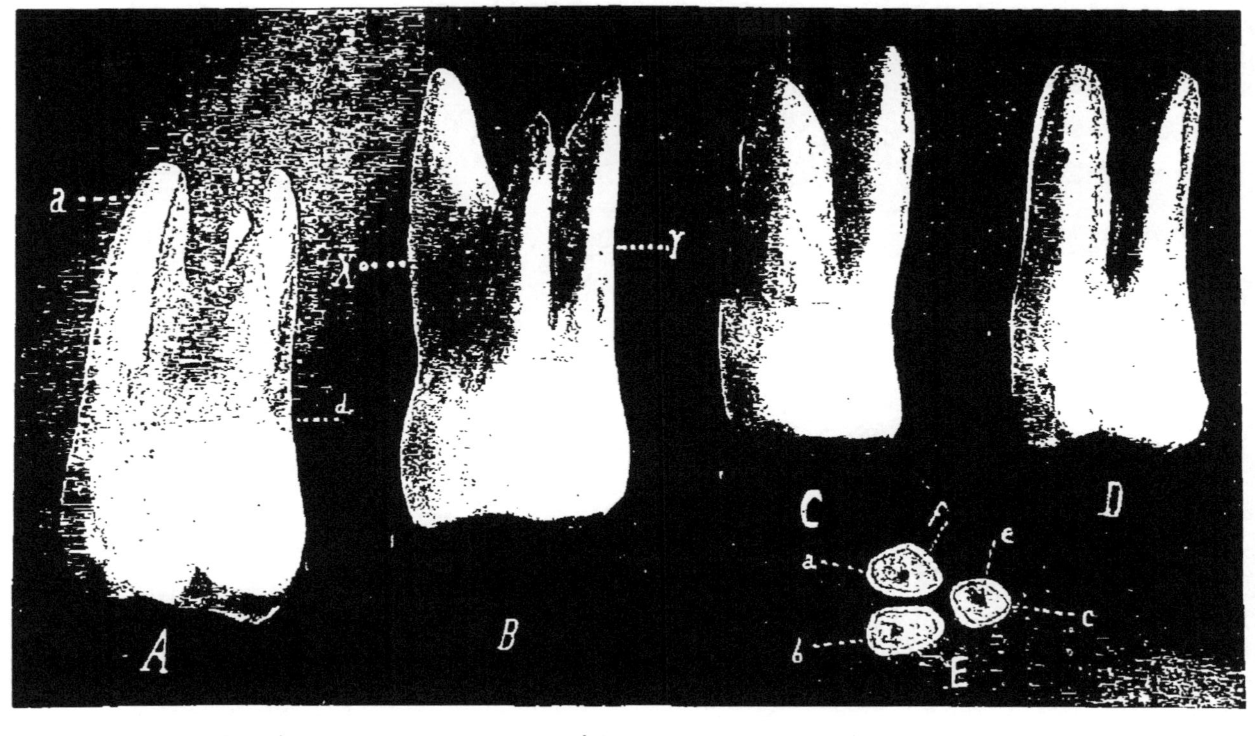

Fig. 25. — Troisième grosse molaire supérieure gauche (dent de sagesse).

A, Face jugale ; — **B**, Face médiane ; — **C**, Face distale ; — **D**, Face palatine ; — **E**, Section transversale selon XY ; — *a*, Racine antéro-externe ; — *b*, Racine postéro-externe ; — c, Racine palatine ; — *d*, Collet anatomique ; — *e*, Canal palatin ; — *f*, Cément.

ANS. — Graphie abrégée 7| ou 2 Gm. I. D. ou bien |7 ou 2 Gm. I. G. (fig. 27).

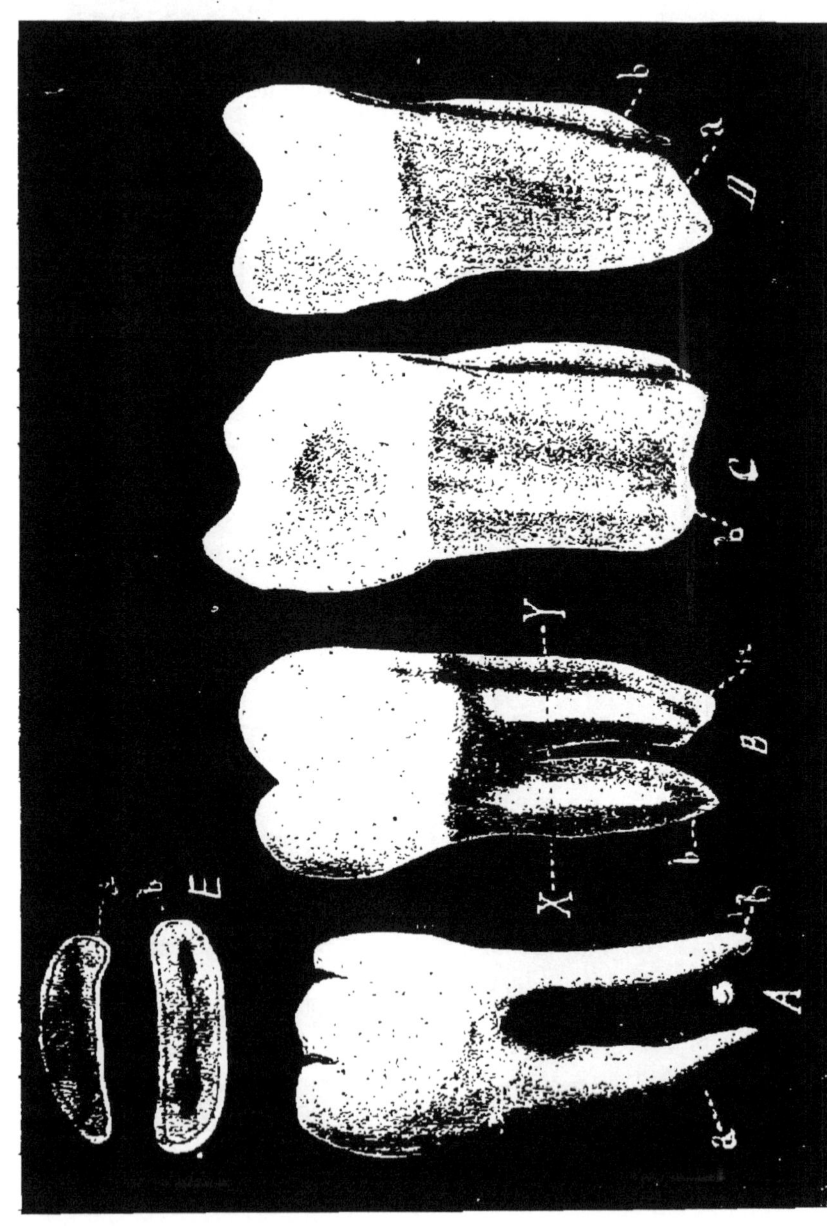

Fig. 26. — Première grosse molaire inférieure gauche (dent de six ans).

A, Face jugale ; — B, Face linguale ; — C, Face distale ; — D, Face médiane ; — E, Section transversale selon XY ; —

A couronne cuboïde, cette dent présente deux fortes racines, aplaties d'avant en arrière, parallèles entre elles et placées perpendiculairement à l'axe de la mâchoire, l'une en avant, l'autre en arrière. Deux canaux dans chaque racine.

Troisième grosse molaire inférieure ou dent de sagesse du bas. — Graphie abrégée 8| ou 3 Gm. I. D. ou bien |8 ou 3 Gm. I. G. (fig. 28).

Comme son homologue du haut, cette dent est très sujette aux irrégularités de forme. Sa couronne, généralement cubique, présente cinq tubercules. Ses racines sont fort irrégulières de forme aussi. Souvent elles sont doubles comme celles de la 1 et 2 Gm. I, mais souvent aussi elles sont réunies en une seule très grosse dont l'apex est fortement incurvé en arrière, c'est-à-dire vers la branche montante du maxillaire ce qui donne à cette racine la forme d'une virgule. Canaux correspondants.

E. — *Groupe des Dents temporaires ou Dents de lait*

Formule dentaire :

$$I.\ \frac{2}{2}\ C.\ \frac{1}{1}\ M\ \frac{2}{2}\ 10 \times 2 = 20$$

Tableau dentaire :

5 4 3 2 1	1 2 3 4 5
5 4 3 2 1	1 2 3 4 5

Ces dents ressemblent aux dents permanentes, mais leur racine est relativement plus longue (fig. 29). Leur couleur est d'un blanc plus laiteux et leurs faces sont plus arrondies.

On remarque, en examinant la formule dentaire de la dentition temporaire qu'elle ne comporte pas de prémolaire,

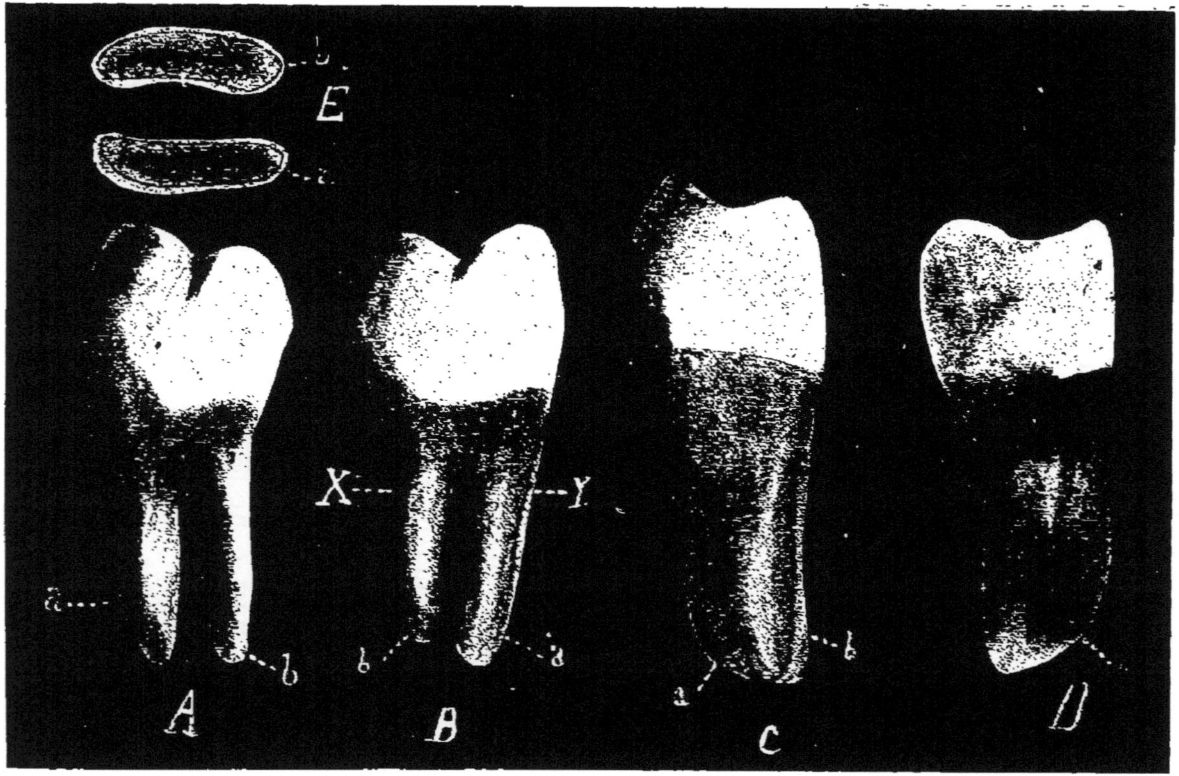

Fig. 27. — Deuxième grosse molaire inférieure droite (dent de douze ans).

A, Face linguale ; — B, Face jugale ; — C, Face distale ; — D, Face médiane ; — E, Section] transversale selon XY ; — *a*, Racine antérieure ; — *b*, Racine postérieure.

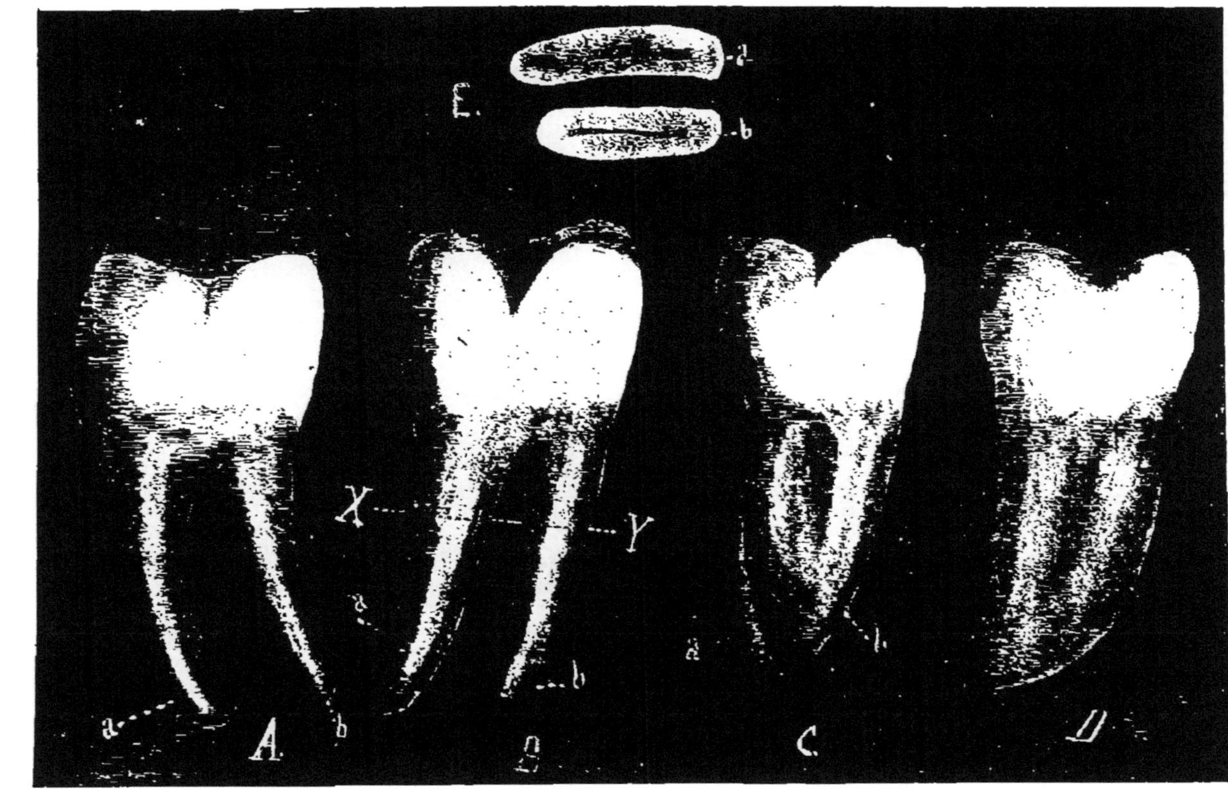

Fig. 28. — Troisième grosse molaire inférieure gauche (dent de sagesse).

A, Face jugale ; — B, Face linguale ; — C, Face médiane ; — D, Face distale ; — E, Section transversale selon XY ; — *a*, Racine antérieure ; — *b*, Racine postérieure.

les molaires de lait étant placées dans l'ordre de placement sur les arcades directement après les canines.

On pourra trouver de plus amples détails concernant

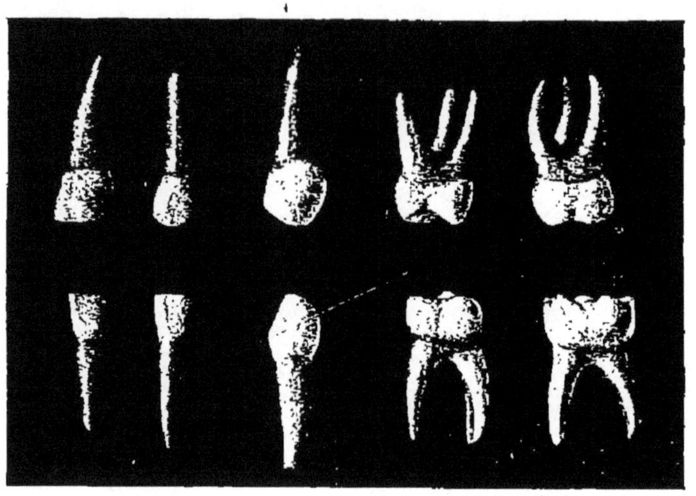

Fig. 29. — Dents de lait.

Les dents supérieures sont vues par leur face vestibulaire, les dents inférieures sont vues par la face labiale (Sobotta-Desjardins).

l'embryologie, l'anatomie et la physiologie de la bouche et des dents en consultant les ouvrages français suivants (1).

(1) Albarran, Du développement des dents de première dentition (*Société de Biologie,* 1887).

Aguilhon de Sarran, Vaisseaux sanguins des racines des dents (*Gazette Médicale de Paris,* 1880).

Amoédo, Les dents, in Poirier Charpy. Traité d'anatomie.

Choquet, Précis d'Anatomie dentaire, Paris, 1904.

Demontporcelet et Decaudin, Anatomie dentaire, 1887.

Dieulafé et Herpin, Anatomie de la Bouche et des Dents, in *Traité de Stomatologie* de Gaillard et Nogué, Paris, 1909.

Herpin, Evolution de l'os maxillaire inférieur. Thèse, Paris, 1907.

Ledouble, Traité des variations des os de la face, Paris, 1906.

Legros et Magitot, Origine et formation du follicule dentaire chez les Mammifères (*Journal de l'Anatomie,* 1873).

Magitot, Art. *Dents* in Dictionnaire de Dechambre.

Malassez et Galippe, Résorption des dents de lait (*Revue de Stomatologie,* 1888-89).

MALASSEZ, Débris épithéliaux paradentaires (*Archives de phys. expérimentale*, 1885, p. 129).

PREISWERK-CHOMPRET, Atlas-Manuel des maladies des dents et de la bouche. Paris, 1905.

REDIER, Résorption des dents de lait.

ROBIN ET MAGITOT, Mémoire sur la genèse et le développement des follicules dentaires (*Journal de Physiologie*, 1860).

P. ROBIN, Rôle de la mastication et du sac folliculaires, dans l'ascension des dents. Th. Paris, 1898-99.

SAPPEY, Anatomie descriptive, 1888.

SAUVEZ, WICART ET LEMERLE. Anatomie et Physiologie de la Bouche et des Dents, 2me Ed. Paris, 1905.

SCHULTZE ET LECÈNE, Atlas d'Anatomie topographique, 1905.

SOBOTTA ET DESJARDIN, Atlas d'Anatomie descriptive. Paris, 1908.

SOBOTTA ET MULON, Atlas Manuel d'Histologie. Paris, 1904.

TILLAUX, Anatomie topographique 1903.

TOMES, Traité d'Anatomie dentaire. Trad. CRUET. Paris, 1880.

TOPINARD, L'évolution des molaires et des prémolaires. (*L'anthropologie*, 1892).

TITRE II

PATHOLOGIE DES DENTS

CHAPITRE PREMIER

CARIE DENTAIRE

Définition. — La « dentite », improprement appelée « carie dentaire » est une affection caractérisée par sa nature chimico-parasitaire et sa marche progressive de la périphérie vers le centre de la dent qu'elle tend à détruire.

La carie dentaire paraît avoir été connue de tout temps puisque la mâchoire inférieure de l'homme fossile que Boucher de Perthes trouva à Abbeville avait une dent de sagesse fortement altérée par la carie. Les livres hippocratiques la signalent et avant eux le papyrus Ebers, trouvé à Louqsor en faisait mention.

Étiologie. — I. *Causes prédisposantes.* — 1° **Causes prédisposantes générales.** — *a.* Age. — La carie dentaire commence à se montrer vers la troisième année pour augmenter de fréquence jusque vers 15 ans, mais elle évolue à toute époque de la vie.

b. Sexe. — Magitot a trouvé que le sexe féminin était plus prédisposé aux caries dentaires que le sexe masculin dans la proportion de 3 à 2 (583 femmes et 417 hommes pour 1.000 sujets).

c. État constitutionnel. — Nous nous bornerons à citer ici cette cause. Son rôle est évident. Galippe a montré l'importance des sels de chaux et de phosphore pour la résistance des dents à la carie (coefficient de résistance) et Ferrier a tiré de ces observations sa méthode de traitement appliquée secondairement avec succès à la cure de la tuberculose pulmonaire. La grossesse, par la décalcification qu'elle provoque, le rachitisme, par troubles dans la calcification folliculaire, la croissance, les affections pyrétiques, les infections profondes acquises ou héréditaires (syphilis), les diathèses diminuent la résistance des dents à la carie. De Nevrezé a décrit des *caries dentaires systématisées auto ou hetero-toxiniques* ou caries de causes générales infantiles, évoluant en deux périodes : une première dans laquelle les toxines sanguines jouent le rôle principal et une seconde où les microbes saprophytes buccaux terminent l'évolution.

d. Hérédité. — L'hérédité joue un rôle considérable dans l'étiologie de la carie dentaire, tant par la transmission directe que par la similitude d'habitat, de régime, d'hygiène qui sont communs à toute une race ou à tous les individus d'une même famille.

2° **Causes prédisposantes locales.** — *a*. Localisation sur certaines dents. — La Première Grosse Molaire, tant en haut qu'en bas, est de beaucoup la dent la plus souvent atteinte.

b. Imperfections de structure. — Qu'elles soient superficielles ou profondes, elles constituent chaque fois un *locus minoris resistentiæ*.

c. Modifications et rupture de l'équilibre biologique du milieu buccal. — Ces variations agissent en modifiant le terrain, c'est-à-dire en paralysant la chimiotaxie salivaire et en exaltant la virulence de la flore buccale, en général et des agents microbiens nocifs pour le système dentaire, en particulier.

II. **Causes occasionnelles.** — On rangera dans cette classe les *traumatismes* qui peuvent fissurer les dents ou en supprimer un fragment par fracture, ouvrant ainsi une porte d'entrée à la carie; la *résorption gingivo-alvéolaire* qui met à nu la zone cervicale de jonction, si variable de disposition, entre l'émail et le cément; les *infections buccales* des gingivites et des stomatites et les microbes de la bouche (mycoderma aceti; bacillus lacticus; bacillus amylobacter; bacillus acidi lactici, de Hueppe; vibrion butyrique de Pasteur; etc.).

Le *régime alimentaire* peut participer au développement de la carie soit primitivement, soit secondairement.

Primitivement, ce seront les boissons acides (cidre, citronnades, orangeades), ou les mets acidulés (salade, citron, oseille), par décalcification directe.

Secondairement, les *aliments susceptibles de facile fermentation* dans les espaces inter-dentaires et susceptibles par conséquent de donner des produits acides (butyriques et lactiques), tels que les aliments contenant beaucoup de principes azotés (fibrine, caséine, albumine) ou même non azotés (gommes, sucres). De plus l'albumine et les albuminoïdes sont très facilement putréfiables. Enfin les *sucreries* (chocolat; bonbons; fondants; bonbons anglais surtout, car ces derniers contiennent de plus de l'acide acétique pour les rendre aigrelets), les *confitures,* agissent de la même façon après avoir subi l'action des agents microbiens buccaux.

Certaines médications enfin peuvent avoir une action nocive sur les dents et nous croyons devoir nous étendre un peu sur ce point. (Voy. aussi p. 230.)

Le *régime lacté,* si souvent employé en thérapeutique,

peut provoquer des caries en série et la cure de raisin peut agir de la même façon. La *diète* provoque une augmentation de l'acidité salivaire, ou même la provoque (Donné). *Certains médicaments* peuvent aussi agir sur les dents. L'*eau de Rabel* agit par son acide sulfurique. Redier insiste avec juste raison sur l'injustice dont l'opinion publique fait preuve vis-à-vis de la *créosote* et de la solution alcoolique *d'acide phénique*. Cette mauvaise réputation est due à ce que « la créosote exerce sur la pulpe enflammée une action calmante bien connue de tout le monde, les gens du peuple le savent, et, quand ils souffrent de quelque carie pénétrante, ils ne manquent pas de demander à cet agent le soulagement qu'ils espèrent ; et puis, quand les douleurs ont cessé, la dent est abandonnée à elle-même, la carie continue et la couronne ne tarde pas à se détruire entièrement, « à se casser par morceaux » comme on dit. On accuse alors la créosote qui n'en peut mais, en vertu du *post hoc, ergo propter hoc:* c'est de la noire ingratitude. » Localement la créosote n'a pas d'action nocive. Cependant, de Nevrézé dit que la créosote ne doit être donnée à l'intérieur que rarement et à faibles doses, car elle est susceptible de provoquer une déminéralisation intense et rapide de l'appareil dentaire.

Les préparations à base de phosphate de chaux, peuvent agir localement par leur réaction propre qui est toujours fortement acide. *L'alun* altère puissamment l'émail des dents (Magitot). *L'antipyrine* les colore en noir. Les *collutoires*, les *gargarismes acides*, les *attouchements gingivaux d'acides minéraux* (acide chlorhydrique ; acide chromique ; nitrate acide de mercure, par exemple) agissent de la même façon. Enfin toutes les potions contenant à titre d'excipient des *sirops*, des *mucilages gommeux ;* l'habitude pour certains orateurs ou chanteurs de sucer constamment des *tablettes sucrées*, peuvent provoquer des lésions. (Caries des pastilles, de Redier.)

Frey (1) résume toutes les causes des caries dentaires dans le tableau suivant :

Causes prédisposantes

1. — *Causes prédisposantes générales.*

(A). Age. — Tous les âges ; dès la 3e année pour les dents de lait ; pour les dents permanentes, l'âge adulte est plus prédisposé que la vieillesse.

(B). Sexe. — Carie plus fréquente chez la femme, dans la proportion de 3 à 2.

(C). Constitution. — Influence de l'état de santé ou de maladie.

(D). Hérédité. — Hérédité de race.

2. — *Causes prédisposantes locales.*

(A). Imperfections de structure congénitale : profondes superficielles.

(B). Les dents supérieures sont plus prédisposées à la carie que les inférieures, sauf pour la 1re et la 2e grosse molaire.

Influence prédisposante des anfractuosités à la surface des dents, des interstices.

Causes occasionnelles

Sur la dent prédisposée, *elles ouvrent la porte d'entrée* aux agents infectieux.

Fissures et traumatismes des dents, leur *usure pathologique, résorption alvéolaire, gingivo stomatites, tartres sériques* qui exposent le cément des racines aux influences extérieures ; *agents chimiques*, dont les uns altèrent l'ensemble des tissus dentaires uniformément, les autres désorganisent spécialement l'émail et d'autres exclusivement l'ivoire et le cément ; *microorganismes*, de la bouche, qui, en attaquant l'émail, ouvrent la porte d'entrée.

(1) Le terrain en Odontologie (*Soc. d'Odont. de Paris*, Séance du 6 janvier 1904).

Causes efficientes

Agents infectieux, sans spécificité absolument nette, mais tous agents de fermentation acide décalcifiante.

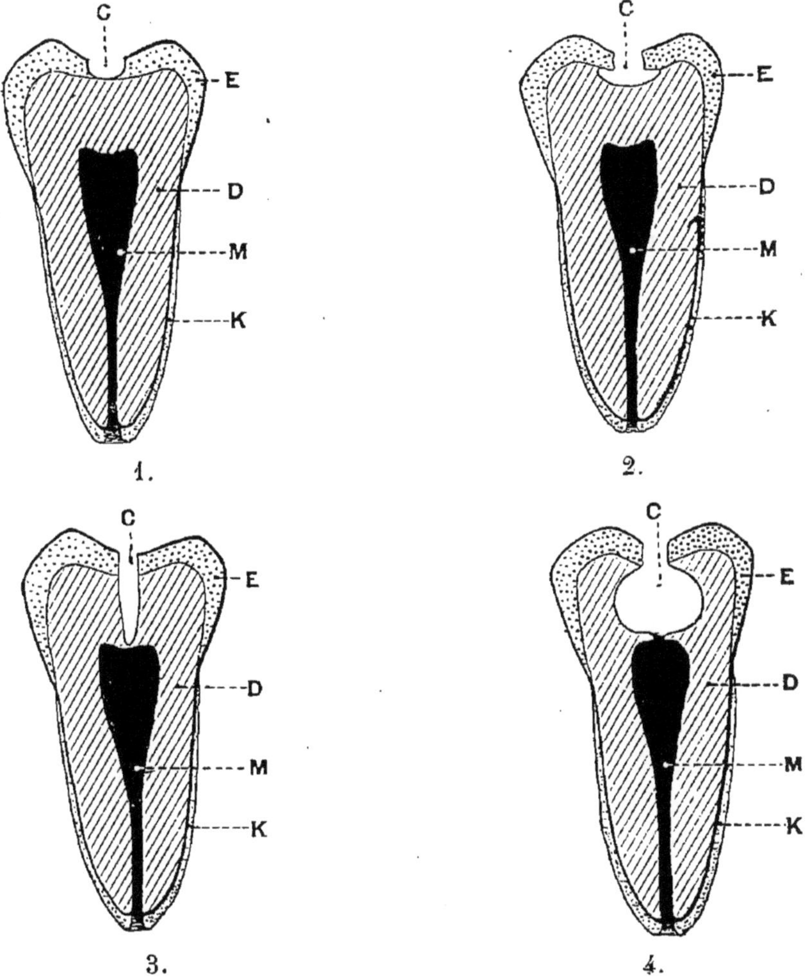

Fig. 30. — Différents stades de la destruction chimico-parasitaire des dents (Ombrédanne).

1. Altération de l'émail : adamantite (carie du 1er degré). — 2. Altération de l'ivoire : dentinite au début (carie du 2e degré). — 3. Altération de l'ivoire : dentinite pénétrante. — 4. Altération de la pulpe : pulpite (carie du 3e degré). — 5. Gangrène pulpaire : carie du 4e degré.

Division des caries. — Les diverses périodes de l'évolution de la carie provoquent des phénomènes très différents et les traitements appliqués sont absolument dissemblables selon le moment où l'organe malade est examiné. Comme nous ne pouvons pas entrer ici dans l'étude de l'anatomie pathologique de la lésion, nous nous bornerons à résumer la classification des caries (fig. 30).

Les caries sont divisées en quatre degrés :

Premier degré : Lésions de l'émail seul.

Deuxième degré : Lésions de l'émail et de la dentine sans dénudation de la pulpe.

Troisième degré : Ouverture de la chambre pulpaire par le processus destructeur et infection pulpaire.

Quatrième degré : Mortification et putréfaction de la pulpe.

Certains auteurs contestent, non sans raison, cette classification qui ne les satisfait pas au point de vue scientifique pur. Mais, cette division étant commode au point de vue clinique et universellement connue et admise, nous la conservons ici.

1° — PREMIER DEGRÉ

Définition. — C'est la décalcification ou au moins l'altération de l'émail. Les signes fonctionnels sont nuls. Elle se manifeste sous forme de taches grises, jaunâtres, ou par une opacité de l'émail (fig. 31).

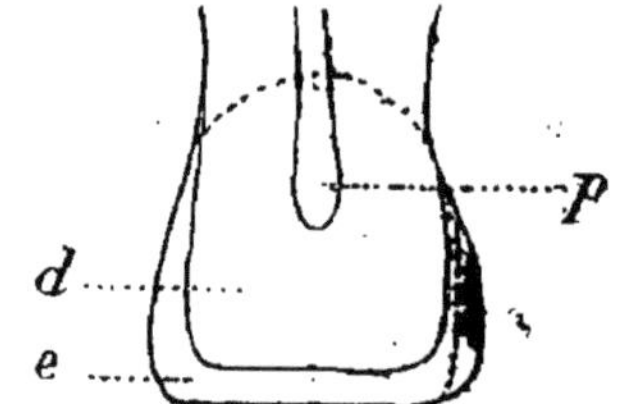

Fig. 31. — Carie du 1er degré s'étendant en surface (Godon).

e, Email ; — *d*, Dentine ; — *p*, Pulpe.

Diagnostic. — Le diagnostic est facile, mais il ne faut pas confondre les caries du premier degré avec les simples taches de la dent. Non traitée par le spécialiste ou si la pulpe ne réagit pas suffisamment, la lésion progresse et passe dans le degré suivant.

2° — DEUXIÈME DEGRÉ

Définition. — La carie du deuxième degré est une carie moyenne, non pénétrante, une carie simple de l'émail et de l'ivoire (Frey).

Symptômes fonctionnels. — 1° *Pas de douleurs spontanées* : 2° séchée, la cavité se présente comme *tapissée par du tissu altéré brunâtre*. Si la lésion siège entre deux dents, la dent malade peut prendre autour de la cavité un *aspect laiteux* révélateur ; 3° la sonde d'exploration indique un *ramollissement très net de la paroi* cavitaire. La curette dentaire ou excavateur enlève avec facilité des lames de dentine ramollie plus ou moins étendues. Plus l'ivoire est lésé et moins la douleur est vive. Souvent elle est nulle au début, puis paraît et augmente en approchant de la dentine saine. C'est pour combattre cette sensibilité que l'on a préconisé l'emploi de la cataphorèse. Quand le nettoyage est achevé, la curette grattant l'ivoire sain provoque un bruit caractéristique : le *cri dentinaire* ; 4° la *gencive* ne présente rien de spécial ; 5° la *percussion*, faite dans tous les sens,

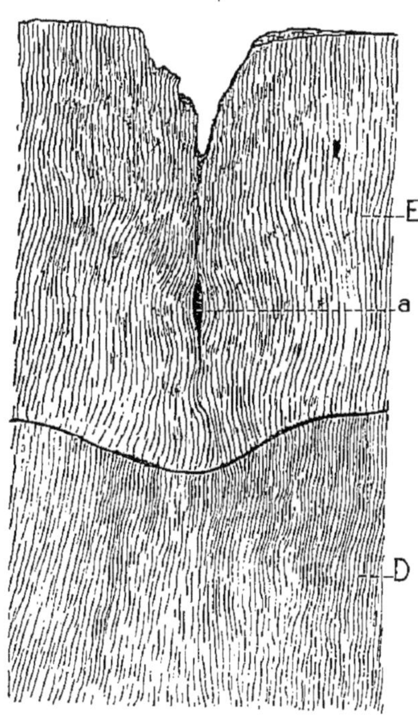

Fig. 32. — Carie de l'émail.

E, Email ; — D, Dentine ; — *a*, Foyer de microorganismes situé au-dessous de la lésion apparente ; entre les dents, on voit quelques petits foyers secondaires. Gr. : 50 diamètres (d'après Redier).

rend un son clair et ne provoque pas de douleur; 6° *Sen-*

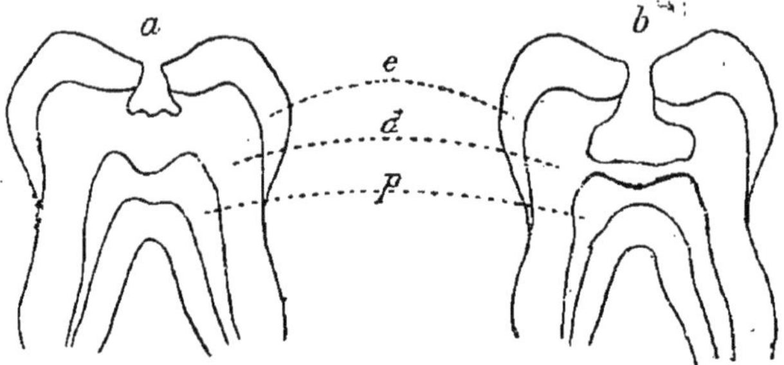

Fig. 33. — Carie du 2e degré.

a, Carie du 2e degré au début ; — *b*, Carie du 2e degré avancée ; — *e*, Email ; — *d*, Dentine ; — *p*, Pulpe.

sations d'ordre thermique : le froid est vivement ressenti et d'autant plus que la pulpe est plus proche. Le contact des liquides à plus de 45° est ressenti douloureusement ; 7° *Sensations d'ordre chimique :* le vinaigre, les sucreries provoquent une sensation d'agacement ou même de douleur légère.

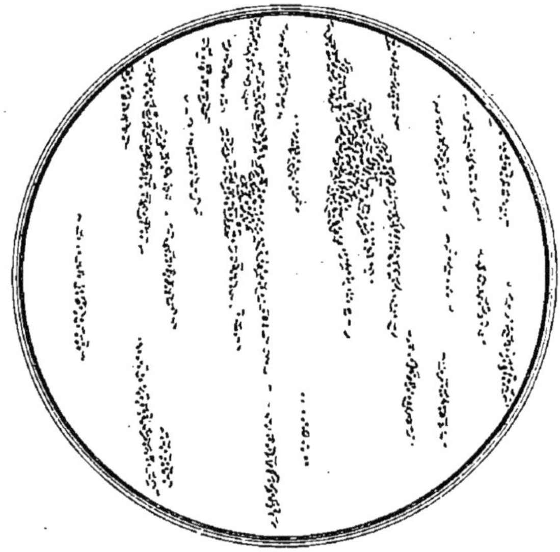

Fig. 34. — Coupe prise dans la zone de ramollissement.

Les canicules de l'ivoire sont farcis de microorganismes sur la plus grande partie de la préparation ; on voit çà et là des canalicules qui ont fusionné et d'où les microbes ont fait irruption dans la substance intermédiaire. Ce sont généralement des cocci, mais on y voit aussi un certain nombre de bacilles et quelques-uns des virgules. Gr. : 450 diamètres, col. Gram-Nicolle (d'après Redier).

Diagnostic. — Le diagnostic est à faire *avec le troisième degré* et lorsqu'on a affaire à un deuxième degré avancé, il peut présenter quelque difficulté. Il faut encore et surtout le distinguer des lésions du quatrième degré. Le diagnostic différentiel sera fait à propos de chacune de ces variétés de caries.

Pronostic. — Deux cas peuvent se présenter : si la lé-

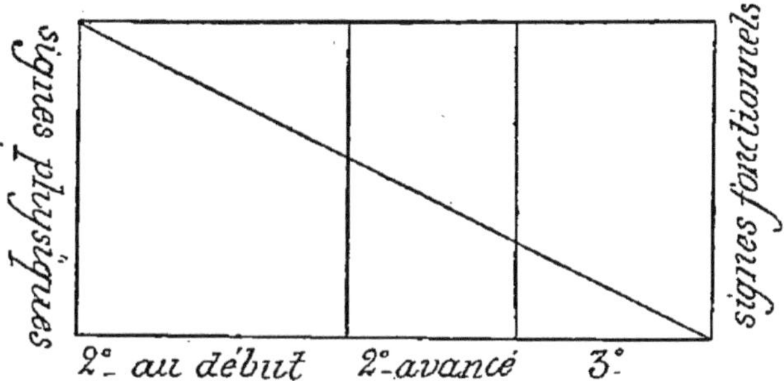

Fig. 35. — Schéma de Frey indiquant la progression des symptômes dans l'évolution de la carie dentaire.

Exclusivement physiques dans le second degré au début, ils deviennent physiques et fonctionnels à mesure que le second degré avance pour devenir surtout fonctionnels dans le troisième degré.

sion est isolée dans la bouche d'un individu sain et que l'on puisse attribuer à cette lésion une cause accidentelle, on peut espérer que la marche sera lente et que, convenablement traitée et obturée, la récidive ne surviendra pas.

Si, au contraire, la bouche présente des lésions multiples ayant évolué en peu de temps, il est certain qu'une diminution de la résistance générale de l'organisme s'est produite. Si c'est après une pyrexie, par exemple, on traitera avec succès ces lésions qui ne récidiveront le plus souvent pas, le malade ayant à ce moment récupéré son équilibre biologique normal. Si au contraire les lésions apparaissent multiples et rapides et progressent dans la bouche d'un individu présumé sain, il y aura lieu, par un examen attentif, de rechercher un début de tuberculose, de la neurasthénie, de l'albuminurie, de la syphilis par exemple, méconnu jusque là.

En tous cas, une hygiène bien comprise et, le cas échéant, une thérapeutique générale tendant d'une part à combattre le trouble général causal et d'autre part appropriée à augmenter le taux des sels calcaires organiques viendra puissamment en aide à la réaction odontoblastique, surtout si cette réaction est stimulée par l'application de pansements ou d'une *obturation* convenable. On pourra même voir, dans bien des cas, se produire l'arrêt de la lésion et constater sa guérison spontanée par la transformation de la carie en *carie sèche*. On désigne ainsi une transformation des parois de la cavité qui, sous l'influence de la réaction pulpaire, sont devenues très denses, éburnées, polies même et où la lésion ne peut plus progresser (1).

Mais, dans la plupart des cas, la lésion réclame, pour qu'elle puisse être considérée comme guérie, l'intervention du spécialiste. Encore pour ce faire, ce dernier devra-t-il tenir compte de l'état général qui a permis à la lésion de s'installer, l'étudier, rechercher sa cause, la découvrir et la traiter ou en confier le traitement au médecin ordinaire du malade.

Traitement d'attente. — Le praticien consulté pour un second degré pourra, en attendant l'intervention du spécialiste, utilement intervenir, à bord d'un paquebot ou aux colonies, par exemple. Deux cas se présentent :

1° Le malade lui est amené par la douleur.

2° Le malade ne souffre pas.

1er cas. Le malade souffre. — Le cas est relativement rare. La douleur est alors consécutive à l'ingestion de sucreries, ou bien est provoquée par le chaud ou le froid,

(1) Les anciens auteurs admettaient une carie d'origine interne qui n'est plus du tout admise aujourd'hui. Ils dénommaient aussi *carie blanche* les caries à marche très rapide, qui se rencontrent chez les fébricitants ou les déminéralisés. La *carie sèche*, stationnaire, constituée par de la dentine secondaire, était encore appelée *carie noire*, à raison de la couleur habituelle de la lésion. Enfin la *carie brune* était la carie lente que nous avons à traiter tous les jours.

le crochet métallique d'un appareil, le courant d'air respiratoire, etc.

Le diagnostic de l'odontalgie ayant été bien établi et la dent causale porteuse du second degré étant découverte, on commencera par déterger la cavité par un violent jet d'eau bouillie à 37° C. afin de chasser tous les débris macroscopiques qui peuvent y séjourner. Ceci fait, on tâchera de procéder à la résection aussi méthodique que possible de la plus grande partie de l'ivoire ramolli et altéré *en prenant garde de ne pas ouvrir la chambre pulpaire* (il convient de se rappeler dan ce but que la chambre pulpaire et la pulpe y continue présentent la même forme générale que la couronne de la dent). Ensuite, on prépare par pétrissage une petite boulette de gutta-percha à l'oxyde de zinc et on la pique à l'extrémité d'une spatule. On isole la dent de la salive à l'aide de bourdonnets d'ouate, on sèche la cavité et on la lave avec une boulette imbibée de chloroforme ; on chauffe légèrement afin de rendre plastique la masse de gutta piquée au bout de la spatule et on l'applique dans la cavité où elle est enfoncée par pression avec la boulette mouillée de chloroforme dont on lave l'obturation pour la polir, la bien coller et l'empêcher de déborder.

2e cas. Le malade ne souffre pas. — Le praticien ne sera que très rarement appelé à intervenir dans ce cas. On peut supposer cependant un médecin colonial, loin de tout centre, recevant la visite d'un malade à qui, par exemple, une obturation est tombée. Ce malade lui demande d'examiner sa dent et de le mettre à même de passer les quelques mois qui le séparent du moment où, rentré dans la Métropole, il pourra consulter son dentiste. Le médecin aura avantage à procéder de la même façon que précédemment, mais en remplaçant la gutta, qui n'a été choisie tout à l'heure que parce qu'elle intercepte les sensations thermiques, par une obturation à l'eugénate de zinc, comme il est dit au chapitre traitant des Odontalgies. *Il est indispensable de bien prévenir les malades que ces dents ne sont ainsi traitées que provisoirement et qu'il est nécessaire que, le plus tôt possible, ils aient recours aux soins du spécialiste.* Les médecins engageraient lourdement leur responsabilité morale s'ils négligeaient cette précaution et s'ils laissaient croire au malade que sa dent n'a plus besoin de soins. Ceci n'est qu'un traitement d'attente et provisoire.

3° — TROISIÈME DEGRÉ

Définition. — Carie pénétrante où la pulpe est plus ou moins infectée mais reste encore vivante et sensible en totalité ou en partie.

Symptômes. — Le principal symptôme est la *douleur*. Faible et supportable dans la pulpite subaigüe, dans la pulpite aiguë, elle est extrêmement violente et on la considère comme une des plus vives qu'il soit donné d'éprouver. Nous l'étudierons au chapitre *Odontalgie.* La douleur pulpaire du 3e degré ou *pulpite,* dans ses différentes modalités, subaiguë, aiguë, chronique, peut s'accompagner d'un peu de congestion périodontique se traduisant par une *légère douleur à la percussion* qui donne un son un peu mat. La *sensibilité aux liquides froids* est extrême. Les liquides *chauds* provoquent également une vive douleur. Il peut y avoir un peu de mobilité de la dent. Parfois, dans la pulpite chronique, surtout dans les molaires, la pulpe fait hernie à travers la brèche pathologique et s'hypertrophie (pulpite hypertrophique). On voit alors dans la cavité une masse molle, très vasculaire, peu sensible, pédiculée *(polype de la pulpe)* dont le diagnostic est à faire avec une excroissance gingivale et avec l'épulis. L'exploration de la cavité faite à la sonde rendra les plus grands services, mais cette exploration doit être faite avec les plus grands ménagements, car une exploration brutale risque de blesser la pulpe en produisant immédiatement une douleur extrêmement violente ou de déchaîner une crise de pulpite aiguë *(rage de dent)*.

Diagnostic. — Le diagnostic doit être fait : 1° avec le 2ᵉ degré avancé ; 2° avec le 4ᵉ degré.

Pronostic. — Si la cavité est d'accès facile ; si le malade peut recevoir les soins d'un spécialiste ; si la couronne de la dent n'est pas trop ravagée par la carie, on pourra conserver la dent par un traitement approprié. Si au contraire ces conditions font défaut, s'il s'agit notamment d'une dent de sagesse ; si malgré tous ses efforts, la dent persistait à être douloureuse, le médecin serait autorisé à en pratiquer l'avulsion.

4° — QUATRIÈME DEGRÉ

Définition. — Putrescent pulp, des Anglais ; gangrène pulpaire. Carie pénétrante dans laquelle la pulpe est *totalement* mortifiée.

Symptômes. — Le type de la carie du 4ᵉ degré est le débris radiculaire vulgairement dénommé « chicot ». Le signe capital est la *suppression de la sensibilité de la pulpe. On peut pénétrer* dans la chambre pulpaire et dans les cheminées radiculaires sans provoquer de douleur et la sonde d'exploration ou la sonde à canaux en sortent imprégnées d'une *odeur fétide, fécaloïde.* Il faut prendre garde, en pratiquant le cathétérisme des canaux, de ne pas refouler de débris putrides au delà de l'apex radiculaire soit par une exploration trop brutale, soit par une sonde trop grosse, cette inoculation par piqûre étant susceptible de déchaîner des accidents septiques importants.

La couronne est assez *profondément ravagée* et présente une *teinte grise, ardoisée.* L'excavateur ne provoque *aucune douleur à l'excision* des tissus altérés. Le *froid* et le *chaud* ne sont pas ressentis.

Diagnostic. — 1° AVEC LE SECOND DEGRÉ. — Dans celui-ci, la dent est sensible au froid. On ne pénètre pas dans la chambre pulpaire et *a fortiori* dans les canaux. L'excision de la dentine est douloureuse.

2° AVEC LE TROISIÈME DEGRÉ. — Il y a un point hypersensible au chaud, au froid, à la succion, à la sonde d'exploration qui pénètre dans la chambre pulpaire en provoquant une vive douleur.

Pronostic. — Le traitement par le spécialiste peut conserver la plupart des dents atteintes de 4e degré. Abandonnée à elle-même, la lésion tend à détruire de plus en plus la couronne ou la racine jusqu'au moment où une des complications du 4e degré que nous allons étudier surgissant la fait sortir du cadre de ce paragraphe et la fait entrer dans le suivant.

5° — COMPLICATIONS DU 4e DEGRÉ

Les complications du 4e degré sont :

1° L'arthrite alvéolo-dentaire (autrefois appelée périostite) ;

2° La fluxion ;

3° L'abcès ;

4° La fistule ;

5° La nécrose ;

6° L'adénite ;

7° Le trismus.

1° ***L'arthrite alvéolo-dentaire.*** — Synonymes : monoarthrite ; périodontite ; péricémentite ; périostite alvéolo-dentaire. Elle est divisée en arthrite subaiguë, aiguë, suppurée et chronique, nous n'étudierons ici que la périodontite aigüe.

Symptômes. — Il y a de la *douleur ;* le malade *ne peut pas fermer* complètement la bouche par suite de l'allongement de la dent. Cet allongement, que le médecin ne peut pas constater, est cependant nettement ressenti par le malade, et est réel. En effet, par suite de l'inflammation du périodonte, celui-ci, congestionné, augmente de volume et, pris entre deux plans résistants, la dentine d'une part et l'alvéole de l'autre, la racine est un peu soulevée et chassée en dehors, d'où l'allongement. La douleur est due à la névrite par compression des filets nerveux péricémentaires et lorsqu'une pression s'exerce sur la face triturante de la dent, cette douleur est vivement augmentée (fig. 36).

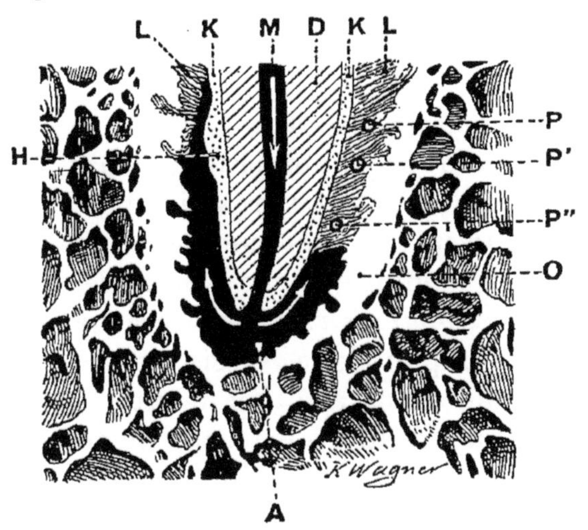

Fig. 36. — Lésions de la monoarthrite apicale (Ombredanne).

A, Foyer de monoarthrite ; — D, Ivoire ; — H, Exostose du cément ; — K, Cément ; — L, Ligament alvéolo-dentaire ; — M, Pulpe dentaire ; — O, Parois osseuses de l'alvéole ; — P, P', P", Débris épithéliaux paradentaires (groupe inférieur ou apical).

La percussion de la dent est *extrêmement douloureuse* pour la même raison. De plus elle rend un *son étouffé et donne la sensation d'élasticité*. La gencive présente une *bande congestive* dans le sens de la racine malade qui est sensible à la pression du doigt explorateur. Il y a de la *mobilité anormale;* la *chaleur* (lit, feu, boissons chaudes), *augmente la douleur* en augmentant la congestion. Il y a aussi un *mouvement fébrile* simultané plus ou moins net.

Diagnostic. — Le diagnostic est à faire avec la périodontite concomitante à la pulpite aiguë et diverses variétés de périodontite (marginales, expulsive, etc.).

2° ***Fluxion***. — La fluxion est consécutive à l'arthrite

aiguë ou suppurée. Elle est caractérisée par une enflure de la face dont la peau tendue est lisse et rosée. La palpation provoque de la douleur. De volume variable, elle aboutit généralement à la formation d'un abcès si une intervention opportune ne supprime pas la cause qui l'a provoquée.

Les scarifications gingivales, sanglantes ou ignées sont indiquées. Une thérapeutique symptomatique étant appliquée aux phénomènes douloureux; on prescrira des lavages de la bouche, tièdes, antiseptiques ou émollients. De plus, tout à fait au début de l'enflure, *jamais plus de vingt-quatre heures après son apparition*; on retirera avantage à utiliser le froid par l'emploi de la vessie de glace. On pourrait aussi tenter d'aider tout à fait au début la résorption de l'œdème par des applications externes de compresses très chaudes et humides si l'infection causale n'était pas trop aiguë. Mais si ces applications étaient faites trop tard, on courrait le risque de diriger le pus vers la peau et de provoquer peut être ainsi une cicatrice. Par contre, on fera tenir à l'intérieur de la bouche des bourdonnets de ouate hydrophile chauds dans le sillon gingivo-génien. Les bourdonnets trempés dans l'eau chaude seront changés aussi souvent qu'il sera nécessaire.

Dans le cas de *fluxion phlegmoneuse*, l'extraction s'impose d'urgence, la temporisation intempestive pouvant permettre la diffusion du phlegmon et même compromettre la vie du malade. L'extraction faite en ce moment sera d'ailleurs inefficace parce que trop tardive et les incisions étendues deviendront alors nécessaires.

Il convient de détruire la légende de l'impossibilité de l'extraction quand la joue est enflée. En principe, c'est la crainte des résorptions septiques et des hémorragies secondaires qui arrête les timorés. Cette crainte est illusoire. L'extraction est alors un peu plus douloureuse, il est vrai, mais ceci ne doit pas empêcher d'instituer et de suivre une thérapeutique rationnelle et de supprimer la cause déterminante de la fluxion au plus tôt, quitte à ne pas perdre de vue le malade afin de pouvoir intervenir au cas où une hémorragie se produirait.

Ce que nous disons de l'extraction s'applique avec autant de raisons aux traitements des caries. Si, au cours d'un traitement de 4°, par exemple, une fluxion vient à se produire ou s'il y a de la douleur, il semble que la logique ordonne d'aller trouver le praticien qui avisera à faire le nécessaire et temporisera s'il y a lieu. Or, il est presque de règle dans le public de s'abstenir au contraire en pareil cas d'aller voir le spécialiste. Quelques jours après, le malade s'excuse de n'être pas venu : parce que, dit-il, « j'avais la joue enflée » ou « parce que je souffrais ! » Il y a lieu de faire tous nos efforts pour contribuer à détruire cette légende et à faire comprendre aux malades qu'en pareil cas il y a une indication de plus d'aller montrer sa dent ou les accidents qu'elle détermine.

3° *Abcès*. — Le diagnostic de l'abcès dentaire est facile (se méfier de la fausse fluctuation que donnent les tissus mous de la joue.) Les abcès dentaires doivent être traités aussitôt que possible. On se souviendra que le pus suit parfois les plans anatomiques et peut provoquer des accidents graves (Cas de Alglave et Mahé: Vaste abcès médiastinal provoqué par une carie dentaire, *Progrès Médical*, 7 août 1909).

Traitement. — Au début on pourra appliquer des *cataplasmes intra-buccaux*. On fait préparer des bourdonnets allongés de gaze que l'on fait bouillir et que l'on place, dans le sillon gingivo-génien, en les changeant aussi souvent qu'il est nécessaire, pour les maintenir très chauds. On ordonnera en outre des *bains de bouche antiseptiques chauds*.

Lorsqu'on n'aura pas pu enrayer la marche de l'abcès, on devra l'ouvrir sitôt que possible et, autant que faire se pourra, par la voie buccale. Il y a intérêt à ne pas inciser avant la formation d'une collection bien réelle et on se souviendra que cette collection n'existe guère avant le

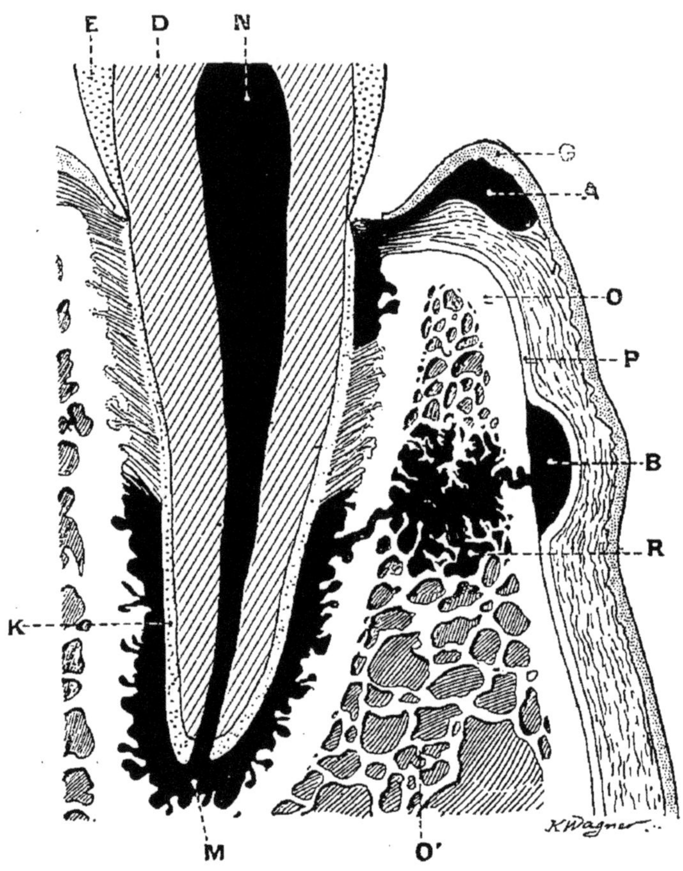

Fig. 37. — Les abcès de la gencive (Ombredanne).

A, *Parulie* (abcès sous-muqueux); — B, Abcès sous-périostique; — R, Foyer ostéomyélitique; — H, Foyer de monoarthrite apicale; — N, Foyer de pulpite; — D, Ivoire; — E, Email; — K, Cément; — G, Muqueuse gingivale; P, Périoste osseux du maxillaire; — O, O', Parois osseuses de l'alvéole.

quatrième jour. Cette ouverture pourra être faite au bistouri dont la lame sera entourée de gaze sauf à sa pointe ou mieux avec la lame-couteau du thermocautère. Dans l'un ou l'autre cas, on aura soin de ne pas s'éloigner de l'os qu'il faut raser pour atteindre la poche. Le bistouri devra être enfoncé très hardiement pour pénétrer jusqu'à la collection purulente. La douleur de cette intervention dans les abcès sous-périostés est très violente, et, si le malade n'est pas anesthésié il faut absolument opérer en un seul temps et inciser d'un seul coup sur une longueur de 2 à 3 centimètres, car en cas d'échec il est rare que le patient autorise une seconde tentative. Dans le cas où l'ouverture de l'abcès serait imminente du côté de la peau, on pourra tenter de le vider par ponction évacuatrice si l'on tient à éviter une cicatrice vicieuse. Enfin, dans l'évacuation des abcès palatins, on se souviendra de la topographie des artères palatines. Pour réduire au minimum les chances de lésions de ces vaisseaux on dirigera le bistouri parallèlement à l'arcade dentaire. Au cas où malgré tout une artère serait lésée, l'adhérence au tissu osseux ne permettant ni forcipressure, ni ligature, la méthode la plus efficace sera la cautérisation ignée ou mieux la compression plus ou moins prolongée.

Il est bien entendu que si le malade ne peut absolument pas recevoir les soins d'un spécialiste la dent causale aura été supprimée dès le début des accidents s'ils menaçaient tant soit peu.

En tout cas, *on proscrira formellement l'application de cataplasmes sur la joue* et on fera au contraire tous ses efforts pour amener la résolution de l'abcès par une ouverture ou une ponction intra-buccale.

Dans les cas graves, on ne devra pas se borner à agir localement. Amoédo (1), d'après son observation personnelle assimile avec raison la fluxion dentaire aux états morbides analogues et il estime judicieusement que le traitement rationnel de la dent ou son extraction doit être suivi de la désinfection du tube digestif par l'entéroclyse,

(1) *Communication au XVIe Congrès de Médecine,* Budapest.

les purgatifs antiseptiques (calomel) et par les ferments lactiques. Il utilise les antitoxines sous forme de sérum de Marmorek par exemple ou de Doyen. L'emploi de la

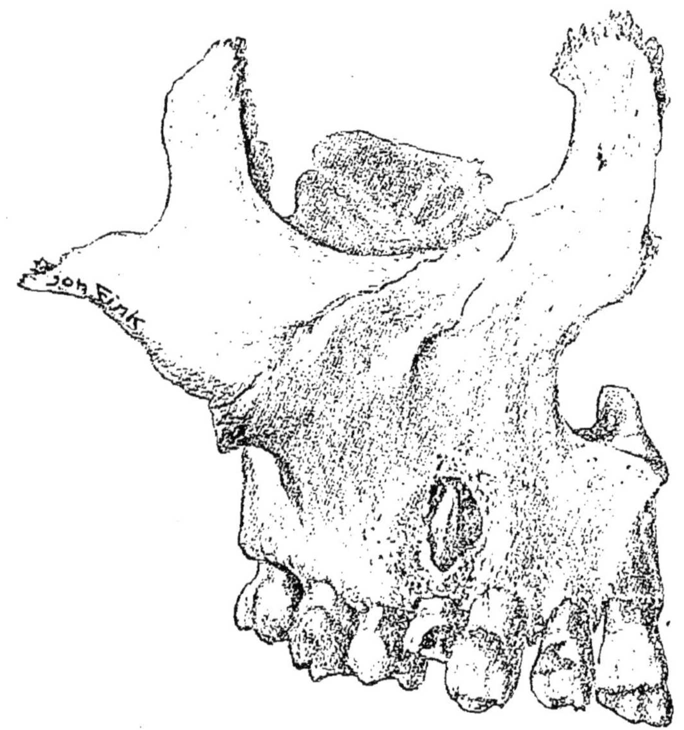

Fig. 38. — Maxillaire supérieur macéré, présentant une perte de substance ovalaire, siégeant sur la paroi faciale et résultant d'une périodontite suppurée de la première prémolaire (Preiswerk).

purgation est d'une excellente pratique car elle ajoute à son action locale une dérivation sanguine et une décongestion des extrémités céphaliques qui doit être recherchée, en l'occurrence.

Notons incidemment que les affections inflammatoires du sinus maxillaire sont 95 fois sur 100 d'origine dentaire. Souvent un abcès dentaire provoquera de l'empyème du sinus qui ne nécessitera pas d'autre traitement que l'extraction de la dent causale et l'ouverture alvéolaire du sinus.

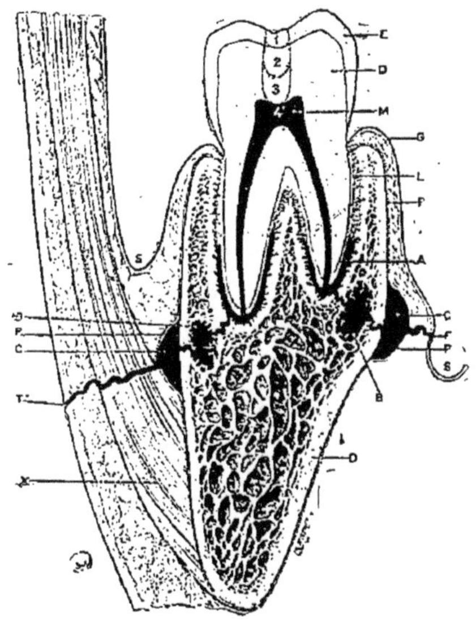

Fig. 39. — Infection progressive et continue d'origine dentaire.

1, 2, 3, 4, Lésion de carie dentaire; — A, Monoarthrite apicale ; — B, Foyer d'ostéomyélite ; C, Abcès sous-périosté ; — F, Fistule muqueuse ; — T, Fistule cutanée ; — E, Email ; — D, Dentine ; — G, Gencive ; — L, Ligament alvéolo-dentaire ; — M, Pulpe dentaire ; O, Tissu osseux du maxillaire ; — P, Périoste osseux ; — S, Sillon gingivo-génien ; — X, Masseter.

4° ***Fistule***. — On rencontre deux sortes de fistules dentaires : les fistules muqueuses et les fistules cutanées (fig. 39).

Les unes et les autres sont susceptibles d'êtres guéries par l'intervention du spécialiste avec conservation de l'organe. S'il n'y a pas indication pressante d'extraction il vaut donc mieux laisser le praticien juge de son opportunité.

La fistule cutanée, même guérie, laisse généralement une rétraction en cul-de-poule ou un cratère exubérant du plus inesthétique effet. On peut débarrasser le patient de cette difformité. Pour cela, on sectionne dans le vestibule, par une profonde incision au bistouri, le cordon fibreux qui rétracte la peau. On circonscrit la formation cutanée par une incision ovalaire très allongée, on enlève et on rapproche les deux bords de la plaie par une fine suture intradermique très soigneuse.

En présence d'une fistule cutanée, génienne ou mentonnière, *le médecin devra toujours penser à une fistule d'origine dentaire* avant toute autre chose. Si à l'examen des dents, il ne constate pas de carie, il devra se souvenir qu'*il existe des mortifications pulpaires sans carie apparente, des quatrièmes degrés fermés.* Chez les couturières notamment qui coupent le fil avec leur dents, chez certains fumeurs dont le jet de fumée chaude émané de la pipe ou du fume-cigare vient toujours frapper la même dent, parfois à la suite d'un choc, la pulpe d'une incisive se nécrose, s'infecte et peut donner lieu en dernière analyse à des fistules cutanées. Les dents en cause sont insensibles au chaud et au froid, présentent une teinte ardoisée qui devient plus nette par l'examen par transillumination. Ces dents doivent être trépanées au point d'élection, traitées comme un quatrième degré et le seul traitement dentaire est le plus souvent suffisant pour tarir et guérir les fistules.

5° ***Nécrose.*** — La nécrose peut être plus ou moins étendue. Parfois aboutissant à un séquestre, elle nécessite l'élimination ou l'enlèvement de celui-ci. On ordonnera d'abondants lavages antiseptiques tièdes, en attendant l'élimination spontanée ou l'intervention chirurgicale.

6° ***Adénite.*** — L'adénite est très fréquente au cours de l'arthrite. Les adéno-phlegmons peuvent, par envahissement des régions antéro latérales du cou, donner naissance à des accidents graves.

Les *adénites chroniques* présentent assez souvent des bacilles de Koch et on a soutenu avec apparence de raison que c'était par voie dentaire que ces bacilles pouvaient y être venus, l'infection d'origine dentaire déterminant une adénite simple qui, par l'ouverture buccale, s'ensemence du bacille spécifique.

7° ***Trismus. Contracture musculaire.*** — Le trismus est une complication fréquente du 4e degré des molaires inférieures, de la 3e G. M. I. notamment. Les accidents septiques développés au cours de l'évolution de la dent de sagesse agissent comme les caries du 4e degré de ces dents : par infection. Il y a alors propagation du processus inflammatoire aux muscles masticateurs qui se trouvent atteints de *myosite aiguë* ou *interstitielle*. Si l'on n'intervient pas

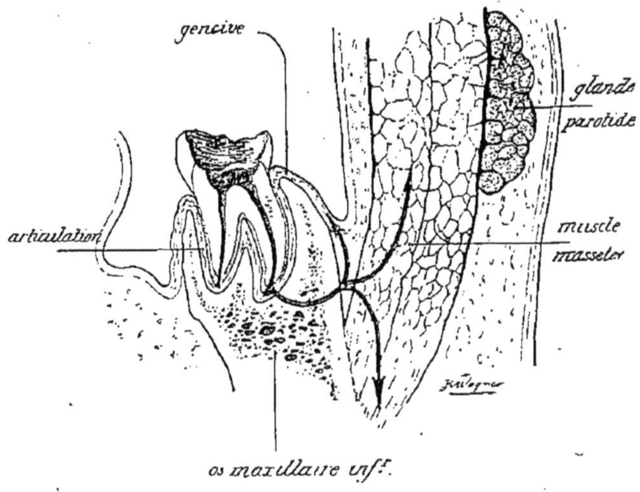

Fig. 40. — Voie suivie par l'infection pour déterminer le trismus par ostéo-périostéo-myosite (d'après Frey).

pour supprimer la cause, la lésion, l'affection devient de la *myosite chronique* ou *parenchymateuse* à pronostic plus ennuyeux.

Les **symptômes** sont évidents. Mais le **diagnostic** doit être fait avec la *contracture hystérique*, le *tétanos*, la *parotidite* pour le trismus aigu ; avec les *brides cicatricielles*, les *ankyloses de l'articulation temporo-maxillaire* pour le trismus chronique.

Traitement. — ***Trismus aigu.*** — Supprimer la dent en cause au plus tôt. Pour cela, l'anesthésie générale (chloroforme ou éther) devra être employée pour permettre la dilatation forcée de la contracture. L'extraction faite, des lavages alvéolaires antiseptiques seront pratiqués et on conseillera le massage sur les muscles atteints.

Trismus chronique. — Le traitement du trismus chronique sort du cadre de cet ouvrage, n'étant jamais urgent et nécessitant une intervention chirurgicale (1).

(1) On pourra trouver de plus amples renseignements sur la carie dentaire et ses complications dans les ouvrages suivants :

ANDRIEUX, Traduction du Traité de l'Art du Dentiste, de HARRIS et AUSTEN Paris, 1874.

CAVALIÉ, *Odontologie*, 1907. Diagnostic des pulpites (*Odontologie*, août, 1908).

COYNE et CAVALIÉ, *Société de Biologie*, mars 1905, mai 1908.

CHOMPRET, Atlas-Manuel des maladies des dents et de la bouche, 1905.

CHOQUET, Étude de quelques microbes de la Carie dentaire. Congrès dentaire, Paris, 1900

CRUET, Hygiène et Thérapeutique des maladies de la bouche. Paris, 1907.

DALBAN, Thèse, Paris, 1904.

DUBOIS, Aide-mémoire du chirurgien-dentiste. Paris.

DIEULAFÉ et HERPIN, *Soc. de Biologie*, séance du 11 nov. 1911.

FERRIER, Ostéocie et Odontocie. Thèse, Paris, 1900.

FREY, Etiologie de la Carie dentaire. Congrès dentaire, Paris, 1900.

FREY, Le terrain en Odontologie (*Odontologie*, 15 janvier 1904).

FREY et LEMERLE, Pathologie des dents et de la bouche. Paris, 1910.

GALIPPE. *Journal des Connaissances médicales*, 8 mai 1894, 5 février 1895.

KIRK, Le facteur prédisposant dans la carie dentaire (*Odontologie*, 15 avril 1903).

LEBEDINSKY, Le milieu buccal et son équilibre biologique (*Archives de Stomatologie*, 1901-1902).

LEBER et ROTTENSTEIN, Traité de la Carie dentaire, Paris, 1868.

MAGITOT, Traité de la carie dentaire, Paris, 1872.

MAGITOT, Article « Carie » *Dictionnaire Encyclopédique*.

MICHAEL, Essai de sialo-diagnostic. Congrès dentaire, Paris, 1900.

MONNIER LÉON, Contribution à l'étude pathogénique des infections dentaires. Thèse de Paris, 1905.

REDIER, Précis de Stomatologie. Lamarre, éd., Paris, 1909.

ROTSCHILD (H. DE) ET LÉOPOLD LÉVY. Pathologie de l'hypophyse et du corps thyroïde. Paris, Doin, 1908.

TOMES, Traité de chirurgie dentaire. Traduction française.

VIGNAL, *Journal des Connaissances médicales*, 1887.

CHAPITRE II

POLYARTHRITE ALVÉOLO-DENTAIRE CHRONIQUE

Synonymes. — Maladie de Fauchard; maladie de Rigg; Gingivite arthro-dentaire infectieuse; Ostéo-périostite alvéolo-dentaire; Pyorrhée alvéolaire; Suppuration conjointe

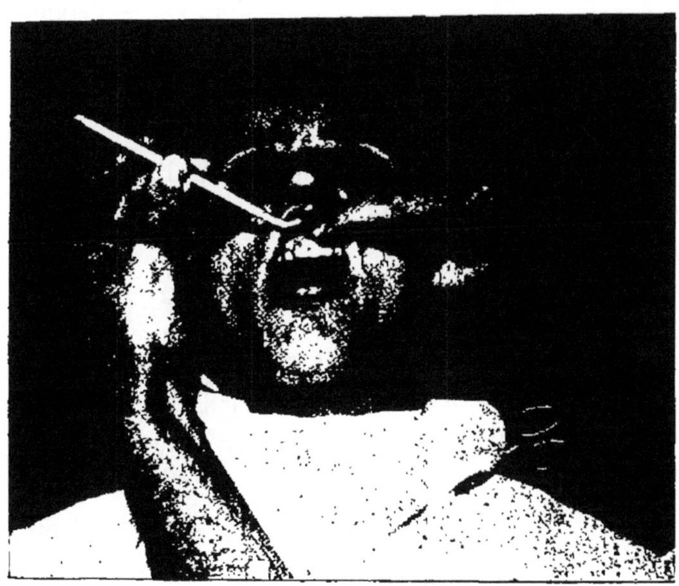

Fig. 41. — Comment on recherche l'écoulement pyorrhéique.
On essuie légèrement au préalable es gencives avec un tampon d'ouate, puis avec la pulpe de l'index on exerce une pression de haut en bas (ou de bas en haut, pour les dents inférieures). Une gouttelette de pus paraît alors au collet de la dent.

des alvéoles et des gencives; Gingivite expulsive; Polyarthrite expulsive; Arthrite symptomatique; etc.

Définition. — Arthrite suppurée progressant du collet vers l'apex des dents, évoluant sur un terrain généralement arthritique et dont la marche est favorisée par toutes les causes d'irritation locale (Frey).

Etiologie. — *L'arthritisme* est, avec *l'âge* et les *trophonévroses*, le facteur prédisposant général le plus invoqué car on rencontre fréquemment la pyorrhée dans ces diverses manifestations : diabète, goutte (*Podagra dentium*, des anciens), etc. L'absence de quelques dents, leur défaut d'antagonisme, les gingivites, l'action du tartre salivaire, la production des calculs calcaires, analogues et presque semblables aux tophi goutteux, dans l'articulation alvéolo-dentaire sont les causes prédisposantes locales les plus fréquentes.

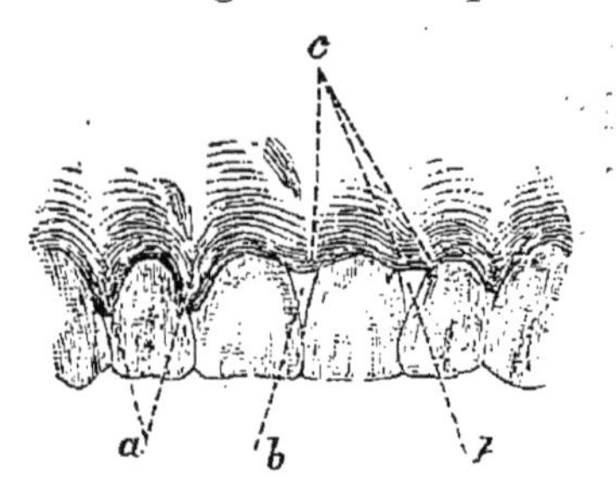

Fig. 42. — Périodontite expulsive. Période de début.

La papille interdentaire (*a*), a disparu ; — (*a b*), laissant entre les dents un espace vide (Witzel).

Certains auteurs ont assigné à la polyarthrite expulsive une origine essentiellement microbienne (Guyot). Cet auteur fait même de la diathèse arthritique une affection microbienne dont la pyorrhée serait la première manifestation. On a constaté la *contagion* possible (entre époux, par exemple) et des cultures microbiennes ont été obtenues (Vignal, Galippe).

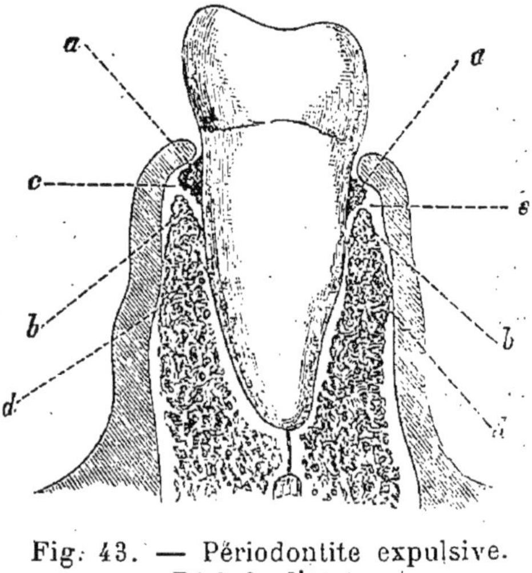

Fig. 43. — Périodontite expulsive. Période d'état.

aa, Dépôts calcaires ; — *bb*, Bords alvéolaires en voie de destruction ; — *dd*, Alvéoles ; — *cc*, Clapier où s'amasse et d'où s'échappe le pus (Witzel).

Symptômes. — La gencive est plus ou moins congestionnée et détruite sur son bord libre qui est souvent flottant, ce qui se constate facilement avec un fin stylet.

Il y a presque toujours de la suppuration d'origine intra-articulaire et la pression du doigt fait sourdre une gouttelette de pus (fig. 41). Parfois, cependant, on ne constate pas de purulence (forme sèche de Cruet). La dent s'allonge et, par suite de la résorption gingivale, qui découvre la racine, cet allongement paraît encore plus considérable. Elle s'ébranle de plus en plus et au bout d'un temps variable la dent finit par tomber, cueillie entre ses doigts par le malade lui-même. Mais dans bien des cas avant de tomber spontanément il n'est pas rare qu'elle ait provoqué des douleurs ou qu'elle soit une cause d'accidents qui amèneront le malade au praticien. Souvent, la pulpe des dents atteintes s'infecte et il y a alors superposition de symptômes.

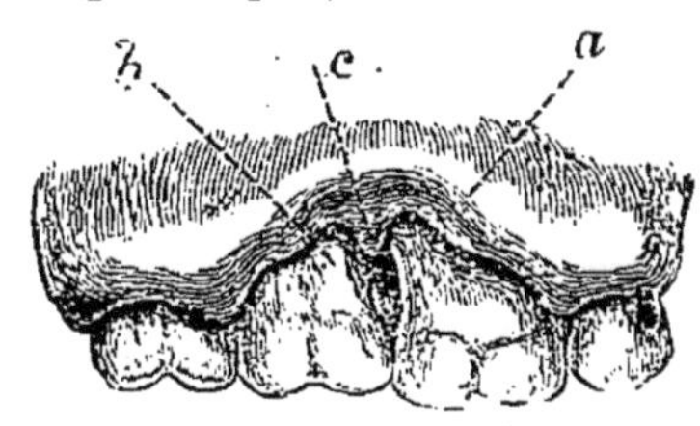

Fig. 44. — Périodontite expulsive. Période de chronicité Witzel).

Ces accidents peuvent être des *accidents phlegmoneux* à des phénomènes généraux graves et des *abcès* qui peuvent se former avec mobilisation de séquestres. *L'adénite sous-maxillaire* est fréquente. La suppuration constante et multiple peut provoquer un *état sub-infectieux* par déglutition constante des produits toxiques (fig. 42 à 44).

Diagnostic. — Le diagnostic est à faire avec :

1° Les *gingivites*, où il n'y a pas de suppuration d'origine intra-articulaire ;

2° Les *stomatites*, dont la constatation du siège et la connaissance des causes éviteront de commettre la confusion ;

3° *L'arthrite simple* qui est le plus souvent limitée à une dent atteinte de 4e degré ;

4° *L'abcès alvéolaire* ouvert dans l'espace articulaire.

Pronostic. — Après avoir porté un pronostic sur la marche de la lésion d'après l'état de la bouche et l'état général du malade, le médecin appréciera s'il est autorisé à pratiquer l'extraction des dents atteintes, ou s'il doit confier le malade à un spécialiste.

Frey indique par un très ingénieux schéma la variabilité du pronostic et du traitement.

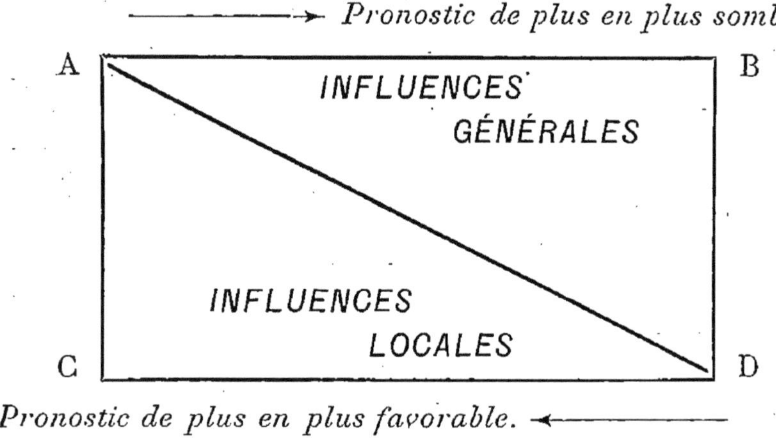

Fig. 45. — Schéma du pronostic de la polyarthrite alvéolo-dentaire chronique.

« Dans un cas A C où la cause sera presque exclusivement locale (par exemple, pyorrhée par défaut d'engrènement, absence d'antagonisme, tartre, etc.), la guérison pourra être obtenue par des moyens locaux que le spécialiste mettra en pratique.

Dans un autre cas B D où la cause sera exclusivement générale (diabète grave, ataxie locomotrice), le pronostic sera tout à fait sombre, et le traitement général seul pourra ralentir plus ou moins l'évolution du mal. Dans ce cas, les soins du spécialiste ne pourront être que symptomatiques et devront être synergiques avec la thérapeutique générale causale.

Entre les deux cas extrêmes A C et B D, *la clinique présente la multitude des cas intermédiaires justiciables du traitement local et du traitement général et dont le pronostic varie suivant la prédominance des causes locales ou des causes générales* (Frey).

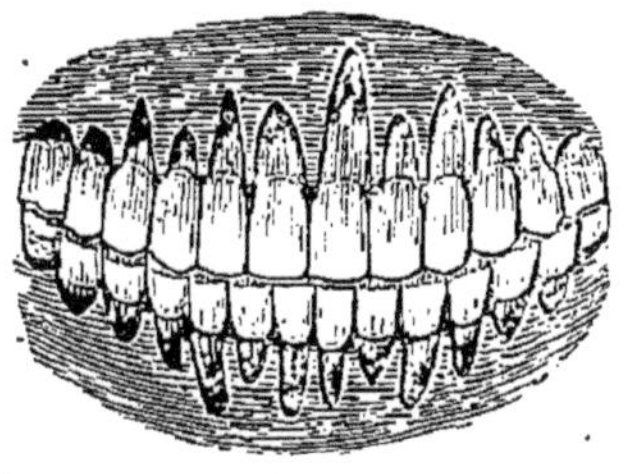

Fig. 46. — Destruction progressive du rempart ostéo-muqueux et ébranlement des dents dans la périodontite expulsive.

Traitement. — Le traitement de cette affection est long, difficile, trop souvent décevant. Il ne peut pas être pratiqué par le médecin non spécialiste qui devra se borner, en attendant les soins compétents ou l'extraction à faire une thérapeutique de symptômes, à ordonner de fréquents lavages antiseptiques et à enlever le plus qu'il lui sera possible du tartre salivaire du collet et de la racine des dents.

Les lavages de bouche antiseptiques pourront être à base de sels de zinc dont l'heureuse action est constatée dans cette affection si rebelle. On prescrira :

Chlorure de zinc................	8 gr.	
Eau bouillie.....................	1000 gr.	
Alcool de menthe................	20 gr.	(G. Mahé).

On recommandera au malade de conserver un moment la solution dans la bouche

Ces lavages seront précédés du massage des gencives avec le doigt. Ces massages étant eux-mêmes précédés des soins d'hygiène quotidienne, qu'ici, moins encore qu'en l'état normal les malades ne devront négliger.

Le traitement est basé sur l'enlèvement très soigneux du tartre, la suppression des clapiers et l'antisepsie buccale. Ce traitement local est inséparable du traitement général, lequel sera dirigé surtout contre les troubles gastro-intestinaux et la diathèse arthritique. On a préconisé les autovaccins de Wright (1).

(1) Le lecteur pourra trouver de plus amples renseignements concernant la polyarthrite alvéolo-dentaire dans les ouvrages français suivants :

AGUILHON DE SARRAN, *Société de Chirurgie*, 16 juin 1880.

CARIÈRE, Thèse, Paris, 1892.

CRUET, Hygiène et Thérapeutique des maladies de la bouche. Paris, 1907, pp. 259 et suiv.

DAVID, *Gazette des Hôpitaux*, 23 juillet 1885.

DEMANGE, *Revue de Médecine*, 1882.

DYCE-DUCWORTH, Les diathèses. Le facteur personnel dans les maladies (*Presse Médicale*, 1908).

FAUCHARD, Le Chirurgien dentiste, Paris, 1728.

FOURQUET, Les arthrites alvéolo-dentaires. Paris, 1910.

FREY, Cours professé à l'Ecole dentaire. Paris, 1904.

FREY, Pyorrhée alvéolaire et terrain (*Congrès de Lyon*, A. F. A. S., 1906).

FREY et LEMERLE, Pathologie des dents et de la bouche. Paris, 1910.

GALIPPE, *Journal des Connaissances médicales*, 1884, 1887, 1888, 1889, 1890.

GODON, Considérations sur l'action mécanique de la mâchoire (*Odontologie*, 15 et 30 décembre 1905 et 15 février 1906).

GODON, MASSON et LEMIÈRE, Dentisterie opératoire. Paris, 1911.

GUYOT, Traité de l'arthritisme et *Bulletin des Sociétés Médicales des arrondissements de Paris et de la Seine*, 1907.

JOURDAN, Maladies de la bouche.

LEMARIÉ et BERNARD, Les altérations dentaires au cours du tabes (*Odontologie*, février, 1894).

MAGITOT, Mémoire sur les tumeurs du périoste dentaire et sur l'ostéopériostite. Paris, 1873.

MARCHAL DE CALVI, *Compte Rendu de l'Académie des Sciences*, 10 septembre 1861.

OUDET, Dictionnaire de Médecine en 30 volumes.

TELLIER J. La pyorrhée alvéolaire, ses origines, ses conséquences locales et générales (Rapport présenté au deuxième Congrès de Stomatologie, Paris, 1911).

SECONDE PARTIE

LA PRATIQUE ÉLÉMENTAIRE DE LA STOMATOLOGIE PAR LE MÉDECIN NON SPÉCIALISTE

TITRE PREMIER

EXPLORATION DE LA BOUCHE ET EXAMEN DES DENTS

En art dentaire, comme en clinique générale, la précision du diagnostic est étroitement liée à la parfaite observation des signes. La pratique de l'examen des dents n'est pas une chose aussi facile que cela peut le paraître au premier abord. C'est au contraire une chose très difficile, si l'on n'a pas soin de placer le malade dans une position déterminée et de procéder avec méthode. La même position correcte du malade est d'ailleurs nécessaire pour appliquer correctement les topiques ou les pansements dont l'emploi est jugé utile.

CHAPITRE PREMIER

POSITION DU MALADE, DE L'OPÉRATEUR ÉCLAIRAGE, INSTRUMENTS

Les spécialistes placent leurs malades sur un fauteuil-lit d'opération spécial dont l'emploi leur est absolument indispensable. Bien qu'ils ne puissent retirer que des avantages

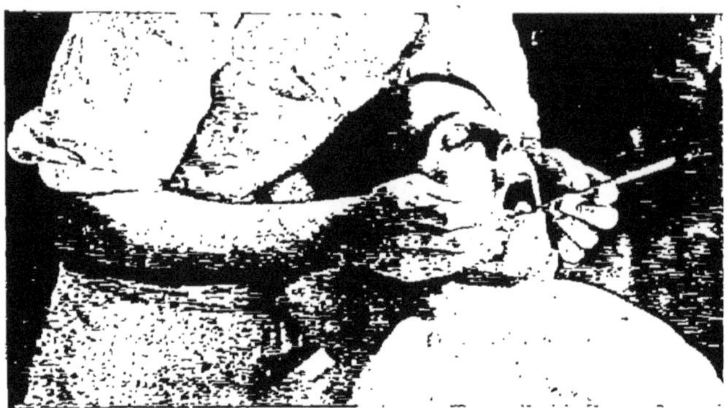

Fig. 47. — Examen de la face postérieure des dents du bas par vision directe.

La main gauche tenant un miroir éclaire la face postérieure des dents par l'envoi d'un faisceau lumineux concentré au point à examiner, tandis que la main droite, munie de la sonde d'exploration, se rend compte de la profondeur des lésions, de leur consistance, etc.

de sa possession, on ne peut vraiment pas demander aux praticiens à qui est destiné ce livre, de se munir d'un meuble aussi coûteux et aussi encombrant. Ce lit-fauteuil, articulé de multiples façons, est monté sur un socle en fonte creux, contenant une pompe hydraulique où l'eau est remplacée par du naphte. Un levier manœuvré

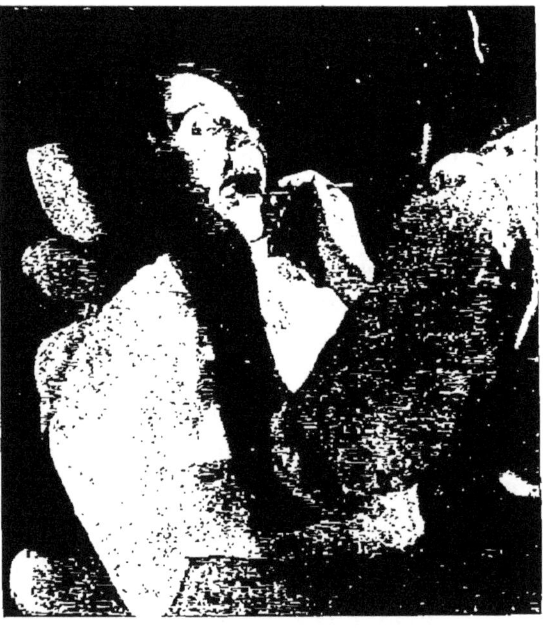

Fig. 48. — Examen de la face postérieure des dents du bas par vision indirecte.

La tenue des instruments est la même que dans la figure précédente, mais l'emploi du miroir concave, en outre qu'il éclaire le point à examiner, en donne une image agrandie.

avec le pied actionne la pompe et élève le fauteuil, un autre levier placé à côté du premier et actionné également avec le pied permet l'échappement de l'huile et la descente du siège. Ce dispositif, très pratique, a d'ailleurs été appliqué aux tables d'opérations de la chirurgie générale. Il existe dans le commerce des fauteuils portatifs (fig. 49) ou des pièces de fauteuil susceptibles d'être fixées sur un siège quelconque dont l'emploi est fort commode. Le médecin ayant à examiner une denture pourra suppléer à l'absence de ce meuble en s'inspirant du principe suivant : il faut que la région à examiner soit éclairée du mieux qu'il est possible. C'est pourquoi, dans l'examen de la bouche, on doit commencer par placer le malade devant une source lumineuse suffisante.

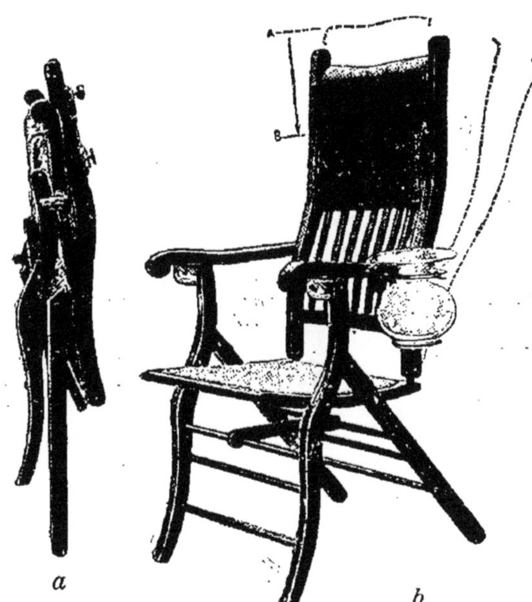

Fig. 49. — Fauteuil léger et démontable de Ash.

a, Plié ; — *b*, Prêt à l'usage.

Pour les dents de la mâchoire supérieure, le patient doit avoir la tête fortement penchée en arrière de façon que le plan de son bord alvéolaire supérieur fasse avec l'horizontale un angle d'environ 50° et être assis assez haut, par rapport au praticien, pour que sa bouche se trouve au niveau des yeux de l'opérateur.

Pour les dents de la mâchoire inférieure, le malade

doit, au contraire, être placé un peu plus bas, afin que sa bouche soit placée vers le sternum de l'opérateur et la tête être assez droite pour que son menton lorsqu'il ouvre la bouche touche le nœud de sa cravate. Telle est la position que les spécialistes donnent à leurs malades.

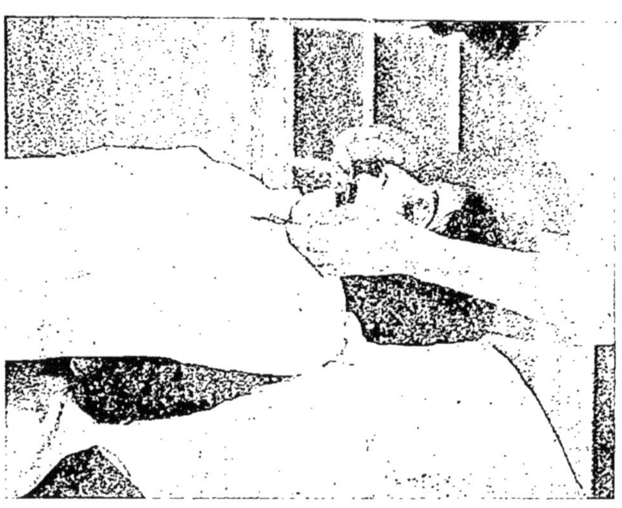

Fig. 50. — Examen des dents sur un malade allongé.
En cas de nécessité l'examen dentaire peut s'effectuer avec facilité sur un malade allongé, sur une table d'opération, par exemple.

Le médecin non spécialiste dépourvu de fauteuil dentaire pourra s'en rapprocher de plusieurs façons. Le fauteuil à spéculum peut être utilisé. En plaçant par exemple quelques coussins sur le siège on pourra placer le malade à hauteur convenable pour l'examen ou les opérations à faire sur la mâchoire supérieure. En supprimant ces coussins au contraire et en montant sur un tabouret le médecin pourra examiner commodément les dents de la mâchoire inférieure. De toute façon, il est mauvais que le malade n'ait pas la tête reposant sur un solide point d'appui. On pourra aussi allonger le malade sur une table d'opération ou d'examen (fig. 50).

Éclairage. — Il faut que la région dentaire soit aussi

clairement illuminée que possible. Dans le jour, le malade sera placé devant une fenêtre qu'il regardera. Le médecin se placera entre cette fenêtre et lui. La nuit, le miroir de

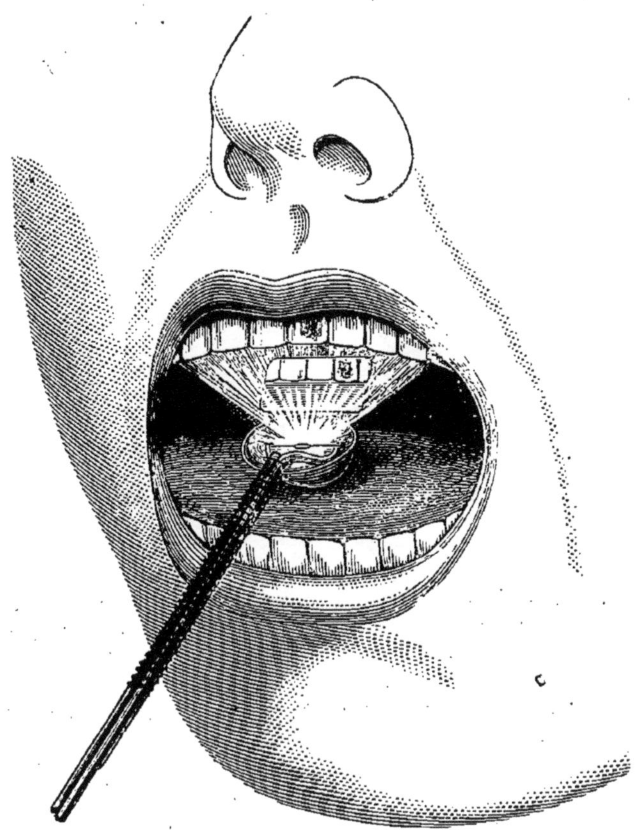

Fig. 51. — Lampe électrique endo-buccale permettant de transilluminer une dent et une pulpe nécrosée.

Clar sera fort utile et à son défaut le miroir frontal ordinaire de laryngologie pourra rendre service pour renforcer un éclairage insuffisant. Une bonne source lumineuse ordinaire pourra servir, si elle est placée dans des conditions convenables. Enfin, les phares d'automobiles, recommandés dans les interventions chirurgicales de nuit, pourront être encore ici utilisés et donneront un éclairage analogue à

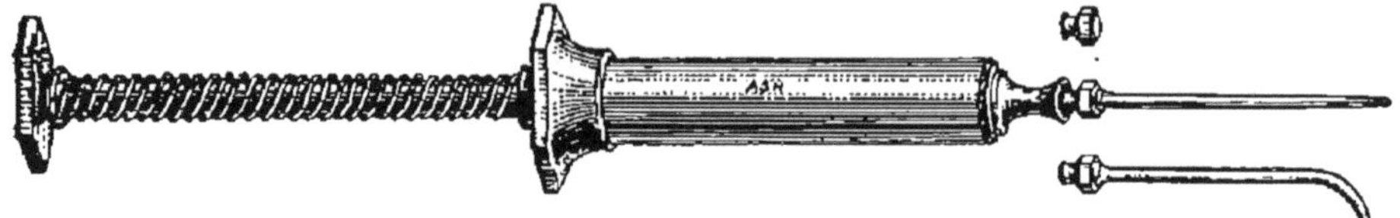

Fig. 52. — Seringue à lavage dentaires.

celui des spécialistes si on a eu soin, au préalable, de placer sur la vitre de l'appareil un écran protecteur — une feuille de

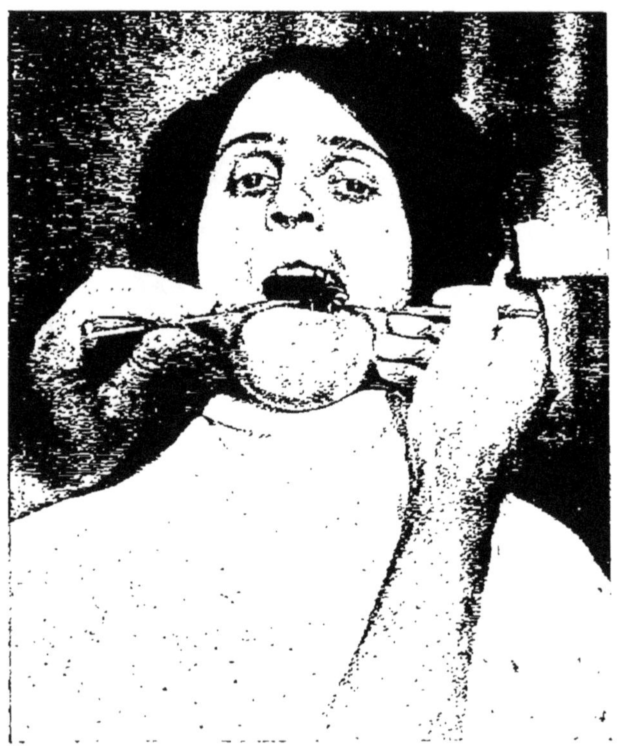

Fig. 53. — Emploi du miroir pour éclairer et voir la face postérieure d'une prémolaire inférieure.

carton par exemple — percé d'un trou qui ne laissera passer qu'un rayon lumineux suffisant pour éclairer la bouche. Enfin, les médecins munis d'un cystoscope pourraient, à la

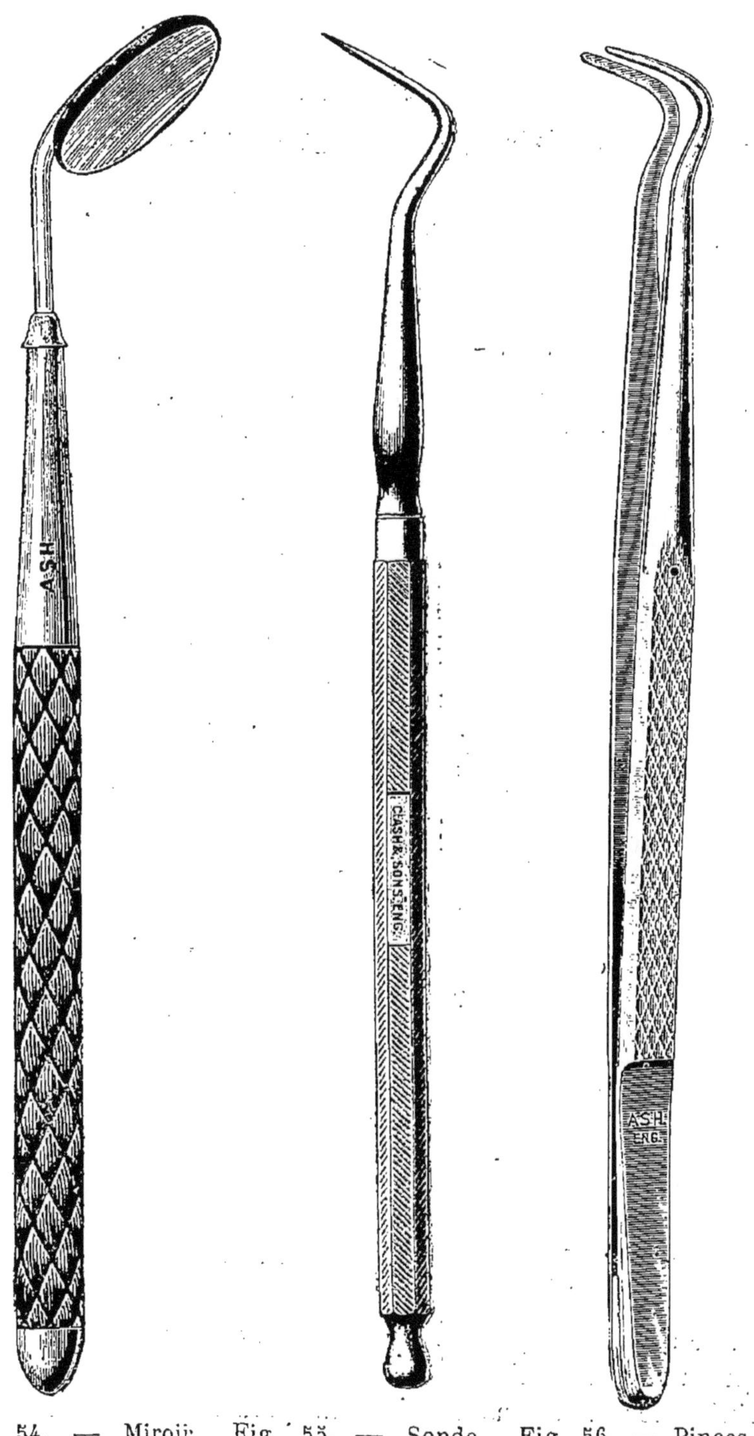

Fig. 54. — Miroir dentaire, grandeur naturelle.

Fig. 55. — Sonde d'exploration, grandeur naturelle.

Fig. 56. — Pinces à pansements dentaires, grandeur naturelle.

rigueur, utiliser cet appareil pour pratiquer la transillumination des dents. D'une façon générale et sauf dans le cas où il s'agirait d'un malade alité et dans l'impossibilité de se mouvoir, il sera bon d'éviter de se faire éclairer par un aide non expérimenté et pour cela on fera placer la source lumineuse sur un meuble voisin, une étagère, etc. Il y a lieu de craindre, s'il s'agit d'une opération, que la vue du sang n'indispose cet assistant et en tout cas, même non incommodé, il lui est difficile de conserver pendant tout le temps nécessaire la fixité et l'immobilité qui, dans le cas particulier, sont indispensables au praticien.

Instruments. — Ainsi qu'on le verra plus loin les principaux instruments d'exploration sont la *sonde d'exploration* et le *miroir dentaire.* (Fig. 54 et 55.)

Les miroirs dentaires sont des miroirs circulaires légèrement concaves afin de grossir les lésions et de réfléchir la lumière en la condensant sur le point à examiner. Le miroir est un aide puissant, très précieux pour le dentiste. Son maniement demande à être profondément étudié de façon qu'il devienne pour ainsi dire réflexe (Friteau). On pourra à la rigueur suppléer, en cas de besoin, à l'absence de miroir dentaire à l'aide d'un miroir laryngien à qui on ne peut que reprocher la flexibilité de sa monture qui ne permet pas de s'en servir d'écarte-joues comme on peut le faire avec le miroir dentaire.

Une *pince à pansements dentaires* (fig. 56) est également indispensable ainsi que *l'ouate hydrophyle,* une *seringue de lavage* d'environ de 10 cm c. de capacité (fig. 52) de *l'eau à 37°,* une *sonde à canaux* dentaires, un tube de kélène, un *abaisse-langue.*

CHAPITRE II

CONDUITE DE L'EXAMEN DENTAIRE

L'examen des dents doit être conduit de façon méthodique et le spécialiste le fait porter sur de très nombreux points que nous n'examinerons pas ici. Pendant que le médecin prépare, flambe ses instruments, il fera laver abondamment la bouche de son malade avec une solution antiseptique, (chloral, thymol, par exemple) et au besoin déterge les anfractuosités avec un jet de seringue.

Au moyen d'un *abaisse-langue* (le miroir dentaire peut servir dans ce but) ou encore simplement avec les doigts, on examinera les rapports et le mode d'engrènement interdentaire qui pourront n'être que rapidement observés par les médecins. Les troubles fonctionnels seront également aisément remarqués. Le côté où se trouve une lésion douloureuse ne sert pas à mâcher et les dents sont plus ou moins couvertes par du tartre. On notera la couleur de ce tartre, son abondance, ainsi que l'usure des dents, les dents absentes, leur nombre, leur symétrie ; on observera les défauts d'engrènement, l'état des gencives (fongosité, parulies, atrophie, couleur, etc.) Le miroir dentaire est ensuite utilisé pour l'examen individuel des dents débutant par exemple au niveau de la 3e Grosse Molaire Supérieure Gauche, il examinera une à une chaque dent de l'arcade dentaire supérieure jusqu'à la 3e Grosse Molaire Supérieure Droite. Passant alors à la mâchoire inférieure au niveau de la 3e Grosse Molaire Inférieure Droite, il suivra l'arcade dentaire jusqu'à l'extrémité opposée au niveau de la 3e Grosse Molaire Inférieure Gauche. Les faces proximales seront particulièrement suspectées comme étant le siège de prédilection de certaines caries. Pas une dent n'aura ainsi échappé à l'examen ; chacune doit

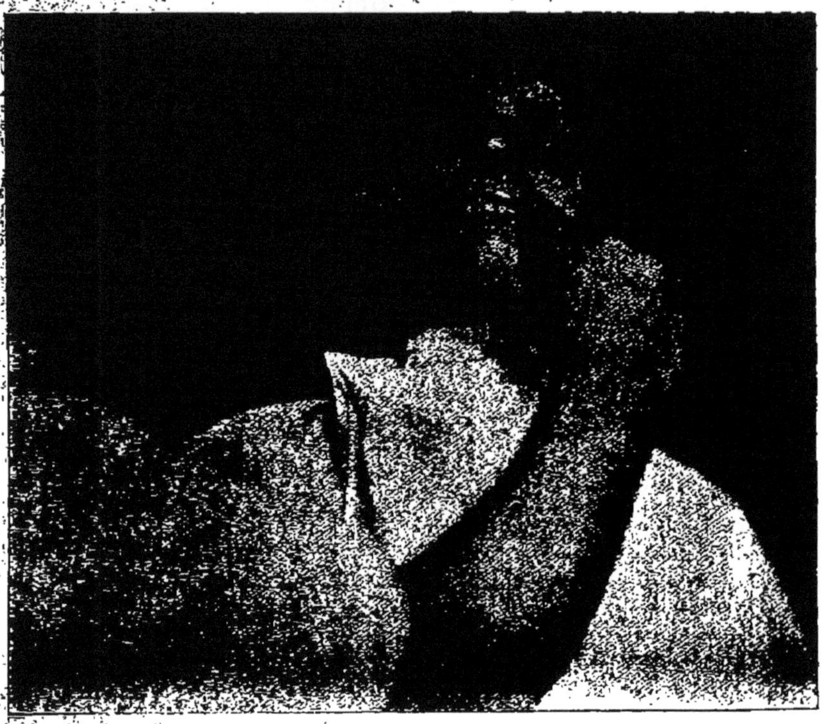

Fig. 57. — Avec un abaisse-langue ou même simplement les doigts, on notera le mode d'engrènement des arcades dentaires et des dents entre elles.

être examinée au miroir et à la sonde, sous toutes ses faces : antérieure, postérieure, jugale, buccale et triturante. Les changements de coloration devront attirer l'attention et les bords des anciennes obturations seront étudiés. On se souviendra que les dents présentant au milieu des autres une teinte grisâtre, ardoisée, sont des dents presque toujours à pulpe septique en dépit de l'absence de carie. Les troubles de calcification se manifestent par des érosions, des ponctuations irrégulières, lieux d'élection des caries futures (dents *en gâteau de miel*). Les ouvriers travaillant dans des usines de produits chimiques (acide, soude) présentent des absences d'émail, qui paraît dissout. La carie du collet est une maladie professionnelle des ouvriers travaillant dans le sucre (raffineurs, confiseurs, etc.).

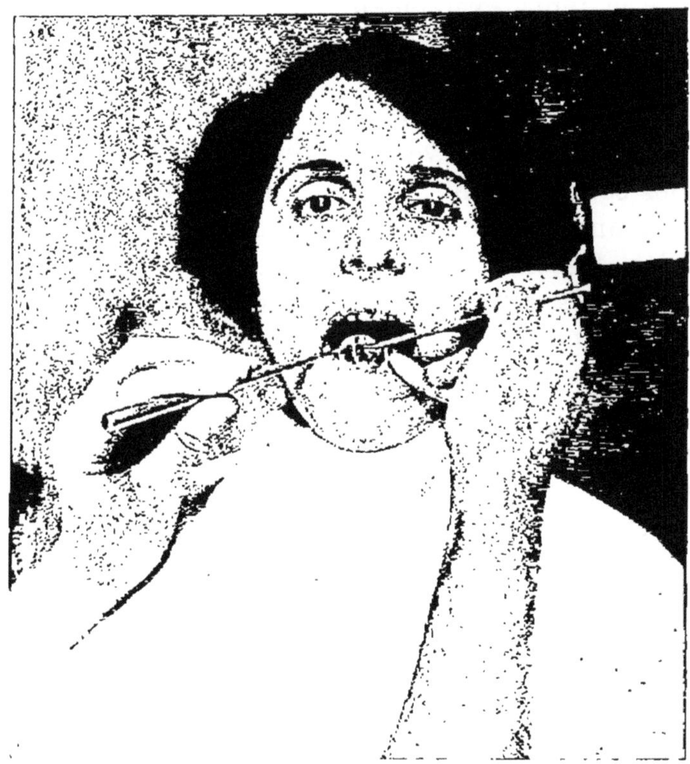

Fig. 58. — Exploration d'une cavité dentaire

Le miroir tenu de la main gauche, écarte la langue ou les joues, éclaire par réflexion le point à examiner, pendant que la sonde d'exploration, tenue de la main droite, explore les cavités, les espaces interdentaires, etc. Le maniement de la sonde doit se faire avec beaucoup de légèreté dans le doigté, on prend autant que possible un point d'appui ferme, comme lorsqu'on écrit pour augmenter la légèreté de l'exploration.

Les points suspects, les pertes de substances seront notés et explorés avec la sonde ; mais dans les dents à carie très nette, on évitera de pénétrer trop brusquement afin de ne pas provoquer une très violente douleur au cas où une pulpe vivante se trouverait proche de cette cavité. D'une façon générale, il faut, lorsqu'on manie des instruments où la précision du doigté est nécessaire, toujours donner un point d'appui à la main qui tient l'instrument. Dans le maniement, notamment de la sonde d'exploration, on aura soin de la tenir exactement comme un porte-plume et, comme quand on écrit, prendre un point d'appui pour la face palmaire de l'extrémité du petit doigt plus ou moins allongé sur les dents voisines.

Incidemment nous voulons attirer l'attention sur le danger des sondes doubles. Il peut arriver, en effet, que sous l'effet d'une douleur brusque, ou même de la peur, les malades fassent un mouvement de défense qui, dans quelques cas, a pu provoquer l'enfoncement de la pointe opposée dans l'œil du praticien et amener pour lui les accidents les plus graves.

Dans la plupart des cas, le malade indiquera au médecin l'endroit où il croit souffrir. Ce dernier aura donc à confirmer ou infirmer l'auto-diagnostic du malade et il devra pour cela examiner la dent et les régions voisines.

La dent accusée par le malade est essuyée avec une boulette d'ouate montée sur la pince à pansements dentaires, puis est explorée avec précaution avec la sonde afin d'évaluer la profondeur de la lésion et la percussion immédiate est utilisée afin de constater les lésions péricémentaires.

La percussion dentaire se pratique avec l'extrémité du manche de la sonde d'exploration. On peut la pratiquer avec plus ou moins d'intensité, selon le cas, mais on doit toujours aller en augmentant progressivement la puissance du choc. De plus, il convient de ne pas dépasser une certaine force qui risquerait de provoquer une fracture de la dent. L'habitude donnera le doigté nécessaire. Le *son* rendu par la percussion aidera à cette constatation et on aura soin de faire des percussions symétriques (fig. 59). Si on le juge utile, la *sensibilité tactile* de la dent est explorée avec l'excavateur. La *sensibilité thermique*

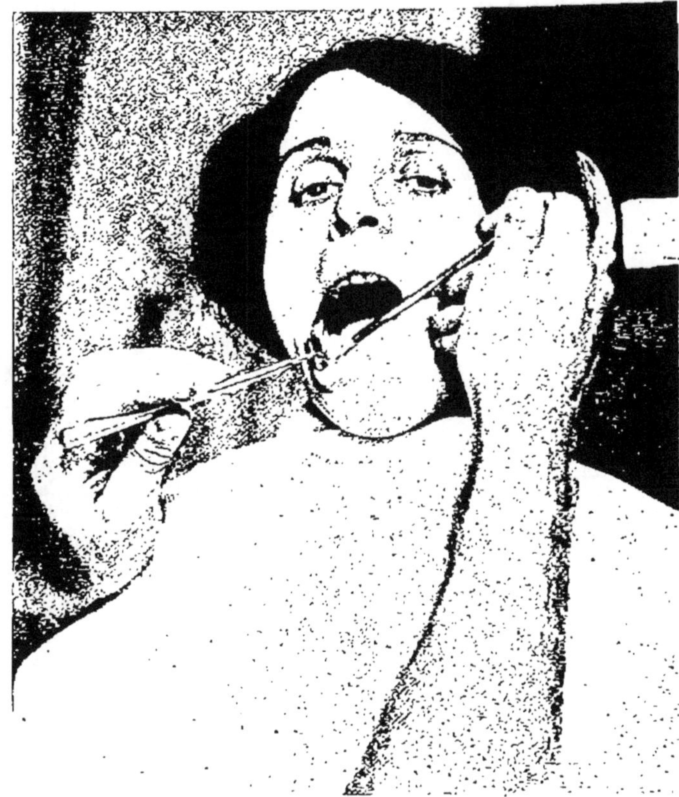

Fig. 59. — Examen d'une dent par la percussion.

On utilise le manche d'un instrument assez lourd. On percute doucement d'abord, puis progressivement avec plus de force, dans l'axe de la dent, puis sur chaque face. On tient compte de la sensibilité accusée et du son rendu par la percussion.

peut être recherchée par la projection d'un jet d'eau chaude ou froide. Mais à ce procédé primitif, J. Besson (de Grenoble) a substitué avec avantage l'exploration au chlorure d'éthyle qui constitue un procédé élégant et beaucoup plus précis. Pour ce faire, on prend une boulette d'ouate de grosseur convenable et abondamment mouillée de chlorure d'éthyle.

La dent ou la cavité étant sèche, on en touche très rapidement le fond avec la boulette réfrigérante [1]. S'il n'y a pas de réaction, on prolonge le contact qui, selon le point d'évolution de la lésion, peut devenir douloureux au bout

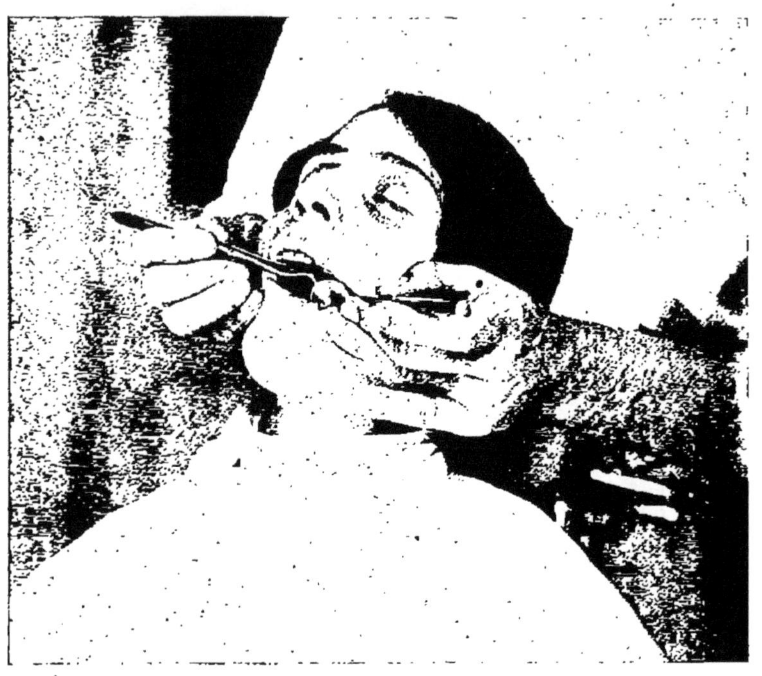

Fig. 60. — Examen de la sensibilité thermique (Procédé de J. Besson)

Une boulette d'ouate de la grosseur de la cavité est imbibée de chlorure d'éthyle et portée avec précaution au point à explorer.

d'un temps plus ou moins long (fig. 60). De même, dans les cas douteux, on pourra explorer la sensibilité au chaud, en touchant très légèrement, pendant un temps très court, la dent suspecte avec une petite lame du thermocautère. On appréciera l'état du canal radiculaire en le cathétérisant avec une fine sonde à canal.

(1) *Revue de Stomatologie*, août 1911.

L'état de la gencive et de la muqueuse buccale (congestionné, abcédé, fistulisé, flottant, etc.) sera également apprécié soit à l'œil ou au miroir, soit à la sonde. On recherchera s'il y a ou non un écoulement pyorrhéique (fig. 41).

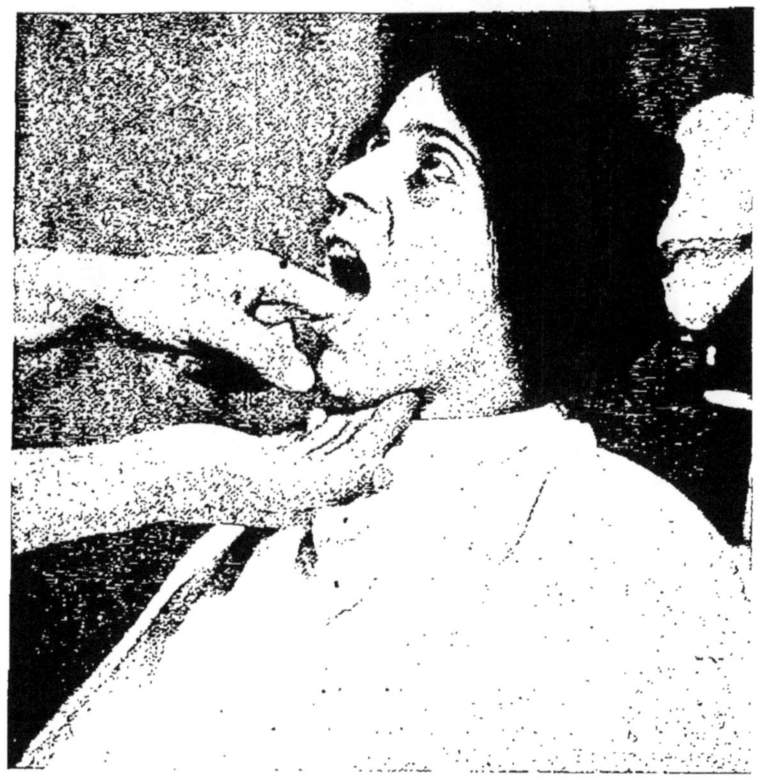

Fig. 61. — Exploration digitale du plancher de la bouche
Un doigt est placé à l'intérieur de la bouche, l'autre dans la région sus-hyoïdienne.

On n'omettra pas de pratiquer le *toucher buccal* au moyen de l'index pour s'assurer de la température, des points sensibles, de la fluctuation, des modifications qui peuvent s'être produites dans les bords alvéolaires et d'interroger les ganglions lymphatiques de la région. Les *joues* seront examinées avec facilité en les écartant à l'aide de l'abaisse-langue ou du miroir dentaire. La *langue* doit être saisie entre les doigts couverts d'un linge fin afin de pouvoir être facilement observée (fig. 61).

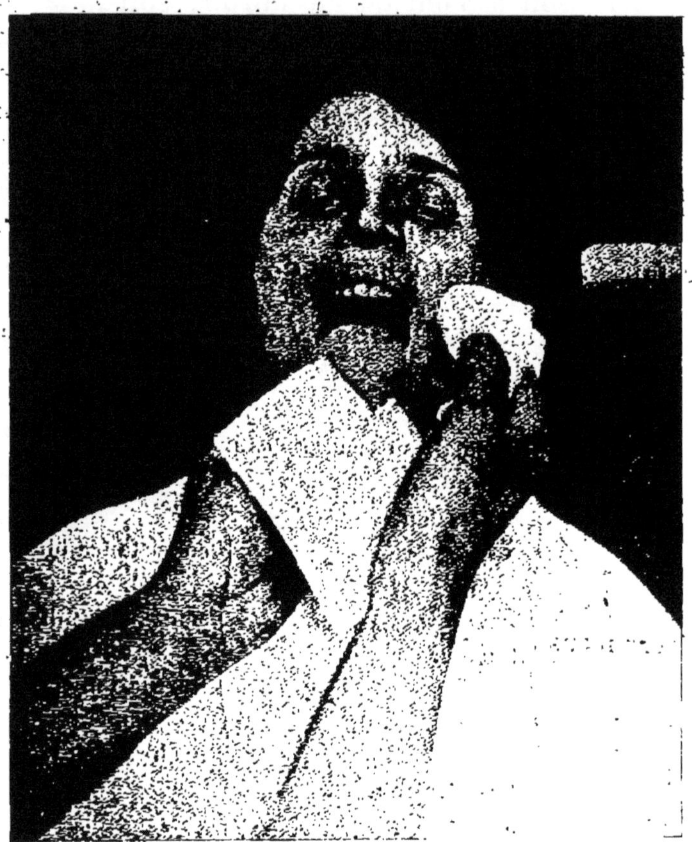

Fig. 62. — Examen de la muqueuse linguale

La langue, saisie d'une main avec un linge, est fortement tirée en avant. La main droite, munie d'une compresse, essuie la muqueuse pour pouvoir l'examiner à l'état de siccité.

D'une façon générale, toutes les lésions superficielles de la muqueuse buccale devront être vues sous deux aspects : *humides* et *sèches*. On les verra humides lorsqu'on les examinera directement, couvertes de salive. On verra la muqueuse sèche lorsqu'on aura essuyé au préalable la lésion avec un linge fin. Cette précaution est indispensable pour apprécier sainement la profondeur, la couleur, l'étendue, etc. d'une lésion et prend une importance très grande surtout lorsqu'il s'agit de la langue (fig. 62).

L'interrogatoire du malade donnera d'utiles renseignements. Où souffrez-vous ? Depuis quand ? A quel moment ? Le jour ou la nuit ? Spontanément ou non ? Au chaud ou au froid ? Existe-t-il des irradiations douloureuses, etc.

Notre maître, de Croës, résume dans le tableau suivant les différents points qu'il est nécessaire de passer en revue pour faire un examen complet de la bouche.

A. — **Examen de la bouche proprement dit :**

- **1° Aspect général**
  - propreté.
  - engrènement.
  - anomalies osseuses des maxillaires.
- **2° Tissus mous**
  - coloration.
  - profession.
  - toucher
    - consistance (dure, molle, etc.).
    - sensibilité (hyperesthésie, anesthésie, etc.)
    - fluctuation.
    - crépitement.
    - fléchissement.
  - température.
- **3° Tissus durs**
  - coloration.
  - sensibilité
    - selon la température.
    - à la pression.
    - à la percussion.
    - à l'exploration par la sonde.
    - d'après le moment de la douleur.
    - d'après la nature de la douleur.
  - odeur.

B. — **Examen des annexes :**

I. *Nez.*
II. *Gorge.*
III. *Territoire ganglionnaire correspondant.*

C. — **Envisager l'état général du malade notamment :**

1° En remarquant	le facies.	
	la marche.	
	le mode respiratoire.	
	le sexe.	
	l'état d'émotivité.	
2° En l'interrogeant sur	son âge.	
	sa profession.	
	ses antécédents	héréditaires.
		personnels.
	ses médications antérieures.	
	son état actuel.	
	ses grossesses	négatives, leur nombre, leur âge.
		positives, leur nombre.
	ses menstruations.	
	ses lactations.	

TITRE II

LES ODONTALGIES ET LEUR TRAITEMENT

Définition et divisions. — On désigne sous le nom d'*odontalgie* la douleur symptomatique d'une lésion dentaire. Variables d'intensité et derée, du certaines odontalgies sont brèves et à peine ressenties, d'autres, au contraire, présentent un tel caractère de douleur qu'on a pu les voir provoquer des suicides. L'odontalgie n'est donc pas une maladie des dents, mais seulement une manifestation subjective des maladies de ces organes. La connaissance de cette notion permet de comprendre combien problématiques doivent être les résultats promis avec l'usage des produits vendus dans le commerce sous les qualificatifs d'« antiodontalgiques » ou même d'« odontalgiques » (!)

Le traitement du symptôme odontalgique, c'est-à-dire des odontalgies, est chose simple et, dans l'immense majorité des cas, à la portée de tous les médecins dont le devoir strict est d'intervenir dans tous les cas pour soulager les malades qui, en pareille occurrence et en l'absence d'un spécialiste ne manqueront pas de s'adresser à eux.

Mais ici, comme en n'importe quelle branche de la thérapeutique, le praticien devra avant tout autre chose poser un diagnostic exact de la cause qui provoque la douleur.

Pour l'étude succinte que nous voulons en faire ici, nous diviserons les odontalgies en deux classes :

1° Les odontalgies liées à l'éruption des dents.

2° Les odontalgies secondaires à une infection des tissus dentaires.

CHAPITRE PREMIER

ODONTALGIES LIÉES A L'ÉRUPTION DES DENTS

L'éruption des dents peut s'accompagner de troubles plus ou moins étendus qui sont étudiés dans une autre partie de ce volume (Voy. Accidents de dentition). Nous ne retiendrons ici que les douleurs que peut causer l'éruption des dents au point restreint et bien local où elle a lieu. Ce que nous pouvons en dire pourra s'appliquer d'ailleurs au *prurit de la dentition.*

Indépendamment et en dehors des accidents infectieux assez fréquemment rencontrés ayant leur siège dans la cavité péricoronaire du follicule, l'éruption peut s'accompagner du symptôme odontalgique. Cette odontalgie, sans être rare, n'est pas très fréquente et le praticien aura à en faire le diagnostic avec la péricoronarite vraie, s'il veut obtenir un résultat thérapeutique satisfaisant.

Dans l'odontalgie liée à l'éruption d'une dent, la douleur est causée par une bride fibro-muqueuse qui est tendue entre deux cuspides, par exemple, et qui, tiraillée, est le siège de douleurs soit spontanées, soit, surtout, quand le malade veut mâcher. Ce phénomène se produit le plus souvent au niveau des dents bi ou multicuspidées et on ne saurait rattacher cette cause à un accident de dentition. De même, quoique les signes soient moins nets, il se peut, une dent étant sur le point d'apparaître, la veille ou l'avant-veille de son apparition, que la muqueuse soit comprimée entre la couronne prête à se montrer et une dent antagoniste déjà évoluée. Cette disposition provoque une petite douleur qui n'est jamais très vive et qui ne nécessite, autant dire, aucune thérapeutique n'étant pas susceptible de provoquer d'autres troubles qu'un prurit de la gencive sans autre retentissement général.

Cependant, pour faire quelque chose et satisfaire l'entourage du nourrisson ou même l'écolier lui-même, on pourra prescrire un des nombreux collutoires dits *de dentition* qui encombrent les formulaires. On pourra formuler par exemple le sirop de Delabarre, ou une préparation analogue :

Suc de tamarin frais	3 gr.
Infusion de safran	2 —
Miel	10 —
Teinture de vanille	0 gr. 25

Ou :

Chlorhydrate de cocaïne	0 gr. 05
Bromure de potassium	0 gr. 25
Eau distillée	10 —
Glycérine	10 —

(Besnier).

L'infusion de safran se fait avec 1 gr. 50 de safran pour 50 grammes d'eau bouillante.

Ou :

Borate de soude	0 gr. 50
Teinture de safran	11 gouttes
Glycérine } *ãa*	25 —
Eau de roses }	

(Besnier).

Ou :

Chlorhydrate de cocaïne	0 gr. 10
Sirop de belladone	10 —

(Comby).

Ou :

Acide citrique	0 gr. 25
Eau distillée	0 gr. 50
Chlorhydrate de cocaïne	0 gr. 05
Sirop de sucre	10 —
Glycérine	10 —
Safran	0 gr. 20
Teinture de vanille	12 gouttes

Pour frictionner les gencives.

On agira de même dans le cas de prurit gingival.

Diagnostic. — Le diagnostic est simple. En l'absence de tout indice inflammatoire, on le confirmera de la façon suivante : Après avoir touché la gencive avec un peu de teinture d'iode, la sonde d'exploration, très pointue et flambée, est piquée au niveau du point douloureux. Après avoir traversé une *très faible épaisseur* de gencive, la sonde rend la sensation d'un corps poli et très dur.

Traitement. — Dans cette forme d'odontalgie, et *c'est le seul cas où on peut le faire*, on supprime la tension de la gencive par une incision linéaire ou cruciale au bistouri, aux ciseaux ou au thermocautère ; la sédation de la douleur est presque immédiate.

Si la douleur ne cède pas, c'est qu'il ne s'agissait pas d'une *gingivite traumatique aiguë simple*, mais d'une forme d'accident de dentition dont la douleur localisée n'est qu'un symptôme. Le traitement de la douleur, dans ce cas est justiciable de la thérapeutique causale. Il ne faut pas se borner dans ce cas *à inciser simplement la gencive* mais, au contraire, si on le juge utile, la détruire de façon à découvrir entièrement la dent et à supprimer un recessus susceptible de devenir un foyer d'infection.

Les hochets, que les nourrices donnent volontiers aux enfants, sont à proscrire car ils tendent à durcir la fibromuqueuse et de plus n'étant jamais stérilisés, tant s'en faut, ils constituent un risque notable d'infection.

CHAPITRE II

ODONTALGIES PAR INFECTION D'UNE DENT

Nous distinguerons les odontalgies correspondantes aux différents degrés de carie. Les fractures des dents consécutives à de violents traumatismes doivent être assimilées à des caries et traitées comme elles.

A. — Odontalgie liée à une carie intéressant la dentine : 2e degré.

Pathogénie. — Nous avons vu (p. 48) ce que c'était qu'une carie du second degré.

Les fibrilles de Tomes, mises à nu par la disparition de l'émail, peuvent provoquer quelques douleurs. Ces douleurs ne sont jamais spontanées.

Symptômes. — Les douleurs se produisent très fréquemment au contact des liquides ou des aliments chauds ou froids et assez souvent aussi elles suivent immédiatement le mâchement de sucre ou de sucreries (caramel, chocolat, figues séchées, etc.) Ces douleurs sont très fugaces et disparaissent sitôt que la température des liquides est ramenée aux environs de 37° ou que la salive a dissout et emporté le sucre qui, par sa présence, irritait les terminaisons dentinaires.

Diagnostic. — Le diagnostic se fera aisément : douleurs de peu de durée se produisant dans une dent à pulpe vivante, à l'occasion d'un contact chaud ou froid ou d'une substance sucrée ou acide par des douleurs à la percussion, sensibilité au contact des liquides chauds et froids.

Traitement. — Le traitement causal du 2e degré est chose difficile et demande un matériel, une installation et une habitude qui ne se rencontrent pas chez le médecin non spécialiste et oblige ce dernier à confier son malade à un praticien qualifié.

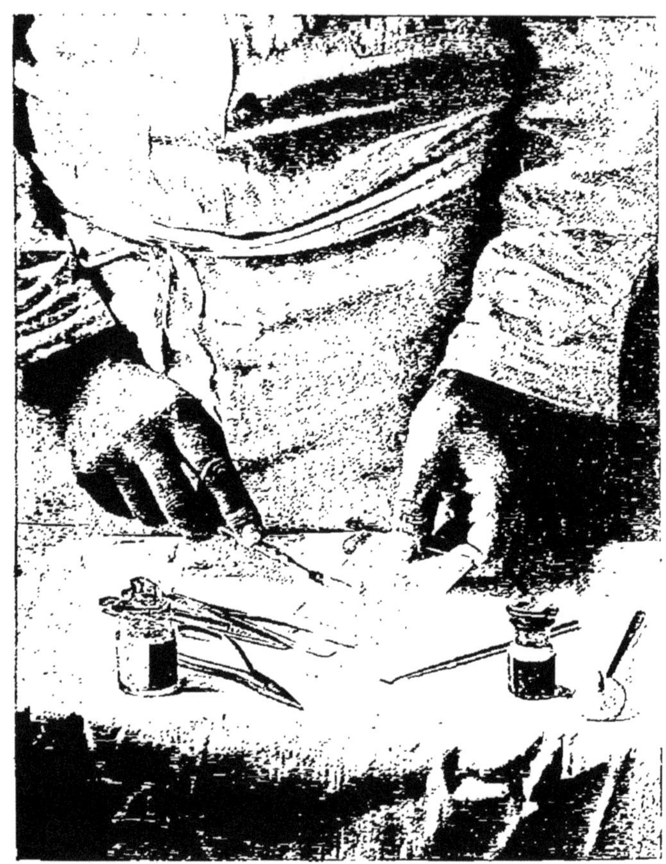

Fig. 63.— Préparation d'une obturation provisoire à l'eugénate de zinc.

Une plaque de verre très propre est utilisée pour mélanger, à l'aide d'une spatule, deux ou trois gouttes d'eugénol avec quelques centigrammes d'oxyde de zinc, pour former une pâte épaisse, fortement antiseptique et durcissant en quelques heures, même sous la salive.

En ce qui concerne le traitement de l'odontalgie du second degré, sa soudaineté et sa brièveté font que le médecin praticien sera rarement sollicité pour la traiter.

Cependant s'il avait à le faire, il devra, en premier lieu, débarrasser la cavité des substances irritantes qui pourraient s'y trouver et cela en l'abstergeant au moyen d'un violent jet d'eau tiède. Dans le cas où la lésion siégeant au niveau des incisives, par exemple, serait particulièrement sensible au courant d'air respiratoire ou aux liquides alimentaires et où le malade ne pourrait à aucun prix obtenir les soins d'un spécialiste (aux colonies, par exemple), le médecin pourra tenter d'appliquer une *obturation provisoire.*

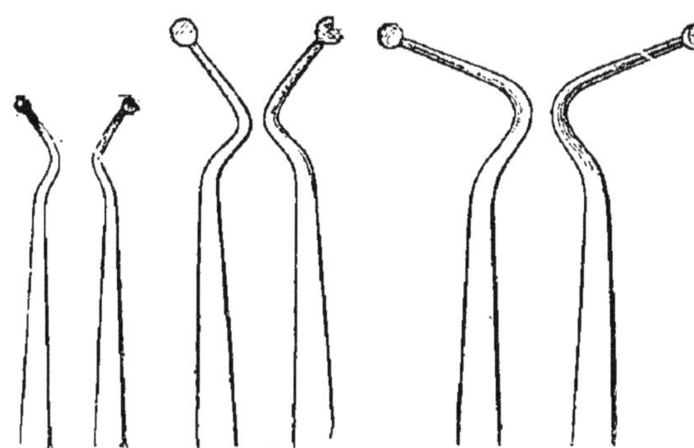

Fig. 64. — Lames d'excavateurs.

Technique de l'obturation provisoire. — Pour pratiquer une obturation provisoire de ce genre on procédera de la façon suivante :

1° Débarrasser la cavité des débris alimentaires ou autres par un violent jet d'eau bouillie tiède ;

2° Curetter délicatement et enlever le plus possible de dentine altérée et ramollie. S'arrêter sitôt que l'excision devient douloureuse afin de ne pas risquer de pénétrer dans la pulpe camérale ;

3° Sur une plaque de verre très propre (un cliché de photographie du format 6 1/2×9, débarrassé de sa gélatine et soigneusement lavé à l'éther convient parfaitement pour ce rôle), on placera gros comme un pois d'oxyde de zinc pulvérisé et tout à côté on laissera tomber une goutte d'acide eugénique ou eugénol. Au moyen de la spatule, on mêle une certaine quantité d'oxyde de zinc à l'eugénol. On triture soigneusement jusqu'à ce que le mélange soit bien homogène. On ajoute peu à peu de l'oxyde de zinc jusqu'à ce que la pâte obtenue ait la consistance du mastic de vitrier (fig. 63).

4° Au moyen de boulettes d'ouate on protège la dent de la salive qui tend à la couvrir, on sèche la cavité dans la limite du possible, puis à l'aide de la spatule courbe on remplit la cavité avec le ciment et on le tasse légèrement avec une boulette d'ouate roulée très serrée. Le durcissement s'opère en quelques heures.

La pratique de cette obturation provisoire devra être réservée aux seuls cas où elle sera très nettement indiquée. Les caries pénétrantes du 3e et surtout du 4e degré la contre-indiquent formellement. De plus, *le malade devra être bien prévenu que sa dent ainsi traitée ne saurait être considérée comme guérie et qu'il aura à faire substituer à cette obturation une obturation classique et définitive par un spécialiste, dès qu'il le pourra.* Le lecteur comprendra la nécessité de cette recommandation quand nous lui aurons signalé que fatalement le curettage précédant l'obturation étant insuffisant, il a enfermé une zone septique plus ou moins abondante sous son obturation, zone que le pouvoir antiseptique, assez

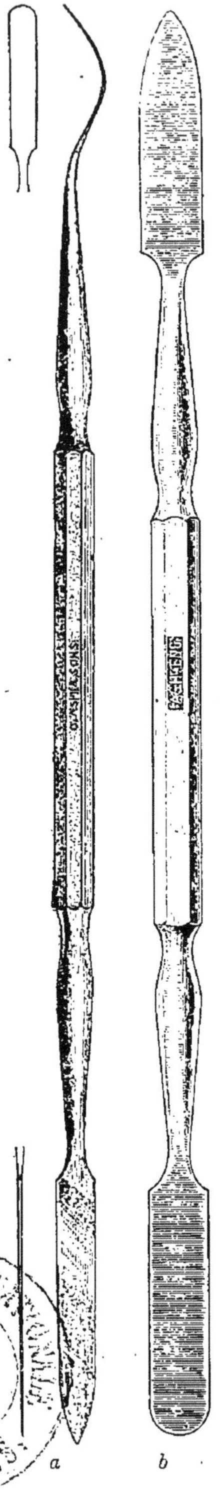

Fig. 65. — Spatules à dents.
a, Spatule double ; — *b*, Spatule droite, grandeur naturelle.

considérable cependant de l'eugénol, ne saurait stériliser. Il réalise donc un vase clos où l'infection ne fait que sommeiller et où, trop souvent, les espèces anaérobies vraies ou facultatives pourront continuer à évoluer, surtout si la réaction odontoblastique ne se produit pas ou est insuffisante.

B. — Odontalgie liée à une carie intéressant la pulpe suivante

Les maladies de la pulpe d'origine exogène ou endogène, qu'elles soient parenchymateuses (dégénérescence graisseuse, calcaire, scléreuse, etc.) ou d'origine infectieuse (pulpites), peuvent parfois provoquer quelques phénomènes septiques douloureux, mais dont le traitement est si peu à la portée du médecin non spécialiste et qui l'intéresseront si rarement que, n'était l'une d'elles, mais fort importante pour lui, celle-là, nous ne nous y arrêterions pas ici. Nous devons, en effet, retenir l'odontalgie concomitante à la pulpite aiguë, car c'est elle qui, dans un grand nombre de cas, conduira le malade au médecin, qu'il soit ou non spécialiste.

Pathogénie. — Les agents microbiens peuvent provoquer de différentes façons l'infection de la pulpe. Des différentes pulpites (pulpite dégénérative, pulpite scléreuse, pulpite subaiguë, pulpite chronique, pulpite purulente, pulpite congestive, etc.), nous ne retiendrons ici que la pulpite aiguë, accident banal et au sujet duquel le médecin aura le plus souvent à intervenir.

La phlogose de la pulpe s'accompagne nécessairement d'une augmentation variable du volume de l'organe qui, placé dans une chambre à parois inextensibles, comprime violemment les terminaisons nerveuses du nerf pulpaire, branche efférente des nerfs dentaires. La douleur de la pulpite aiguë est donc en dernière analyse une névrite par compression.

Symptômes. — La pulpite aiguë, vulgairement appelée *rage de dent*, est le plus souvent d'apparence spontanée. Au niveau d'une dent, dont la couronne porte une lésion, assez souvent depuis longtemps somnolente, brusquement la douleur éclate. Nettement localisées, parfois au contraire

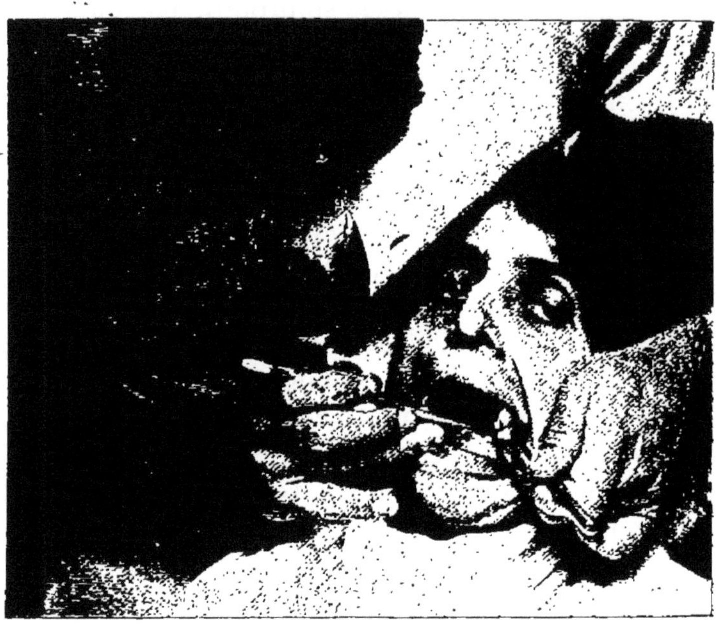

Fig. 66. — Application d'un pansement calmant.

Le diagnostic établi, au moyen d'une pince à pansement courbe, la cavité dentaire est essuyée, et une petite boulette d'ouate, chargée d'une pâte anesthésique, est portée sur le point de la pulpe qui paraît. On la protège par une seconde boulette d'ouate chargée d'une mixture occlusive.

diffuses, toujours paroxystiques, les exacerbations douloureuses peuvent acquérir une atroce intensité. Des irradiations névralgiformes peuvent se propager dans toute la zone innervée par la Ve paire crânienne par l'intermédiaire du ganglion de Gasser et assez souvent dans les dents voisines ou même celles de la mâchoire opposée. Il y a également, par les mêmes voies nerveuses, des irradiations douloureuses dans l'œil, les tempes, l'épaule, le front, etc. La salivation est exagérée et il y a souvent du larmoiement, de l'otalgie ainsi que des localisations plus ou moins nettes de névralgies faciales. L'insomnie est complète. Il peut y avoir de l'amaurose plus ou moins accentuée ou parfois de la photophobie. Les causes susceptibles de congestionner la tête (chaleur de l'oreiller, boissons chaudes, efforts) augmentent la douleur déjà si violente de la pulpite aiguë ; au contraire, les causes qui décongestionnent la pulpe (froid, saignée de la pulpe, etc.) diminuent la douleur. Presque toujours il y a accompagnement d'un peu de périodontite aiguë. Chez les grands nerveux, on a pu voir la pulpite aiguë s'accompagner de cris, de délire, de crises d'hystérie ou de convulsions.

Diagnostic. — S'il est assez souvent difficile de différencier un second degré à sa fin d'un début de troisième, il est plus simple de ne pas confondre le troisième degré avec le quatrième degré. Dans le cas particulier qui nous occupe, notamment les caractères de la *pulpite aiguë* et la sensibilité très vive de la pulpe au froid ou au contact de la sonde d'exploration ne permettront pas de commettre d'erreur. Toutefois, il est de la plus haute importance de ne pas s'en rapporter au malade lorsqu'il accuse une dent douloureuse et surtout de ne jamais déférer immédiatement à son désir d'être débarrassé de cet organe. Parfois plusieurs dents étant cariées en différents points des arcades dentaires, et en raison de la disposition nerveuse anatomique que nous avons signalée, le malade accuse une dent qui est bien cariée, en effet, mais qui n'est pas le siège de la pulpite aiguë. Il y a alors lieu de vérifier de très près les assertions du malade et de ne pratiquer un pansement ou une extraction que lorsque cette vérification aura été effectuée.

Traitement de l'odontalgie due à la pulpite aiguë. — Le diagnostic de la lésion et de la dent dont la pulpe est le siège de phénomènes douloureux étant bien établi, on débarrassera délicatement la cavité avec une curette des débris alimentaires qui l'encombrent et on la lavera légèrement à l'eau tiède par un jet délicat de seringue ou de poire à lavage. Ceci fait, on pourra, après avoir épongé la cavité, déposer directement sur la pulpe une petite boulette d'ouate hydrophyle imbibée d'un mélange analgésique et antiseptique (fig. 66).

Le nombre de ces préparations est grand. On pourra employer par exemple :

Chloroforme	} ãã 10 gr.
Créosote	
Laudanum de Sydenham	} ãã 30 gr.
Teinture de benjoin	

(Mesnard).

Ou bien :

Chloral hydraté	5 gr.
Cocaïne (chlorhydrate de).	1 —
Camphre pulvérisé	5 —
Alcool	10 gouttes.

(Lyon).

Ou encore :

Chloral hydraté	} ãã 4 gr.
Camphre	
Morphine.	0 — 15

Ou encore le liquide de Bonnain.

On recouvrira ce tampon d'un second de grandeur correspondante à la cavité et imbibé de teinture de benjoin. On évitera soigneusement de comprimer le premier ce qui comprimerait du même coup la pulpe.

On ne souffre, généralement, qu'une seule fois de pulpite aiguë, car la crise de pulpite passée on peut considérer la pulpe comme perdue. La mortification par thrombose au bout d'un temps variable est à peu près généralement constante et, en principe, sitôt la crise de pulpite jugulée, la pulpectomie doit être pratiquée par le spécialiste.

Il est formellement contre-indiqué et, *en aucun cas, on ne sera autorisé à fermer une dent semblable sans que la pulpe ait été enlevée* par les moyens classiques, d'ailleurs complètement inutilisables par le médecin non spécialiste. Si le spécialiste n'intervient pas par un traitement et une obturation convenables, le malade court de grandes chances de souffrir bientôt, mais, cette fois, la douleur ne sera plus d'origine intra-dentaire, ce sera une douleur péri-dentaire dont il est question au paragraphe suivant.

C. — Odontalgie d'origine péri-dentaire, c'est-à-dire liée à une inflammation du périodonte

Pathogénie. — Lorsque la pulpe dentaire est détruite, soit secondairement à une crise de pulpite aiguë, soit à cause de la dégénérescence graisseuse ou calcique, après une ou plusieurs crises du pulpite subaiguë ou chronique, soit encore qu'elle ait été escarrifiée par des applications thérapeutiques caustiques (acide arsénieux, par exemple), sa masse ne tarde pas à être envahie par des microorganismes nombreux et, aussi bien la cavité pulpaire camérale que ses prolongements radiculaires ne tardent pas à être remplis d'un magma extrêmement septique, où des débris alimentaires voisinent avec des vestiges d'éléments anatomiques en putréfaction, qui dégagent des produits variés septiques et fétides (ammoniaque, acide carbonique, hydrogène sulfuré ; des acides gras : valérianiques, capryliques butyriques, etc. ; toxines microbiennes ; nombreux alcaloïdes de la putréfaction : (cadaverine, neuridine, putrescine, etc.). C'est le *quatrième degré* qui, parfois, peut demeurer longtemps insoupçonné et indolore, en équilibre, instable, le microbisme latent demeurant en imminence de crise aiguë. Mais souvent l'infection intra-dentaire, sous la poussée des gaz produits ou à l'occasion d'une chute de l'équilibre biologique normal (exposition au froid, surmènage, règles, etc.), dépasse le foramen apical et gagne le ligament alvéolo-dentaire. Elle détermine alors *la périodontite* ou *arthrite aiguë*, la *périostite* des anciens auteurs. Ici encore nous ne retiendrons, parmi toutes les périodontites (périodontite chronique, subaiguë, suppurée chronique, etc.) que la périodontite aiguë, la seule qui puisse intéresser pratiquement le médecin praticien.

Symptômes. — La dent atteinte d'arthrite aiguë est le siège de deux symptômes principaux :

1° *La dent paraît plus longue que les autres.* — Le périodonte congestionné étant comprimé entre deux plans durs : la paroi alvéolaire interne d'une part et la paroi externe de la racine de l'autre, il s'en suit que la dent est légèrement et réellement soulevée dans son alvéole. Si la dent correspond à une dent antagoniste, le malade ne peut pas fermer la bouche, car les dents de la mâchoire opposée rencontrent cette dent avant les autres.

2° *La dent est douloureuse au choc et à la pression.* — La douleur de la périodontite aiguë est, dans la plupart des cas, tout comme la douleur de la pulpite, une névrite par compression. Il s'en suit que la pression et le choc augmentant cette compression augmentent d'autant la douleur. La percussion, qui est plus ou moins douloureuse, donne un son sourd dû à la laxité du ligament.

La douleur est continue, gravative, augmente avec la position horizontale et la chaleur de l'oreiller ainsi que par l'emploi des boissons chaudes. Elle est diminuée par les applications froides.

Diagnostic. — *L'insensibilité intra-dentaire au froid* et au contact de la sonde, la *perméabilité et l'insensibilité des canaux* radiculaires éviteront la confusion avec *l'odontalgie du troisième degré* ou odontalgie de la pulpite aiguë.

La dent allongée, mobile, douloureuse au contact de

la percussion, la gencive rouge, les signes d'inflammation locale, très souvent la coexistence d'un ganglion sous-maxillaire, d'une fluxion ou d'un abcès au début éviteront tout danger de confusion.

On ne confondra pas non plus la périodontite aiguë avec la *polyarthrite expulsive,* affection généralisée, notamment aux incisives, avec son suintement purulent cervical caractéristique. Parfois, dans la périodontite aiguë, la percussion pourra être douloureuse sur deux ou trois dents, mais ce seront les dents contiguës de la dent malade dont l'infection radiculaire aura pu s'étendre jusqu'aux voisines, et parfois même intéresser la zône osseuse inter-radiculaire. Dans ce cas, il y aura une des dents, la malade, dont la sensibilité à la percussion sera notablement plus douloureuse que ses voisines.

Traitement. — Le traitement que devra employer le médecin non spécialiste, en présence d'une arthrite aiguë, est tout différent de celui de la pulpite aiguë, d'où la nécessité d'un diagnostic précis.

Ici le traitement doit être : 1° local, 2° général.

1° *Traitement local.* — On doit chercher à donner issue aux liquides ou aux gaz qui peuvent se trouver dans l'espace péri-apical.

Pour cela, on débarrassera la cavité de tous les débris qui l'encombrent. Ceci fait, on s'attachera aussitôt à ouvrir largement et à catéthériser les canaux radiculaires au moyen d'une sonde à canaux très fins et on s'aidera, pour effectuer cette manœuvre, de la connaissance anatomique de la position des racines afin de trouver plus facilement les orifices d'entrée de ces canaux (fig. 67). Quelques jets d'eau convenablement dirigés complètent cette intervention et permettent d'éliminer le plus possible du putrilage fétide qui s'est substitué à la pulpe infectée.

2° *Traitement général.* — Mais ceci fait, la douleur ne disparaît pas immédiatement. Il faut alors faire une thérapeutique de symptômes, aider la sédation des phénomènes inflammatoires par une médication antiphlogistique appropriée. On pourra, dans cet ordre d'idées, pra-

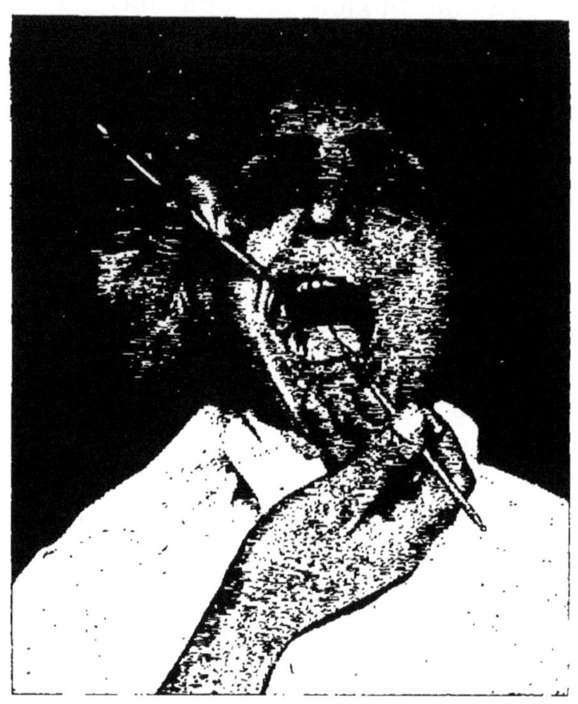

Fig. 67. — Cathétérisme d'un canal radiculo-dentaire

Une sonde à canaux, portée par un manche *ad hoc*, est introduite dans la cheminée radiculaire pour donner issue aux gaz ou au pus qui peut se trouver dans l'espace apical de Black. Prendre garde de ne pas trop dépasser le foramen apical par crainte d'inoculations septiques possibles.

tiquer des scarifications sur la gencive au niveau des dents malades, appliquer sur la gencive une sangsue maintenue dans un tube spécial en verre, faire des attouchements à la teinture d'iode ou au chlorure de zinc.

Mais le procédé le plus efficace consistera à faire de la dérivation soit par un lavement purgatif, soit par un pédiluve sinapisé, soit même un bain chaud. Si c'est le soir que l'on est appelé à intervenir, on aura avantage à faire dormir le malade. Pendant le sommeil, la défense naturelle s'organisera, surtout si on a eu soin d'ouvrir la dent au préalable, comme nous l'avons dit il y a un instant.

On prescrira la potion classique :

Sirop de chloral...............	} ãã	30 gr.
Sirop de morphine............		
Alcoolat d'aconit.....................		1 —
Eau de fleurs d'oranger..............		10 —
Eau bouillie .... q. s. pour		120 —

Enfin, dans le même but, le médecin de campagne pris au dépourvu sera autorisé à faire une piqûre du soluté de morphine du Codex.

Nous devons indiquer ici que parfois le médecin pourra être appelé à intervenir dans les cas de périodontite aiguë consécutifs à des obturations prématurées ou intempestives. Dans ce cas si, ainsi que cela arrivera le plus souvent, par suite de l'insuffisance de son arsenal chirurgical, il ne peut pas enlever l'obturation afin de rétablir la perméabilité des canaux radiculaires et si le malade ne peut pas, à bref délai, recourir aux soins d'un spécialiste qui puisse procéder à la trépanation, l'extraction pourra être envisagée si les douleurs ou les phénomènes inflammatoires deviennent véritablement intolérables. Mais il va de soi que ce sera bien une conduite tout à fait exceptionnelle et que l'on devra apporter le plus grand éclectisme, en pareil cas, pour la décision de cette intervention brutale, car le traitement peut fort bien être repris par le spécialiste et cette fois conduit à bonne fin.

CHAPITRE III

FAUSSES ODONTALGIES OU ALGIES DE CAUSES EXTRA-DENTAIRES

Il n'est pas très rare que le médecin soit consulté pour des douleurs dont le malade rapporte la cause aux dents, car la vraie cause étant située sur le trijumeau, la répercussion peut être assez lointaine et ce sont les organes dentaires que le malade incriminera le plus souvent et cela de bonne foi. L'inverse est d'ailleurs beaucoup plus fréquent, mais il est indispensable que le médecin sache faire la part qui revient véritablement aux dents en l'occurence et soit à même de dépister et de diagnostiquer, à son début, une affection voisine, ignorée du malade et indépendante des dents.

Pour ne pas sortir du cadre que nous nous sommes tracé, nous serons bref sur ces différentes affections. Lorsque le médecin ne trouvera pas nettement une cause de douleur dentaire, il devra, dans le cas où il y aurait concommitance d'une affection otitique ou oculaire (choroïdite, iritis, kératite, glaucôme), traiter ou faire traiter ces affections, et, en même temps qu'elles, disparaîtront souvent les douleurs attribuées à tort aux dents.

Nous signalons, dans le même ordre d'idées comme étant quelquefois susceptibles de provoquer de fausses odontalgies, l'*antrite maxillaire aiguë ou chronique*, qui, on le sait, est 95 fois sur 100 provoquée par une infection dentaire qui s'est propagée par contiguité au sinus ; certaines *néoplasies* au début, *kystes radiculaires*, *épulis*, pendant la période intra-osseuse dont le siège est fréquemment situé entre les racines de deux dents contiguës, etc. ; certaines algies ayant leur siège dans *l'articulation temporo-maxillaire (rhumatisme, arthrites).*

Le *tic douloureux de la face* (prosopalgie ou maladie de Fothergill) s'accompagne de signes assez nets pour n'être pas confondu avec une odontalgie.

Enfin, nous insisterons d'une façon toute spéciale sur les *névralgies.* Il est nécessaire que les médecins praticiens se pénètrent bien de cette idée que la névralgie essentielle, la maladie de Valleix, est heureusement *relativement rare et est bien indépendante des lésions dentaires.* Les douleurs irradiées, dénommées « névralgies d'origine dentaire » et réellement d'origine dentaire sont au contraire *extrêmement fréquentes.* Assez souvent même, ces douleurs irradiées se produisent chez des sujets n'ayant jamais souffert des dents et dont ces névralgies constituent la première manifestation pathologique. Les médecins ne pensent pas assez souvent à la névralgie d'origine dentaire.

NÉVRALGIES RÉCENTES. — On ne traite pas directement une névralgie si elle est d'origine dentaire, car dans ce cas il ne s'agit pas d'une névralgie, mais d'une pulpite ou d'une alvéolite justiciables de leur traitement respectif. On se souviendra que la recherche de la dent en cause est parfois extrêmement délicate, que souvent la bouche examinée ne présente aucune lésion *apparente* et le spécialiste lui-même se trouve parfois en présence de grosses difficultés de diagnostic.

NÉVRALGIES ANCIENNES. — On a extrait autrefois une dent à un malade. A ce moment il y a eu un peu d'alvéolite, puis la cicatrisation de la fibro-muqueuse gingivale et la résorption des parois alvéolaires se sont effectuées normalement. Plusieurs années après, au moment où le médecin est appelé à examinerle malade, il n'y a rien de spécial à noter au niveau des gencives. Parfois même il s'agit de personnes complètement édentées. Souvent des points de Valleix sont douloureux. S'il n'y a pas de débris radiculaires ou de petits séquestres osseux, la névralgie revêt exactement la même allure que le tic douloureux de la face, avec en moins le spasme convulsif. Cette névralgie (*névralgie des édentés,* de Jarre) est due alors à l'emprisonnement dans le tissu osseux d'un fragment de filet nerveux qui, comprimé, est la cause des algies.

Le traitement consistera à pratiquer l'opération de Jarre (résection du bord alvéolaire) ou l'alcoolisation des bords alvéolaires par des injections sous-muqueuses.

Nous n'avons pas à décrire ici les symptômes et le traitement de la *névralgie faciale essentielle*, qui ne devra être affirmée que lorsqu'on aura éliminé, non seulement toutes les causes générales (syphilis, paludisme, goutte, anémie, rhumatisme, brightisme, etc.), mais encore et surtout lorsqu'on aura définitivement éliminé toutes les causes dentaires (algies périodontiques, pulpites, etc.). Pour être complet, rappelons qu'on a signalé des cas de *rhumatisme de l'articulation alvéolo-dentaire* traités et guéris par le salicylate de soude.

Diagnostic. — On explorera particulièrement les dents sur leurs faces de contiguité mutuelle. Une affection pulpaire subaiguë pourra être dépistée de la façon suivante : dans un verre de montre, on préparera deux ou trois boulettes d'ouate qu'on arrosera largement de kélène jusqu'à ce qu'elles baignent dans le liquide réfrigérant. Avec une pince à pansements dentaires on saisira une de ces boulettes et on la promènera méthodiquement sur les dents. Le plus souvent le patient accusera une douleur très vive au niveau d'une dent qui, de prime abord, paraissait saine. C'est cette dent qui est en cause (signe de Besson, de Grenoble). La trépanation au point d'élection et la pulpectomie pratiquées par le spécialiste amèneront infailliblement la guérison. En attendant que le malade puisse aller demander des soins appropriés, le médecin utilisera une thérapeutique de symptômes.

TITRE III

TARTRE SALIVAIRE

LE TARTRE SALIVAIRE

On désigne sous le nom de *tartre salivaire* un enduit pierreux, plus ou moins dur et plus ou moins abondant, qui se dépose et adhère fortement vers la partie cervicale des dents, surtout au voisinage des canaux excréteurs de la salive.

I. — CAUSES DE SON DÉPOT. ORIGINE MICROBIENNE. PROPHYLAXIE

Constitué en majeure partie par des phosphates et des carbonates de chaux, le tartre reconnaît la même origine microbienne que les divers calculs, hépatiques, néphrétiques, etc., (travaux de Galippe) (1). Sa formation est favorisée par l'alcalinité salivaire et gênée, au contraire, par

(1) *Journal des Connaissances Médicales*, 1894. Voir aussi Barillé, Les carbono-phosphates de la salive (*Rep. de Pharmacie*, juin 1911 et *C-R. de la Soc. de Stomatologie*, in *Rev. de Stom.*, 1911, p. 287).

une réaction acide de la salive. Sa consistance poreuse et les conditions d'humidité, d'obscurité, de température et de milieu expliquent pourquoi et comment on y trouve en abondance tous les microorganismes de la flore buccale depuis l'innocent *prodigiosus vulgatus* jusqu'au Bacille de Koch, en passant par le pneumocoque et le bacille coli. (Voy. *Le milieu buccal.*) Le tartre est donc, par origine et par constitution, un produit essentiellement septique. De plus, sa présence agit localement en déterminant des désordres mécaniques. Il irrite les tissus mous qui se trouvent dans son voisinage et détermine la formation de clapiers dont il empêche la guérison en empêchant la cicatrisation. Il provoque en tous cas toujours ce liseré inflammatoire banalement observé chez tant de personnes qui, peu soigneuses de la propreté de leur bouche, laissent le tartre se déposer sur leurs dents. Cette inflammation gingivale fait que les gencives saignent facilement au contact de la brosse à dent. Ce petit saignement, toujours très bénin, est un prétexte pour ces personnes de ne pas se brosser les dents, ce qui augmente les conditions favorables au dépôt du tartre, d'où augmentation de la gingivite chronique et diminution des soins de bouche quotidiens. On voit combien vicieux

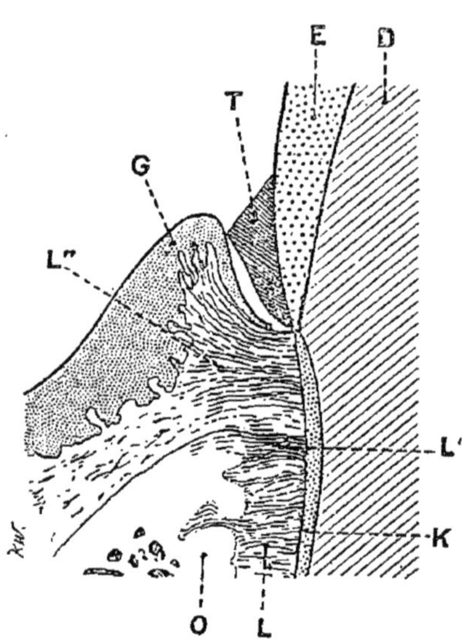

Fig. 68. — Mode d'action du tartre dans la gingivite tartrique (Ombrédanne).

D, Ivoire dentaire ; — E, Email dentaire ; — G, Muqueuse gingivale ; — K, Cément ; — L, Ligament alvéolo-dentaire ; — L', Portion gingivale du ligament ; — O, tissu osseux alvéolaire ; T, Tartre accumulé au collet.

est ce cercle. Le défaut de mastication sur un côté des dents facilite également le dépôt du tartre. De plus, la présence constante des éléments mécaniques et microbiens amène à la longue l'atrophie du ligament annulaire de la fibro-muqueuse et même du procès alvéolaire (fig. 68).

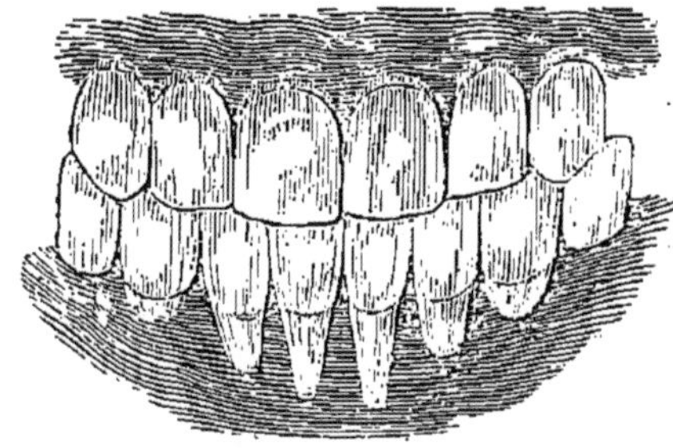

Fig. 69. — Gingivite tartrique chronique ayant amené de la dénudation radiculaire.

Le tartre est la cause principale du *déchaussement* des dents (fig. 69).

La prophylaxie du dépôt tartrique consistera donc surtout dans la propreté buccale et une hygiène quotidienne rationnelle. On se trouvera bien d'ordonner des poudres légèrement astringentes à légère action mécanique. Nous prescrivons avec résultats satisfaisants chez les pyorrhéiques la formule de poudre dentifrice indiquée par Mahé :

Carbonate de strontium pur. . .		30 gr.
Poudre de cachou.	ãã	5 —
Poudre de ratanhia		
Poudre de girofle.	ãã	1 —
Poudre de gingembre		
Eugénol		VI gouttes

Mais le tartre étant une production essentiellement septique, on conçoit toute l'importance qu'il y a à en débarrasser les malades.

II. — ENLÈVEMENT DU TARTRE

Le nettoyage des dents comprend plusieurs opérations :

1° Le *râclage des dents*.

2° Le *curettage alvéolo-radiculaire*. — Lorsqu'il

y a des clapiers gingivaux, comme dans la pyorrhée.

3° Le **brossage**.

Le nettoyage constitue un temps important du traitement de la pyorrhée et ne saurait être complètement pratiqué par un praticien non spécialisé.

En effet, cet enlèvement parfait est parfois long et difficile et Younger, dont la compétence sur la question est admise, a établi que parfois il pouvait être nécessaire de consacrer *une heure et parfois même plus par dent* (1). Mais si l'ablation complète du tartre doit être réservée au spécialiste, il n'en demeure pas moins que le médecin praticien peut et doit l'enlever dans bien des cas et la première partie du nettoyage : le *râclage du tartre visible* est parfaitement susceptible d'être fait par lui.

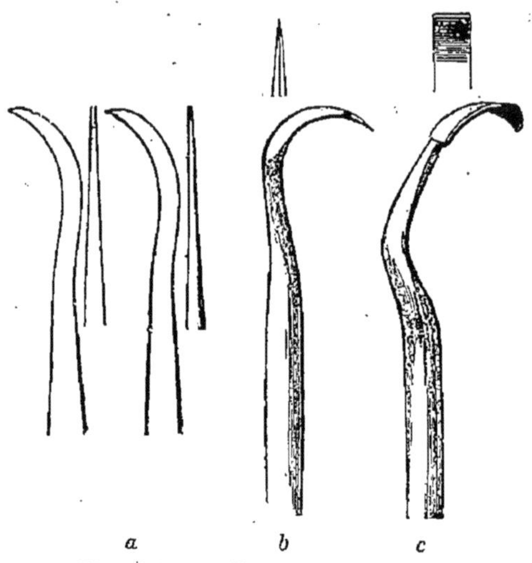

Fig. 70. — Grattoirs à tartre.

a, En forme de faucille ; — *b*, Pointu et triangulaire ; *c*, En forme de houe (Ash).

Le brossage est effectué par les spécialistes au moyen de brosses rotatives.

Râclage des dents. — TECHNIQUE. — Pour pratiquer le râclage des dents, il est nécessaire de posséder trois grattoirs au moins : l'un pointu et triangulaire de forme courbe (fig. 70 *b*), l'autre en forme de houe et tranchant de section (fig. 70 *c*), le troisième enfin en forme de faucille mince (fig.

(1) G. MAHÉ, Traitement de la périodontite expulsive (*Presse Médicale*, 12 août 1903).

70 *a*). L'enlèvement des blocs de tartre se fait en insinuant la pointe de l'instrument triangulaire entre la gencive et le bloc de tartre. Par un petit mouvement de bascule on exerce une légère pesée qui détache le bloc. Lorsque la plus

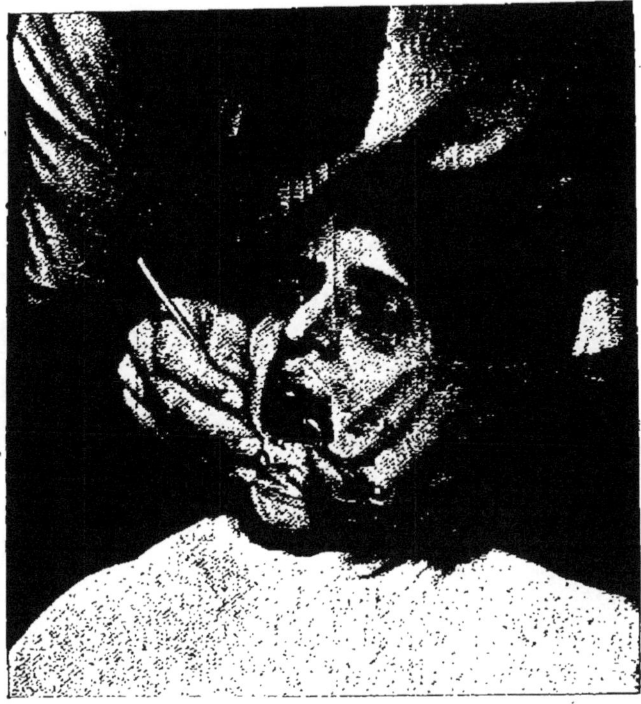

Fig. 71. — Tartrectomie et curettage alvéolaire.
Enlèvement du tartre de la face labiale des incisives.
On utilise des instruments spéciaux dont l'emploi demande à la fois de la force et de la précision. Pour éviter les échappées, qui pourraient être dangereuses par suite de l'inoculation septique, il faut prendre un point d'appui solide avec la main.

grande partie du tartre a été détaché, on enlève celui qui se trouve dans les intervalles interdentaires et pour cela on utilise l'instrument en faucille. Enfin, on achève l'enlèvement du tartre visible en râclant la surface des dents, la face linguale des incisives notamment, avec l'instrument en houe.

Toutes ces manœuvres doivent être faites avec l'instrument tenu entre les doigts comme une plume à écrire et les autres doigts reposant solidement sur les dents voisines prises comme point d'appui, afin d'éviter les échappées et les blessures consécutives, blessures d'autant plus à crain-

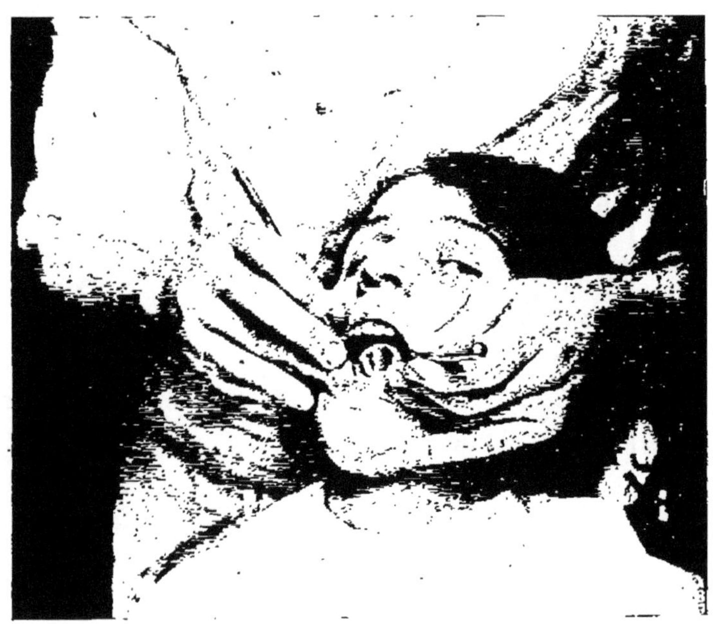

Fig. 72. — Tartrectomie et curettage alvéolaire.
Enlèvement du tartre de la face linguale des incisives.

dre qu'elles constitueraient des inoculations éminemment septiques (fig. 71 à 73).

Le râclage du tartre est suivi d'un badigeonnage de la gencive, plus ou moins saignante, avec de la teinture d'iode.

Mahé indique et nous formulons avec lui :

Teinture de ratanhia	ãã 3 gr.
Teinture de thuya occidentalis	
Alcoolat de cochléaria	ãã 1 gr.
Iode métallique	

III. — INDICATIONS DU RACLAGE DES DENTS

Chaque fois que l'on voudra désinfecter ou faire l'aseptie de la bouche des malades, on devra commencer par râcler

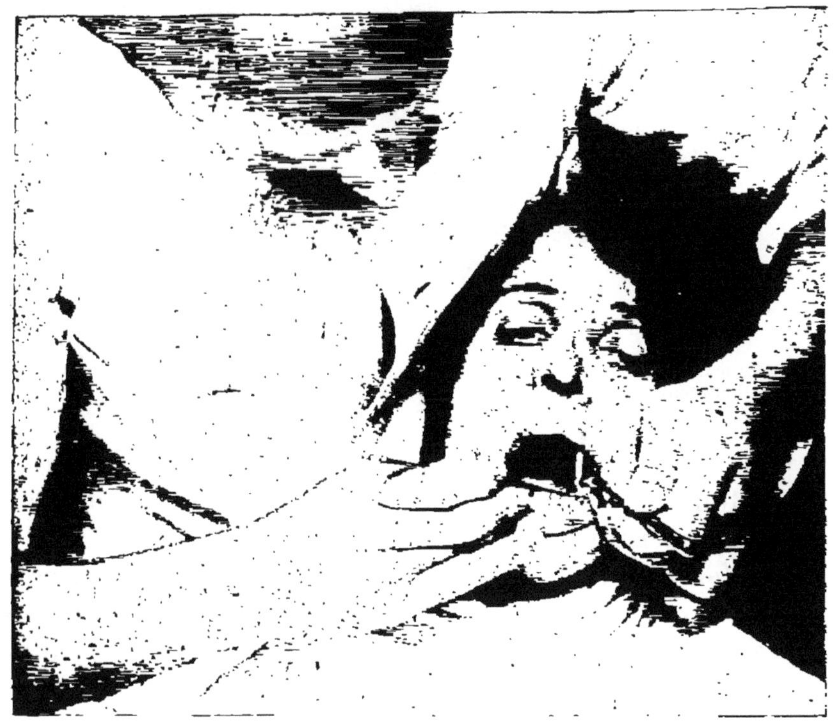

Fig. 73. — Tartrectomie et curettage alvéolaire.
Enlèvement du tartre de la face linguale des incisives.

le tartre salivaire. Nous répétons qu'une bonne part de ce temps important du nettoyage est parfaitement à la portée de tous les médecins, sauf à eux d'adresser ultérieurement leurs malades à un spécialiste pour compléter le nettoyage et l'achever.

On enlèvera le tartre salivaire dans toutes les *gingivites*, *stomatites, angines chroniques,* comme *temps préliminaire aux opérations* devant se faire sur la bouche, l'extraction

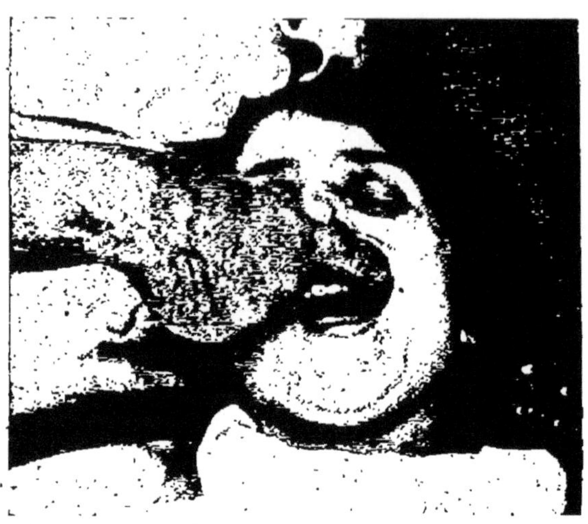

Fig. 74. — Massage digital de la gencive.

Le massage gingival est une méthode thérapeutique qui donne d'excellents résultats en thérapeutique spéciale. Ses indications sont celles du massage en général.

des dents, notamment, et comme temps préliminaire aussi de toutes les opérations sur le tube digestif ou qui doivent comporter une narcose.

L'antisepsie de la bouche ne peut pas être approchée même de très loin, tant qu'on n'a pas ôté le tartre salivaire et les racines incurables. Les malades atteints de *cancer de la langue* ou *des mâchoires* devront avoir leurs dents nettes de tartre.

Dans les gingivites, on complètera heureusement l'action du râclage par le *massage gingival* fait par le malade lui-même soit avec le doigt, soit même avec une brosse assez rude dont l'action est sensiblement la même que celle du gant de crin dans certains états arthritiques (fig. 74).

TITRE IV

ACCIDENTS DE LA DENTITION

Sous le nom d'accidents de la dentition, on désigne tous les accidents pathologiques observés pendant l'évolution dentaire et qui sont causés spécialement par elle.

Plus exactement, il faut désigner, sous le nom d'accidents de la dentition, une série de phénomènes locaux et généraux, les seconds étant la conséquence des premiers, et dont le point de départ est constitué par des phénomènes inflammatoires d'origine infectieuse ayant leur siège dans la cavité péricoronaire.

Il n'y a donc « qu'un seul accident de dentition : *la péricoronarite* ; les autres accidents des auteurs doivent être considérés comme des complications » (Fargin-Fayolle) (1) qui se produisent ou qui varient avec les variations du facteur terrain.

Nous retiendrons seulement ici les accidents correspondant à l'évolution des dents de lait et ceux correspondant à l'évolution de la dent de sagesse.

(1) Fargin-Fayolle, La péricoronarite. Son rôle dans l'éruption des dents (*Revue de Stomatologie*, 1911, n° 1, p. 15 et suivantes et *Académie de Médecine*, 1892). — Voir aussi Savoye, Thèse de Paris, 1902.

ACCIDENTS DE LA PREMIÈRE DENTITION

Les accidents de la première dentition sont encore très discutés et admettaient naguère encore deux théories :

1° *École Hippocratique.* — Elle soutient que tous les accidents généraux, observés pendant cette période, doivent être au compte de l'évolution dentaire (1).

2° *École autrichienne.* — Avec Wichman, Politzer et Fleishman, elle soutient que, « pour éviter des erreurs graves il faut bannir de la clinique et même des livres hippocratiques ce qui touche aux maladies de dentition et jusqu'à leur nom. »

Magitot et son école (2) se sont ralliés à cette doctrine.

3° *École française.* — En dehors de l'absolu de ces deux thèses, à l'heure actuelle, on admet à peu près généralement en France que les accidents de la première dentition agissent par un affaiblissement de la résistance générale de l'organisme de l'enfant comme tous les accidents de croissance. En outre de l'état d'équilibre instable de l'organisme de l'enfant, cet affaiblissement peut, dans certains cas, être provoqué par un certain degré d'infection localisée au bord alvéolaire.

Fargin-Fayolle désigne avec Malassez la loge où évolue la dent sous le nom de *cavité péricoronaire* et pour lui, « il n'y a qu'un seul accident de dentition : la péricoronarite. »

L'infection de la cavité péricoronaire pourrait se faire : 1° *directement : a)* — soit au moment où la couronne entre en contact avec le milieu buccal, après avoir perforé

(1) L. Baumel, Précis des maladies des enfants, Paris, 1904.
(2) Lévêque, Thèse de Paris, 1881.

la fibro-muqueuse ; *b*) — soit par écrasement du sac péri-coronaire entre la dent en évolution et une dent voisine présentant elle-même, soit de l'infection, soit une communication avec la bouche ; 2° *indirectement* par le gubernaculum dentis devenu perméable. Et la virulence observée parfois dans l'accident local s'expliquerait par le petit orifice d'entrée des microorganismes évoluant en vase clos (Capdepont). On conçoit que, même dans des cas bénins, l'inflammation locale soit susceptible de donner un peu de fièvre ou encore de provoquer le refus de l'enfant de prendre le sein et, chez un nerveux, puisse amener quelques convulsions ou la chorée observée par Baumel ou la chorée de Sydenham.

Parfois même, le fléchissement de l'état général peut être assez notable, surtout pour peu que l'alimentation ne soit pas très surveillée, pour donner lieu à des troubles gastro-intestinaux plus ou moins graves. Les accidents généraux que l'on observera le plus souvent sont : la fièvre, la dyspepsie, l'entérite, la diarrhée verte et ils coïncident presque toujours avec une salivation exagérée.

TRAITEMENT DES ACCIDENTS DE LA PREMIÈRE DENTITION

Prophylaxie. — L'hygiène jouera, on le conçoit, le principal rôle dans la prophylaxie des accidents de la dentition. L'hygiène sera observée, bien entendu, dans le régime alimentaire : régularité des tétées ; propreté scrupuleuse du matériel employé : verre, cuiller, biberon ; propreté corporelle, etc.

En ce qui concerne la bouche, on devra en assurer la désinfection locale, et pour cela elle sera essuyée après chaque tétée avec un linge propre trempé dans de l'eau bouillie ou de l'eau alcaline (Vichy, par exemple). On interdira formellement l'emploi du hochet, instrument toujours septique, très souvent sale, qui n'a aucune autre utilité que celle, non seulement d'infecter la salive du nourrisson et de lui durcir les gencives, ce qui peut rendre un peu plus difficile l'éruption des dents, mais surtout d'ouvrir des portes d'entrée septiques à l'infection locale.

Traitement des accidents. — Le traitement de la douleur, liée à l'éruption des dents, a été traité page 91. Le médecin se souviendra que, si c'est très commode, il est très hasardeux de mettre sur le compte « des *dents* » la plupart des troubles observés chez les nourrissons et il aura soin, à cet égard, de se mettre en garde pour ne pas se laisser suggestionner par l'entourage.

Tout d'abord, il devra s'assurer que les accidents généraux sont bien dus aux dents et, s'il constate quelque chose du côté de la dentition, établir exactement la part qui revient aux dents dans les troubles observés.

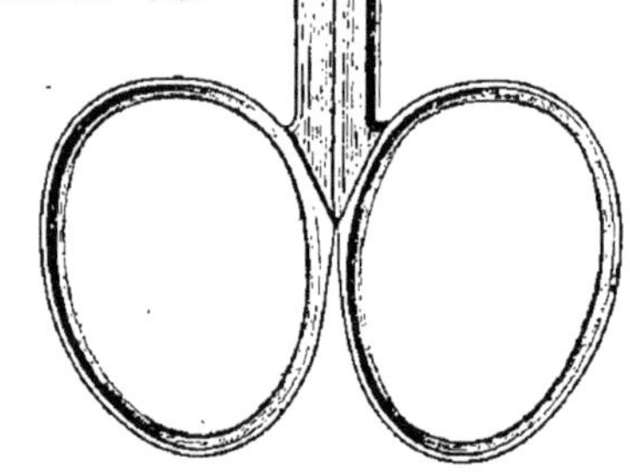

Fig. 75. — Ciseaux à gencives

Dans le cas où le rôle des dents n'apparaîtra pas nettement, on se bornera au point de vue local à prescrire quelques attouchements avec une formule telle que la suivante :

Teinture d'iode	1 gr.
Teinture d'aconit	0 — 50
Glycérine officinale.	3 —

Au cas ou un obstacle muqueux provoquerait des douleurs, il sera traité ainsi qu'il est indiqué au chapitre de l'Odontalgie. (Voy. p. 91). S'il y a incontestablement de l'infection localisée sous un capuchon gingival, ce capuchon sera détruit au bistouri, aux ciseaux (fig. 75), ou mieux au thermocautère et la loge soigneusement lavée avec un antiseptique tiède (solution de thymol, par exemple). Mais *les dents ne seront retenues comme cause pathologique déterminante que lorsque toutes les autres causes générales auront été bien éliminées.*

On s'abstiendra systématiquement d'incisions gingivales si elles ne sont pas nécessaires (Trousseau), car ces incisions donnent lieu à des productions de tissu cicatriciel que la dent a la plus grande peine à perforer ultérieurement, ce qui, dans certains cas, peut provoquer des anomalies de position (antéversion, rétroversion, etc.).

Les troubles généraux et digestifs notamment seront traités par les moyens classiques qu'il ne nous appartient pas d'indiquer ici.[1]

ACCIDENTS D'ÉVOLUTION DE LA DENT DE SAGESSE

Les accidents, qui peuvent accompagner l'évolution de la dent de sagesse, sont connus depuis fort longtemps et sont beaucoup plus fréquents à la mâchoire inférieure qu'à la mâchoire supérieure (dans le rapport de 1 à 10 environ). Considérés autrefois (théorie d'Heidenreich) comme dus à des obstacles mécaniques (gigantisme de la dent, manque de place par suite de l'atrésie du maxillaire, épaisseur très considérable de la gencive), on les considère aujourd'hui comme étant d'origine infectieuse (Redier et Cornudet ; Capdepont) et cette théorie est en concordance avec la théorie de l'accident initial de Fargin-Fayolle : la péricoronarite (fig. 76 et 77).

Symptômes. — La zône de la muqueuse, au niveau de la région correspondante à la dent en cause, est le siège d'une inflammation plus ou moins vive, accompagnée d'un gonflement, parfois d'une ulcération à bords irréguliers. La pression sur ce point *(point néo-dentaire*, de Jacquet)

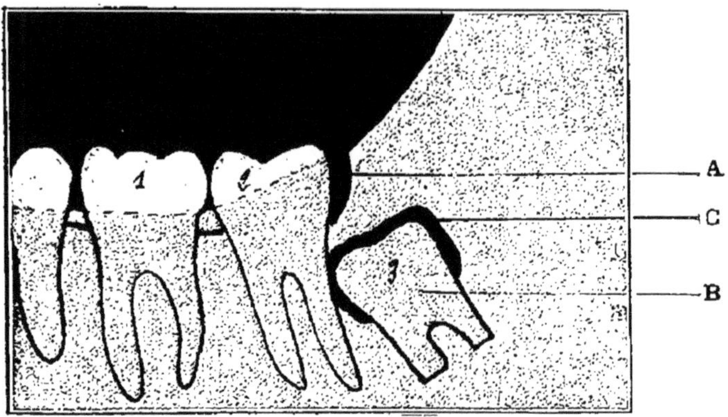

Fig. 76. — Schéma montrant le mécanisme des accidents de la dent de sagesse (d'après Capdepont et Fargin-Fayolle).

La dent de sagesse (3) heurte la deuxième grosse molaire (2) au-dessous du collet. La cavité péricoronaire (B) ne communique pas avec le cul-de-sac rétro-dentaire (A). Il n'y a pas d'accident.

est douloureuse. La fluxion peut exister et toujours il y a un retentissement ganglionnaire sous-maxillaire plus ou moins important. Parfois l'infection est assez intense pour donner aux accidents une allure phlegmoneuse pouvant s'accompagner d'ostéite, de fusées purulentes parfois lointaines, de fistules, etc. Enfin il est très fréquent que l'infection intéresse les muscles voisins (ptérygoïdiens et surtout masséter) et amène du trismus par myosite. Les phénomènes généraux peuvent être, dans ce cas, fort graves. Cruet pense que bien des formes d'angines de Ludwig n'ont été le plus souvent qu'une des variétés les plus graves de phlegmons provenant de la dent de sagesse (fig. 77).

Des phénomènes à peu près semblables et ne différant que par leur origine peuvent également exister lorsque cette dent présente des complications de carie du 4e degré.

Parfois même les deux phénomènes se surajoutent et évoluent simultanément. Le traitement est d'ailleurs le même dans les deux cas.

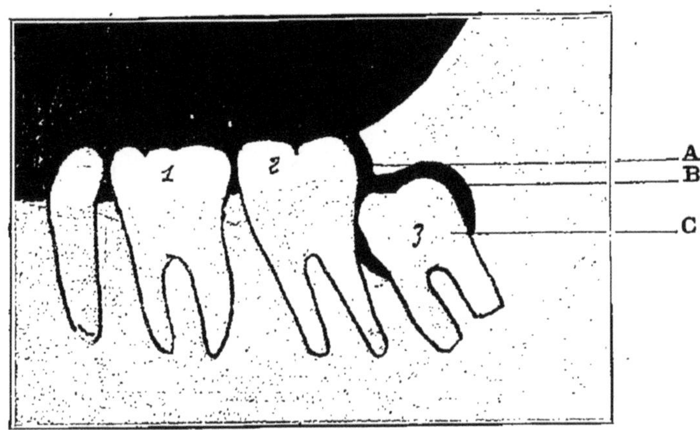

Fig. 77. — Schéma montrant le mécanisme des accidents de la dent de sagesse (d'après Capdepont et Fargin-Fayolle).

La dent de sagesse (3) butée contre la deuxième grosse molaire (2) a ouvert par écrasement le cul-de-sac rétro-dentaire (A), établissant ainsi une communication entre ce dernier et la cavité péricoronaire (B). Il se forme ainsi un vase à peu près clos qui constitue un foyer d'infection aiguë d'où émanent les accidents.

Diagnostic. — On fera le diagnostic de la péricoronarite de la dent de sagesse avec les *parotidites* et les *oreillons*, les *complications du 4e degré d'une dent voisine*, les *maladies infectieuses de l'os* (ostéomyélites, kystes, périostite osseuse), *l'abcès latéro-pharyngien* (Escat) d'origine amygdalienne, les *tumeurs des mâchoires*, les *manifestations syphilitiques ;* les *différentes contractures des mâchoires* (télaniques, hystériques, cicatricielles), seront éliminées. On tiendra compte, pendant l'examen, de l'*âge* du malade et de l'*unilatéralité* de l'affection. La radiographie pourra parfois donner des indications précieuses dans certains cas.

Traitement. — On divisera les accidents en deux classes :

Les accidents bénins et *les accidents graves.*

Accidents bénins. — En présence de ceux-ci, on pourra éviter, ou du moins différer, l'extraction de la dent. On ordonnera l'antisepsie buccale raisonnée, l'enlèvement du

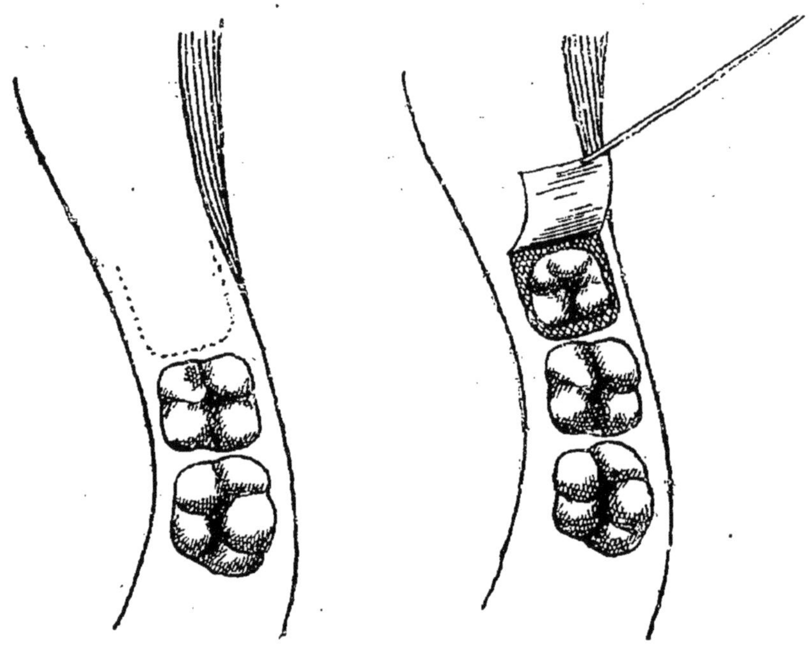

Fig. 78. — Tracé de l'incision destinée à découvrir la dent de sagesse (Barden).

Fig. 79. — Une érigne pointue relève le volet muqueux (Barden).

tartre, les lavages de la bouche, les irrigations de la région, les attouchements à la teinture d'iode. Pour peu que ces moyens se montrent insuffisants, on supprimera la cavité péricoronaire et on découvrira la dent, soit au bistouri ou aux ciseaux, soit même au thermocautère (fig. 78 à 80).

Accidents graves. — Si l'on ne peut obtenir la sédation des accidents par ces moyens, on n'hésitera pas à pratiquer l'extraction de la dent et cette opération peut rendre obligatoire, dans quelques cas heureusement rares, d'aborder la dent par la voie cutanée, surtout si elle n'a pas achevé son évolution ou si elle est incluse.

En règle générale et absolue si, dans un cas de trismus concomitant à une lésion inflammatoire de la dent de sagesse, on ne peut explorer la région et y donner *loco dolenti* les soins nécessaires, il faut pratiquer la dilatation forcée de la contracture, au besoin en s'aidant du sommeil anesthésique. Ce précepte formel ne pourra être méconnu que dans les cas très bénins ou dans des accidents de très peu de gravité.

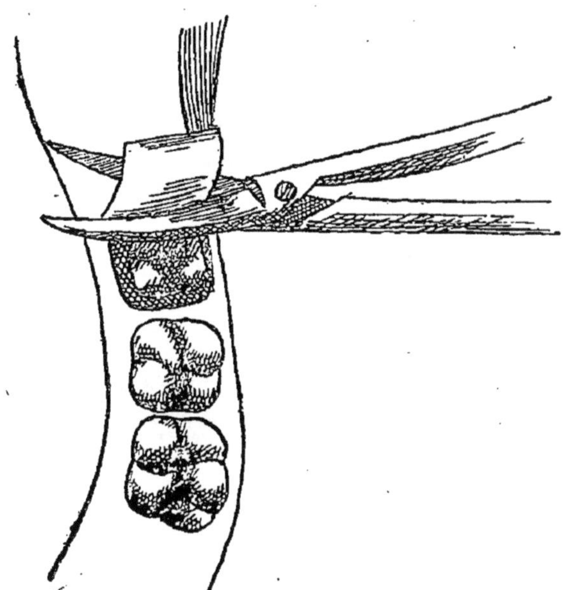

Fig. 80. — Un coup de ciseau enlève le lambeau et découvre la dent (Barden).

Si l'extraction de la dent de sagesse est impossible, on sera autorisé, si on le juge utile, à extraire la deuxième grosse molaire inférieure, même si cette dent est saine. On effectuera alors l'extraction de la dent de sagesse et, celle-ci faite, on pratiquera un essai de réimplantation de la deuxième grosse molaire.

Lorsqu'il n'y aura qu'un léger degré de trismus, suffisant cependant pour empêcher l'emploi du davier, la clé de Garengeot, panneton interne, prudemment employée pourra ici rendre service. Mais si le trismus est très violent et qu'on ne puisse pas obtenir du malade par des essais de dilatation progressive une ouverture suffisante de la bouche, on n'hésitera pas à le placer sous narcose chloroformique, afin de pouvoir pratiquer l'extraction après exécution de la dilatation brusque (fig. 81).

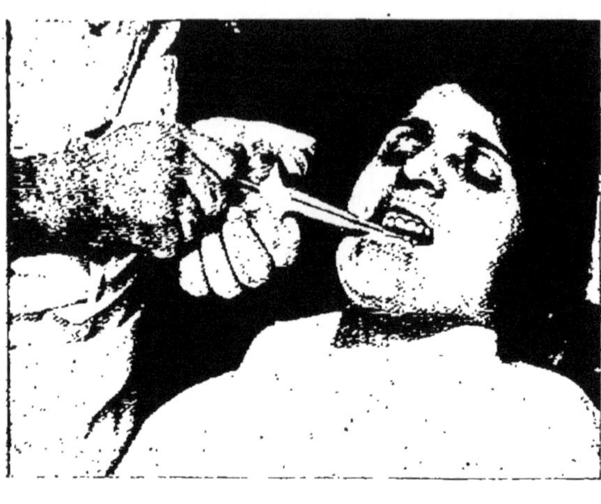

Fig. 81. — Dilatation forcée du trismus.

L'ouvre-bouche de Heister est placé, *non sur les incisives*, que l'on risque de fracturer, *mais sur les prémolaires*. L'ouverture doit être très lente et continue, au besoin, *sous chloroforme*.

L'extraction étant effectuée, on fera l'antisepsie intensive de l'alvéole et de la région pendant que l'on combattra les complications (trismus, fistules, séquestres, phlegmons, etc.) par une thérapeutique appropriée. Dans tous les cas, *l'extraction de la dent devra être le point de départ rationnel du traitement qui ne sera qu'à cette seule condition un traitement efficace* (1).

(1) On pourra trouver de plus amples détails sur les accidents de la dentition et l'évolution des dents de sagesse dans les ouvrages français suivants :

Besson, Éruption des dents temporaires. Thèse de Paris, 1899.

Capdepont, Pathogénie des accidents de la dent de sagesse (*Revue de Stomatologie*, 1902).

Caumartin, Accidents provoqués par l'éruption et la déviation de la dent de sagesse (*Écho médical du Nord*, 1901).

Cornudet, De la dent de sagesse en général, et en particulier des accidents provoqués par son éruption. Thèse, Paris, 1886-87.

Cruet, Hygiène et Thérapeutique des Maladies de la bouche, Paris, 1901.

Dieulafé et Herpin, Les accidents de la dent de sagesse (*Revue de Chirurgie*, 1907) et Traité de Stomatologie de Gaillard et Nogué.

Escat, De l'abcès périostique juxta-amygdalien (*Archives internationales de laryngologie*, 1908).

Fargin-Fayolle, La péricoronarite, son rôle dans la pathologie de l'éruption des dents (*Revue de Stomatologie*, Paris, 1911).

Frey, Trois observations d'accidents de la dent de sagesse (*Odontologie*, 1904).

Frey, Les accidents d'éruption dentaire et le terrain (*Odontologie*, 1905).

Galippe, Dents de sagesse et accidents infectieux.

Hippocrate, Œuvres. Traduct. Paris, 1839.

Heidenreich, Des accidents provoqués par l'éruption des dents de sagesse, Thèse d'agrégation, 1878.

Lévêque, Thèse, Paris, 1881.

Magitot, *Académie de Médecine* 1880.

Reclus, Des accidents consécutifs à l'éruption vicieuse de la dent de sagesse (*Gazette des Hôpitaux de Paris*, 1906)

Redier, Précis de Stomatologie, Paris, 1909. Lamarre, édit.

Solbrig, Quelques considérations sur les causes des anomalies de la dent de sagese (*Revue générale de l'Art Dentaire*, mai 1907).

TITRE V

EXTRACTION DES DENTS

Généralités. — L'extraction dentaire est une opération chirurgicale ayant pour but de séparer les racines d'une dent de ses connexions avec l'alvéole.

Cette opération de petite chirurgie est certainement, après la vaccination, une des plus fréquentes que les médecins soient appelés à pratiquer eux-mêmes. « Ses indications, son exécution, les complications qu'elle peut comporter exigent des connaissances sûres que seule a pu donner l'étude générale de la médecine et de la chirurgie. Ce serait une grave erreur de considérer l'extraction des dents comme une opération banale. Ainsi les médecins, nous ne voulons pas dire seulement les spécialistes, pourraient rendre de grands services si, au lieu d'abandonner au premier venu cette opération qu'ils dédaignent ou redoutent, ils s'efforçaient de la pratiquer et la revendiquaient comme faisant partie de leur domaine [1]. » A en juger par la fréquence de l'extraction des dents, on pourrait croire qu'elle ne suppose chez l'opérateur qu'un peu de force et d'adresse. Or, il estn'en rien, car si le plus souvent elle est simple, il n'en arrive pas moins qu'elle est parfois assez difficile pour devenir une opéra-

(1) Cruet, Hygiène et thérapeutique de la bouche, p. 345.

tion chirurgicale grave et pouvant même être suivie d'accidents mortels (1). »

« Il est surprenant qu'une opération si souvent réclamée reçoive si peu d'attention de la part des médecins qui doivent la pratiquer souvent... On ne peut attribuer cette négligence qu'à l'idée, trop généralement répandue, qu'il n'est besoin, pour arracher les dents que de peu ou point d'habileté chirurgicale. Mais tout médecin de campagne ou d'un endroit quelconque, où l'on n'a pas à sa disposition les services d'un dentiste habile doit se munir des instruments convenables et se familiariser avec la manière de pratiquer cette opération (2). »

A notre époque, où les doctrines microbiennes règnent sur toutes les branches de l'art de guérir; où la notion de contagion est universellement admise;. où les dangers éventuels consécutifs à l'extraction sont trop démontrés; où la nécessité de cette opération s'impose au médecin, en dehors même du cas urgent; où la pléthore enfin étreint le corps médical, aussi bien pour les médecins que pour les dentistes ou les stomatologistes, il nous paraît inadmissible qu'il existe encore, dans beaucoup de villages importants, des « arracheurs de dents » cumulant l'exercice de leur art (?) avec le métier de charpentier ou de maréchal-ferrant ; et, chose qui nous paraît plus inadmissible encore, c'est que, en l'absence d'un spécialiste, il y ait encore des médecins qui renvoient systématiquement et en toute connaissance de cause, les malades qui s'adressent à eux chez l'empirique, dont il vient d'être question ! Nous estimons qu'en agissant ainsi le médecin manque gravement à l'un de ses devoirs et engage lourdement sa responsabilité morale. L'incompétence où il peut se trouver ne saurait en aucun cas être considérée comme une excuse.

(1) Andrieu, Leçons cliniques, 1885.
(2) Andrieu, Traité de l'art du dentiste, Paris, 1884, p. 451.

L'extraction des dents fait partie des connaissances de petite chirurgie que le médecin n'a pas le droit d'ignorer et si des difficultés opératoires possibles surgissaient qu'il ne puisse surmonter, il devra, tout comme pour une intervention chirurgicale quelconque, s'occuper de son malade et le traiter en attendant qu'un spécialiste appelé prenne la charge de conduire l'opération à bonne fin. En tout cas, en pareille occurrence, sa responsabilité morale, et peut-être même professionnelle, sera incomparablement moins engagée qu'en tolérant ou en engageant dès le début son malade à aller chez le maréchal ou l'arracheur de dents de la région, car l'action, même insuffisante du médecin, est *a priori* beaucoup moins dangereuse que celle de l'empirique.

CHAPITRE PREMIER

INDICATIONS ET CONTRE-INDICATIONS

Avec les progrès de la technique les unes et les autres se sont notablement réduites et sont bien établies aujourd'hui.

I. — INDICATIONS DE L'EXTRACTION DES DENTS TEMPORAIRES

Tout autant que chez les adultes, si, non plus, les dents temporaires doivent être conservées jusqu'à l'époque de leur chute normale et physiologique. Il conviendra donc de les visiter souvent et de les faire obturer sitôt que la nécessité s'en manifestera. Mais trop souvent, chez les enfants, l'extraction des dents de lait peut devenir nécessaire.

L'extraction de ces dents est indiquée : 1° lorsqu'elles

sont devenues assez vacillantes pour gêner la mastication ; 2° lorsque, non tombées naturellement en temps voulu, elles deviennent une gêne pour l'évolution des dents permanentes qui poussent en avant ou en arrière de leur position normale; 3° lorsqu'elles sont atteintes d'arthrite rebelle aux traitements usuels et que la douleur est assez vive pour perturber le sommeil et l'alimentation ; 4° lorsqu'elles sont causes d'abcès alvéolaires graves, de fistules cutanées, de nécrose, d'auto-résorption purulente notable et que, n'étant pas susceptibles de traitement curatif, elles constituent une source d'irritation capable d'affecter le bien-être et la santé de l'enfant.

La conduite à tenir vis-à-vis de la dent de six ans chez les enfants est sujette à controverse. Le lecteur pourra rencontrer un certain nombre d'auteurs qui en préconisent l'avulsion systématique entre 8 et 12 ans et tendent à la considérer comme une dent de lait. Cette opinion nous paraît erronée et il nous paraît excusable de l'enlever que si l'indication se pose, nette et formelle.

II. — INDICATIONS DE L'EXTRACTION DES DENTS PERMANENTES

« On doit enlever toute dent qui a cessé d'être utile comme organe de mastication et à laquelle on ne peut rendre cette utilité par les moyens dont dispose le dentiste » (Busch). Cette règle est applicable et appliquée par tous les spécialistes. Mais le médecin praticien aura malheureusement souvent à en étendre les limites et, lorsqu'il pèsera la détermination qu'il doit prendre, il devra avoir à la mémoire la règle suivante : *Il faut enlever toute dent que l'on jugera susceptible de causer des accidents plus graves que l'intérêt de sa conservation.*

Les indications de l'extraction des dents permanentes sont :

1° Lorsqu'une dent, frappée d'altération avancée, cause des désordres de voisinage : phlegmon périostique grave, abcès de la gencive ou de la joue, fistule, etc...

2° Lorsque, par suite d'une affection aiguë ou chronique de l'alvéole des gencives et des maxillaires, une dent sera ébranlée à un point qui ne permette plus d'espérer sa consolidation et sa conservation.

3° Lorsqu'on se trouve en présence de certaines odontalgies qui résistent à tous les topiques et à la cautérisation (Magitot).

Il faut ajouter à ces indications les accidents graves d'évolution des dents de sagesse dont le traitement devra pour commencer comporter l'extraction de l'organe en cause.

III. — CONTRE-INDICATIONS DE L'EXTRACTION DES DENTS

Lorsque l'extraction a été jugée nécessaire, il n'existe pas de *contre-indications absolues*. Les *contre-indications relatives* seront liées : 1° à l'hémophilie ; 2° à la glycosurie ; 3° aux cardiopathies graves ; 4° à l'état de grossesse, surtout au début et à la fin, à l'état de lactation et aux périodes cataméniales. Il est bien évident qu'il faut éviter, quand on le peut, de choisir ces périodes pour procéder à l'avulsion des dents, mais la diminution du taux des sels calcaires organiques et la diminution de la résistance générale de l'organisme, pendant la grossesse et la lactation, ainsi que la rupture de l'équilibre du microbisme buccal pendant les règles, font que assez souvent, les femmes viennent consulter le médecin ou le spécialiste à ces moments et il est très fréquent que l'on constate une indication très nette à pratiquer l'extraction. Certes, il vaudrait mieux éviter à ces malades la douleur d'une extraction et, dans ce but, on tentera d'éviter cette opération en luttant méthodiquement contre le symptôme odontalgie par tous les moyens connus. Mais, si les efforts sont insuffisants ou si la douleur se montre opiniâtrement récidivante, on conçoit que l'obstacle qui empêche l'établissement du sommeil régulier et les troubles dans l'alimentation qui surviennent risquent de porter un préjudice notable à la mère et à l'enfant beaucoup plus que la crainte et la douleur brève et très mitigée d'une extraction correctement pratiquée sous l'anesthésie. Dans ces cas, l'extraction *peut* et parfois même *doit* donc être pratiquée.

Un préjugé, extrêmement répandu dans le public et que beaucoup de médecins admettent, consiste à affirmer que l'extraction ne doit pas être pratiquée pendant l'évolution aiguë d'un abcès ou d'une fluxion dentaire. (Voy. p. 57.) Ce préjugé doit être hautement combattu, en application de l'axiome : *Sublata causa, tollitur effectus.*

L'opinion admise par tous les spécialistes compétents a été très nettement exprimée sur ce point. Il n'y a pas plus de raison de garder une dent ayant occasionné une fluxion phlegmoneuse qu'il n'y en a de garder une écharde dans le doigt, un débris de verre dans le pied, du pus dans un phlegmon jusqu'à ce que les accidents qu'ils occasionnent aient disparu. « On peut toujours enlever ces dents, sans crainte que l'extraction provoque par elle-même de nombreux accidents ; elle ne peut qu'atténuer ceux qui existent, en offrant une issue au pus, une voie à l'antisepsie et un dégagement heureux des parties (dent de sagesse). Nous ne pourrions comprendre comment l'extraction risquerait d'aggraver les accidents existants ; on a pu, il est vrai, invoquer les résorptions septiques se faisant par les vaisseaux alvéolaires brusquement ouverts ; mais ces résorptions sont bien plus à craindre avec des abcès développés parfois avec une violence inouïe, indiquant le haut degré de virulence d'organismes qui doivent trouver, le plus tôt possible, issue au dehors pour cesser d'être nocifs. L'extraction, dans ces conditions, n'est pas une voie ouverte à l'infection, mais à sa sortie. On peut donc toujours enlever une dent malgré les abcès et les fluxions; et on doit l'enlever le plus tôt possible, toutes les fois que l'opération ne semble pas présenter de difficultés sérieuses, une tentative échouée ne faisant alors que donner un coup de fouet aux accidents en y ajoutant le traumatisme » (Cruet) (1).

Le seul danger possible, mais non constant, que l'on pourra d'ailleurs prévenir et traiter par une thérapeutique appropriée, est le danger d'hémorragie par infection secondaire. Il suffit de le connaître pour lutter contre lui.

Quant aux contre-indications tenant aux états diathésiques, il conviendra de les apprécier d'après l'état du malade, du traitement général qui lui aura été donné ou qu'on lui donnera, de la nécessité de l'opération, etc... Les cardiopathies sont, certainement, de toutes les contre-indications à l'extraction, celles qui demanderont à être retenues et examinées avec le plus d'attention. On se souviendra que, chez un cardiaque, une douleur violente est susceptible de provoquer, par inhibition, la mort subite. En pareille occurrence, si nous jugions absolument nécessaire de procéder à l'extraction, nous pensons qu'il y aurait lieu de procéder tout d'abord à l'anesthésie générale précédée d'une injection d'atropine-morphine et conduite très lentement et très prudemment à l'éther ou même au chloroforme. Nous utilisons le sommeil malgré la constatation de la lésion cardiaque, en nous reposant sur l'opinion de Huchard et de Brouardel. Mais il est très certain que c'est là une circonstance, heureusement pas très fréquente, où le médecin aura à observer une grande prudence.

Enfin, en présence d'une dent à enlever à un érysipéla-

(1) Hygiène et Thérapeutique des maladies de la bouche. 2e édition. Paris, p. 346.

teux, le médecin agira de la même façon, en balançant les facteurs : état local, état général, urgence, etc.

CHAPITRE II

INSTRUMENTS INDISPENSABLES D'EXTRACTION

On peut à la rigueur amener la chute d'une dent sans instruments. C'est ainsi que nous signalerons, pour en déconseiller l'emploi, le procédé dit « de la religieuse ». Ce procédé consiste à placer un lien de caoutchouc au niveau du collet de la dent. Par la forme conique de la racine ce lien a une tendance à descendre vers l'apex. Il provoque peu à peu une périodontite chronique et une résorption du bord alvéolaire qui amène la chute de la dent. Ce procédé barbare et dangereux est, à juste titre, délaissé.

Les instruments destinés à pratiquer l'évulsion des dents ou des racines incurables, et que le spécialiste est forcé de posséder sont très nombreux, afin de répondre à tous les cas, souvent difficiles de la pratique quotidienne. C'est pourquoi nous ne parlerons pas ici des élévateurs, pieds de biche, langues de carpe, vis à racines, etc., que le spécialiste utilise très souvent. Mais le médecin praticien, pour qui est écrit cet ouvrage, n'est pas forcé d'en posséder un aussi grand nombre. Un jeu de daviers soigneusement choisi lui suffira, dans la majorité des cas.

Le *pélican*, d'A. Paré, modifié par le frère Côme, est devenu la *clé de Garengeot*. En dépit des nombreux accidents auxquels elle a donné lieu, elle est cependant encore quelquefois employé par de vieux praticiens et se trouve encore dans beaucoup de caisses de chirurgie où elle est même réglementaire. On doit tendre à ne plus se servir de cet instrument dangereux. Mais, ainsi que cela nous est arrivé à nous-même au cours d'un voyage maritime, on peut être appelé à s'en servir en l'absence de tout autre instrument et nous devons donc, un peu à regret, dans un ouvrage comme celui-ci lui consacrer un paragraphe.

Clé à dent. — Le type de la clé à dent est la clé dite de Garengeot. Cet instrument est trop connu de tous les médecins pour que nous ayons à le décrire ici.

Il est constitué par un *axe* portant à une de ses extrémités un *manche* qui lui est perpendiculaire. A l'autre extrémité se trouve une partie élargie, le *panneton*, dont un des côtés est disposé pour recevoir une série de *crochets* fixés par un dispositif variable, tantôt une vis, tantôt une tige à coulisse et à ressort ou pompe. Les crochets ont une taille et une forme appropriées aux dents ou racines qu'ils sont destinées à ôter. Il en est de pointus, de bifides, à triple pointe, etc. Quelles que soient les modifications apportées à la clé dans tous les modèles, l'instrument peut-être comparé à une roue et son axe. La main du chirurgien agit sur deux rayons de la roue pour la faire tourner et, le panneton ayant pris point d'appui sur la gencive et le rempart alvéolaire d'une part, la dent, fixée à l'axe par le crochet d'autre part, est sortie de l'alvéole au fur et à mesure que l'axe tourne. On conçoit la puissance formidable d'un pareil système et on comprend pourquoi on a abandonné peu à peu son emploi. « C'est le plus puissant et à coup sûr le plus brutal de nos instruments d'extraction, disait Andrieu. Une fois l'opération commencée, c'est-à-dire une fois la dent saisie, la clé ne permet plus d'agir que dans un sens, de sorte que si la dent est assez solidement enclavée dans l'alvéole pour résister au premier effort, comme on ne peut pas revenir sur ses pas sans changer de clé ou sans donner au crochet une position qui lui permette d'agir en sens inverse, on exerce nécessairement un effort plus violent et alors de deux choses l'une : ou bien la dent se rompt, ou bien elle entraîne avec elle toute la paroi alvéolaire sur-

laquelle était appliqué le panneton »(Leçons cliniques, 1885).

« Ce dangereux instrument, qui n'est bon qu'à masquer la maladresse de l'opérateur, disait Désirabode en parlant de la clé, est un des instruments les plus défectueux de la chirurgie. Il n'est d'ailleurs aucun praticien de bon sens qui, connaissant bien son mode d'action, voudrait en faire usage, même pour ôter un clou d'une planche, s'il ne désirait pas en même temps briser le bois autour de ce clou ». L'emploi de la clé est particulièrement dangereux chez les individus âgés où les ligaments sont moins lâches et le tissu osseux plus dur que dans la jeunesse. Au cours de cet ouvrage, au chapitre traitant de l'extraction des dents, nous avons crû devoir parler de l'emploi de la clé, mais nous tenons à indiquer que cet instrument est extrêmement dangereux. Si nous en avons décrit l'emploi, c'est parce qu'il est malheureusement encore réglementaire et figure encore dans toutes les boîtes de chirurgie des médecins de marine. C'est afin de permettre à un médecin, dénué de out, de pouvoir à la rigueur enlever une dent, que nous avons crû devoir lui réserver quelques lignes.

Daviers. — On appelle *daviers* ou *forceps dentaires* de fortes pinces de forme variable et dont les mors ou *lames* sont taillés anatomiquement pour saisir la dent à laquelle ils sont destinés. Les daviers actuels ont été imaginés par un ancien ouvrier français de la maison Collin-Charrière, nommé Evrard, exilé en Angleterre pendant le dernier Empire pour raisons politiques, et habitant Londres.

On appelle ces instruments *daviers anglais*, bien qu'ils ne soient qu'un perfectionnement de l'ancien davier français. Les deux parties du davier sont unies par une solide articulation à charnière. Le plus souvent cette articulation est encore à vis ou à passement forgé. Parfois, cependant, on trouve des daviers construits avec moins de routine et dont l'assemblage des branches est à doigt simple ou double ou à tenon.

Les daviers ont, sur la clé, l'avantage de permettre au chirurgien de varier à son gré la puissance et la direction de ses mouvements qui peuvent être modifiés à tout instant suivant la forme, la position, l'état des dents à enlever et la résistance qu'elles offrent.

On appelle *daviers américains* des daviers anglais un peu plus gros dont les branches sont courbées pour s'adapter à la courbure de la main et dont l'une d'elles, celle qui doit correspondre au doigt auriculaire, est recourbée en forme de crochet où peut se loger le petit doigt du chirurgien s'il a à effectuer un mouvement de traction. Les branches des uns et des autres sont profondément quadrillées afin d'éviter que, dans les efforts parfois considérables que l'on est exposé à donner, l'instrument ne glisse pas de la main. Quant aux stries qui se trouvent souvent sur la face interne des lames, elles n'ont aucune utilité et ne servent qu'à rendre le nettoyage plus difficile. Leur rôle dans la rétention de la dent est illusoire, cette rétention devant être uniquement due à la perfection de l'ajustage de l'instrument sur l'organe. Dans le but de faciliter le nettoyage, on choisira de préférence des daviers à articulation à doigt ou à tout autre articulation aisément démontable.

On peut diviser tous les forceps dentaires en deux classes : les *daviers à dents*, destinés à saisir des organes où la dent est encore dans toute son intégrité au niveau de son collet anatomique et les *daviers à racines*.

Les premiers se distinguent en ce que les lames ne viennent pas en contact réciproque lorsque les branches sont fermées. Au contraire, dans les seconds, les lames, qui sont d'ailleurs plus longues et plus fines, viennent en contact mutuel.

Enfin, nous voulons dire un mot des daviers dits *universels* susceptibles, dit-on, de servir pour toutes les dents. Cet instrument n'a d'universel que son incommodité pour *toutes* les dents ou racines et nous ne saurions trop en déconseiller l'achat aux débutants et l'abstention de son usage aux praticiens qui le posséderaient déjà. Il vaut mieux, plutôt que d'utiliser ces daviers, avoir recours à l'emploi raisonnable et raisonné de la clé. Il en est de même des daviers à *mors démontables*, fixables sur les mêmes branches. Quoique bien moins mauvais que les précédents, ils se trouvent défectueux lorsque, au cours d'une extraction, on a besoin de plusieurs daviers successivement. De plus les branches ont toujours la même forme, pour les dents du haut comme pour les dents du bas. Comme le prix de ces daviers est assez élevé, le débutant aura intérêt à consacrer le prix d'achat de cet appareil compliqué à l'acquisition d'une série de daviers.

Il sera nécessaire et suffisant qu'il possède la série suivante :

Pour les incisives et canines supérieures.	1
Pour les bicuspides supérieures	1
Pour les molaires supérieures (un de chaque côté)	2
Pour les racines supérieures (baïonnette).	1
Pour les molaires inférieures (un droit et un courbe)	2
Pour les racines de molaires inférieures (bec de faucon) et pour les incisives, canines et prémolaires inférieures	1
Total.	8

CHAPITRE III

PRATIQUE DE L'EXTRACTION

I. — CONDUITE PRÉ-OPÉRATOIRE

A. **Position du malade**. — Le premier principe qui doit guider le chirurgien dans la position à donner au malade est de *s'assurer une grande visibilité et un bon éclairage du champ opératoire*. En second lieu, on tendra *à rendre la*

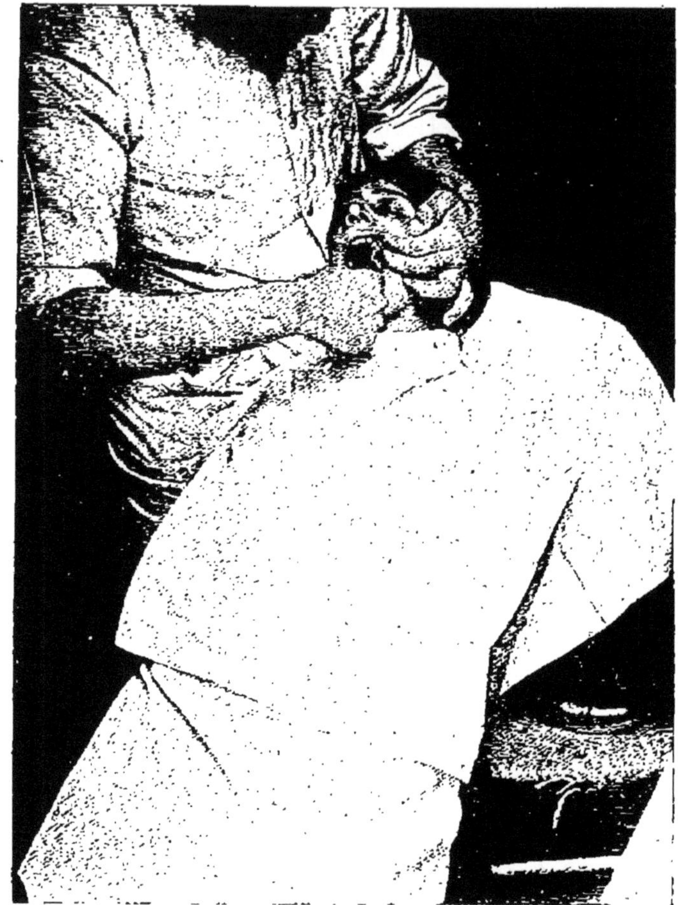

Fig. 82. — Comment on place le malade pour l'extraction d'une dent du haut quand on n'a pas de fauteuil opératoire ou de têtière.

Le malade assis sur une chaise, une seconde chaise, placée derrière lui, reçoit le pied du chirurgien. La tête du malade repose sur la cuisse du chirurgien et y est maintenue entre sa paroi abdominale et son bras gauche. La tête du malade doit être fortement renversée.

position du malade et de l'opérateur aussi confortable c'est-à-dire aussi peu fatiguante que possible.

Nous avons dit (page 74) comment devrait être placé le

malade en vue de l'examen de sa denture. Son attitude sera à peu près semblable en vue de l'extraction.

En ce qui concerne les *dents inférieures*, le malade sera

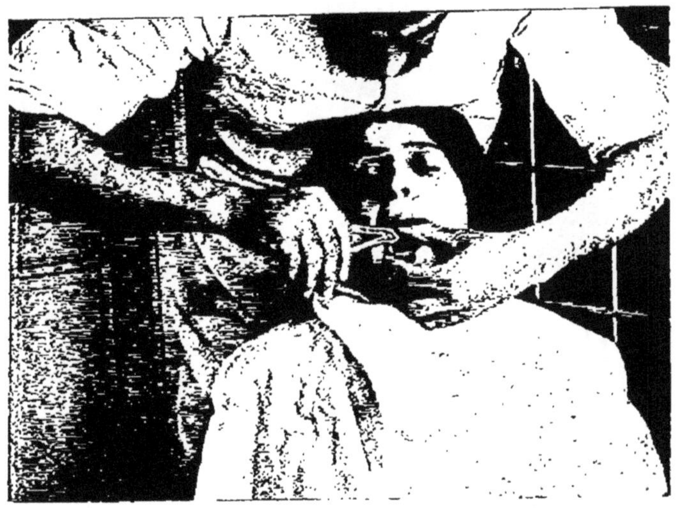

Fig. 83. — Extraction d'une dent en l'absence de fauteuil opératoire spécial. Le malade assis sur une chaise ordinaire.

Position de l'opérateur et de l'opéré.

assis sur un siège bas et la *tête droite et appuyée*. Pour *les dents supérieures*, il sera placé sur un siège assez élevé pour que la dent à opérer soit au niveau du sein de l'opérateur, *la tête renversée en arrière et bien appuyée*. Si l'on ne peut obtenir ce siège élevé, on placera une seconde chaise adossée contre celle où se trouve le patient. Cette seconde chaise sert de support au pied gauche du chirurgien qui fait reposer la nuque du malade sur son fémur. La tête du malade est alors fixée entre le bras gauche de l'opérateur et sa paroi abdominale. On peut aussi quelquefois mettre le malade dans un fauteuil ordinaire (le fauteuil à spéculum peut être utilisé pour cela) et le chirurgien s'assied à sa droite, mais en lui faisant face sur une chaise ordinaire ou plutôt un peu basse. Le médecin pourra arriver à dominer son malade, en l'absence d'un siège

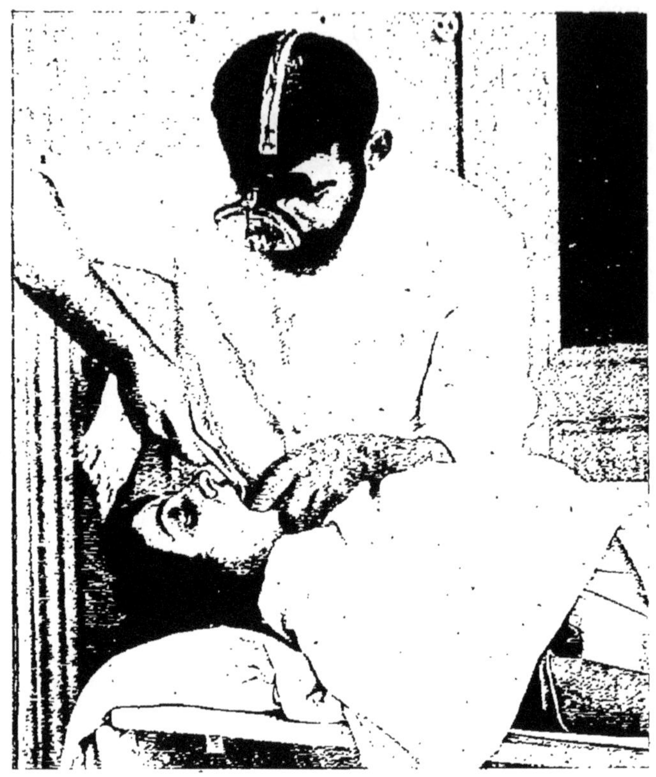

Fig. 84. — Position de l'opérateur et de l'opéré, celui-ci étant placé sur la table d'opération

La mâchoire inférieure. — La bouche étant fortement éclairée (le miroir de Clar est à recommander dans ce but), le chirurgien écarte avec un doigt de la main gauche la joue, avec un second la langue et avec les autres repliés sous le menton soutient la mandibule. On utilise alors les daviers du haut.

commode pour celui-ci, en montant sur un tabouret plus ou moins haut. Nous avons vu (page 74) qu'il existe des pièces détachées de fauteuil opératoire que le médecin appelé à faire souvent des extractions fera bien de se procurer.

Enfin le médecin sera parfois appelé à ôter des dents ou des racines à des patients alités. Cette circonstance n'est pas faite, tant s'en faut, pour faciliter l'opération. En pareille occurrence, on fera glisser une planche (une rallonge de table, par exemple) sous le matelas. On enlèvera

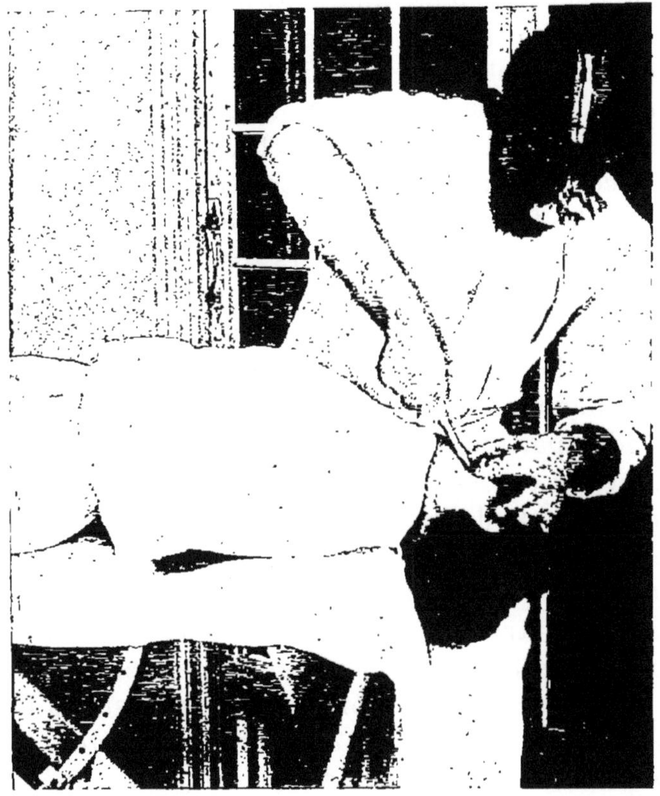

Fig. 85. — Position de l'opérateur et de l'opéré, celui-ci étant placé sur la table d'opération pour l'extraction d'une dent de la mâchoire supérieure.

La mâchoire supérieure. — Une chaise reçoit le pied gauche du chirurgien qui appuie la tête du malade fortement infléchie, sur son genou. Le pouce ou l'index dégagent le champ opératoire.

le traversin et l'oreiller et le malade sera ainsi placé sur un plan résistant, un peu analogue à celui que donnerait une table d'opération. On aura soin, si le lit est tant soit peu large, de faire déplacer le malade. Si c'est nécessaire, on fera rouler le lit au milieu de la pièce, ce qui pourra aussi parfois être nécessité pour obtenir un meilleur éclairage.

Lorsqu'on aura à opérer un malade placé sur une table d'opération, les conditions sont beaucoup plus favorables. Nous pensons même que c'est la position de choix que le médecin non spécialiste devra systématiquement donner à tous les malades en pareil cas. Certains praticiens prétendent qu'ainsi les extractions sont plus difficiles. Il n'en est rien, car l'habitude permet d'opérer très correctement dans cette position. Pour notre part, la coutume que nous avons de faire les extractions multiples sous anesthésies générales (celles-ci toujours faites sur la table d'opération), nous a permis de nous rendre compte qu'il n'y avait là qu'une question d'habitude et nous pratiquons aussi facilement l'extraction sur un malade couché que sur un malade assis. Et cela est si vrai que, chez certains malades particulièrement suspects, il nous est arrivé de les mettre en décubitus horizontal pour faire de simples opérations de dentisterie opératoire.

Mais, en ce qui concerne les extractions, nous avons la conviction que l'habitude d'opérer dans cette position étant prise, les extractions ne sont pas plus difficiles que dans le fauteuil dentaire. En l'absence de ce meuble, nous posons en principe que le décubitus horizontal sur la table opératoire est la *position de choix pour pratiquer l'extraction des dents*, surtout chez les médecins non spécialistes qui possèdent une table d'opération ou d'examen.

Lorsqu'on aura à enlever une dent à un malade sur la table d'opération, celle-ci sera disposée perpendiculairement à une fenêtre et la tête du malade sera tournée vers la fenêtre. S'il s'agit d'une dent de la mâchoire inférieure, le malade aura la tête appuyée sur le plan résistant de la table. On aura soin, dans ce cas, de soutenir avec la main gauche le menton du malade afin d'éviter la luxation temporo-maxillaire qui pourrait se produire facilement au cours de l'enfoncement du davier.

Lorsqu'il s'agira d'une dent située du côté droit de la

mâchoire inférieure, le chirurgien aura avantage à se placer du côté de la tête du malade.

Pour opérer sur toutes les dents de la mâchoire inférieure, le malade étant couché, on utilisera volontiers les daviers contre-coudés, à baïonnette, destinés aux dents de la mâchoire supérieure, quand le malade est assis. Un seul instrument aura à être modifié : c'est un davier semblable au davier pour dent de sagesse supérieure, mais portant les mors à double pointe du bec de faucon ou du davier droit pour molaires du bas.

S'il s'agit d'une dent de la mâchoire supérieure, on mettra le malade en position de Röse, c'est-à-dire la tête dépassant l'extrémité de la table et pendante. Dans ce cas, une chaise sera placée sous la table et le chirurgien ayant placé le pied sur cette chaise recevra la tête du malade sur la partie supérieure de la jambe pliée, à moins que la table dont on dispose ne soit munie de têtière *ad hoc* pour cette position.

B. **Examen de la dent à extraire.** — En premier lieu, pendant que le praticien recherche et flambe les instruments nécessaires à son examen, on occupe le malade en lui ordonnant de se laver abondamment la bouche à l'eau bouillie, ce qui a le double avantage de déterger cette cavité et de distraire le patient.

Nous avons dit pourquoi *il ne faut, en aucun cas, déférer directement au désir du malade d'être débarrassé d'une dent qu'il désigne.* Outre qu'une pareille conduite ne saurait convenir à un opérateur consciencieux et à un médecin digne de ce nom, le malade pourrait souvent induire, de bonne foi, le chirurgien en erreur en lui faisant enlever une dent du haut au lieu d'une dent du bas par exemple.

L'examen commence ensuite par la dent incriminée par le sujet. On confirme ou on infirme son opinion et, dans ce dernier cas, on recherche la cause de l'odontalgie. Si l'on juge que l'extraction doit être pratiquée, on la propose au malade. Il ne faut jamais, en effet, même et surtout chez un malade timoré, et encore moins chez les enfants, opérer par surprise. Cette pratique d'un autre âge doit être absolument abandonnée. Il faut au contraire expliquer au malade quelle est la situation, gagner sa confiance et surtout, autant que possible, tâcher de la mériter.

L'extraction décidée, on examine la dent au point de vue de sa résistance probable et de la solidité des débris coronaires. On examinera sa forme anatomique pour voir si c'est bien une dent de lait ou une dent permanente, si elle est normale, ainsi que sa position. On doit alors avoir présent à l'esprit d'une façon absolument nette : 1° la forme de la ou des racines; 2° leur position; 3° la topographie et les rapports des alvéoles. Dût-il se renseigner au préalable dans un ouvrage *d'Anatomie*, l'opérateur n'aura le droit moral de prendre le davier ou la clé que lorsqu'il aura ces trois points parfaitement présents à la mémoire. Indépendamment des précautions pré-opératoires que le chirurgien devra prendre (lavage des mains, flambage des instruments, etc.) qui constituent le premier temps de toute opération quelle qu'elle soit et sur lesquelles nous n'avons pas à insister ici, toute opération buccale sera précédée de l'antisepsie de la bouche.

C. **Antisepsie pré-opératoire.** — Nous n'avons pas à apprendre aux lecteurs de ce livre la façon de stériliser le matériel instrumental. Le flambage suffit pour stériliser un davier déjà propre.

L'antisepsie de la bouche se fera : 1° par des lavages abondants à l'eau tiède pratiqués par le malade lui-même pour commencer, puis par le chirurgien, au moyen d'une seringue ou d'une poire à lavage. Au moyen du jet ainsi obtenu, on fouillera les cavités dentaires, les espaces interdentaires, les culs-de-sacs gingivaux, géniens et labiaux. On pourra additionner cette eau, à un titre convenable, d'un médicament capable de précipiter ou de dissoudre facilement les enduits muqueux (lysol, lusoforme, thymol,

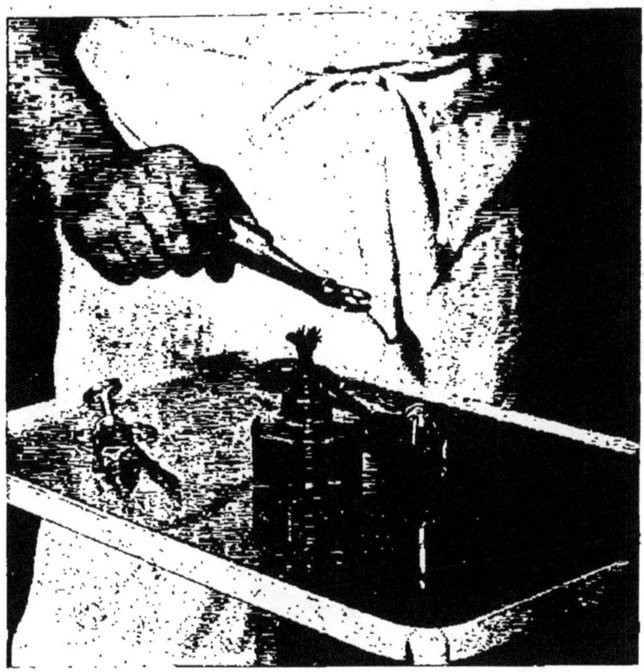

Fig. 86. — Stérilisation du davier par flambage.

Le davier étant propre, il suffit d'en laver les lames et les branches à l'alcool ou à l'éther et de les flamber un instant à la flamme de l'alcool ou du gaz.

sodique, dilution très étendue d'acide acétique, etc.). L'eau oxygénée n'est pas recommandable avant d'opérer à cause de la mousse qu'elle donne quelquefois et qui gêne la vue.

2° La région à opérer est ensuite soigneusement essuyée avec un assez gros tampon d'ouate et avant que le malade ait fermé la bouche et mouillé la région, celle-ci est badigeonnée avec un tampon chargé de teinture d'iode, jusqu'à ce que la muqueuse prenne la couleur d'acajou. On en fait autant sur le côté opposé du bord alvéolaire en dépassant un peu les dents voisines de celles à enlever. On fait garder au malade la bouche ouverte pendant un court instant.

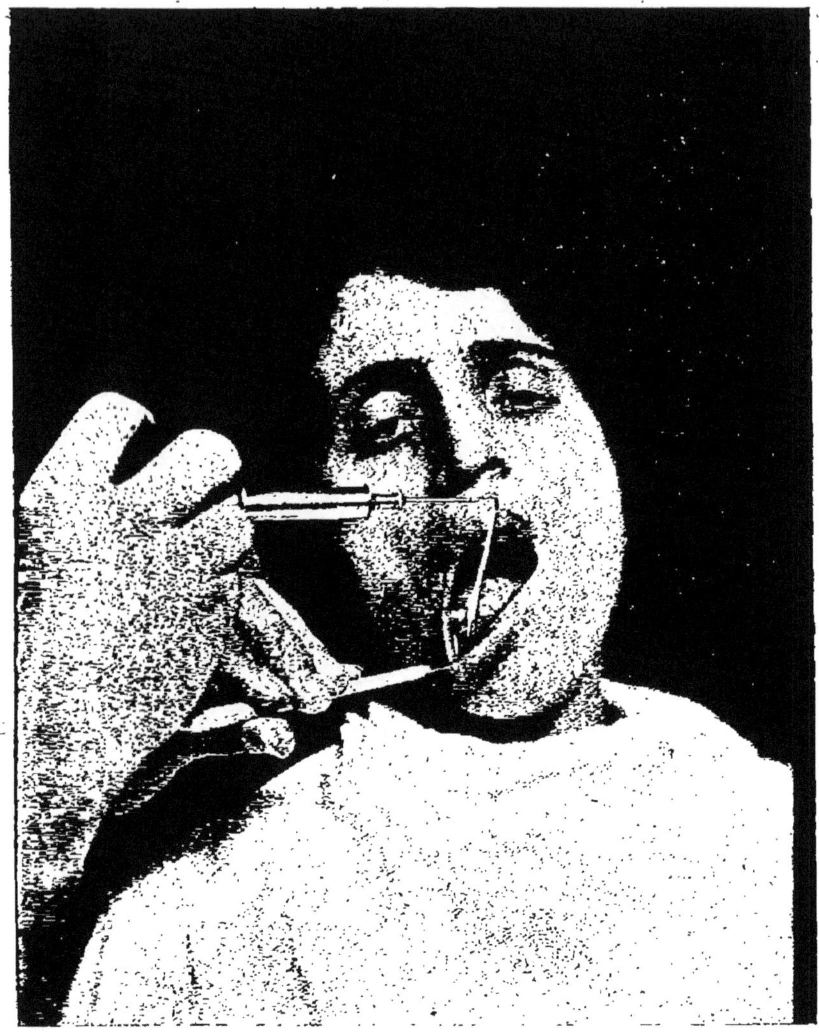

Fig. 87. — Antisepsie pré-opératoire (1er temps)

Les cavités dentaires pathologiques, les espaces interdentaires sont détergés avec un jet violent d'une solution antiseptique.

Il est bien entendu que, précédant toutes ces manœuvres, on a enlevé le tartre qui peut se trouver sur la dent à opérer et qu'on a enlevé la plus grande part de celui qui se trouve dans toute la bouche ainsi qu'il est dit au titre III. (Voy. page 110.)

D. **Anesthésie appliquée à l'extraction des dents.** — Il

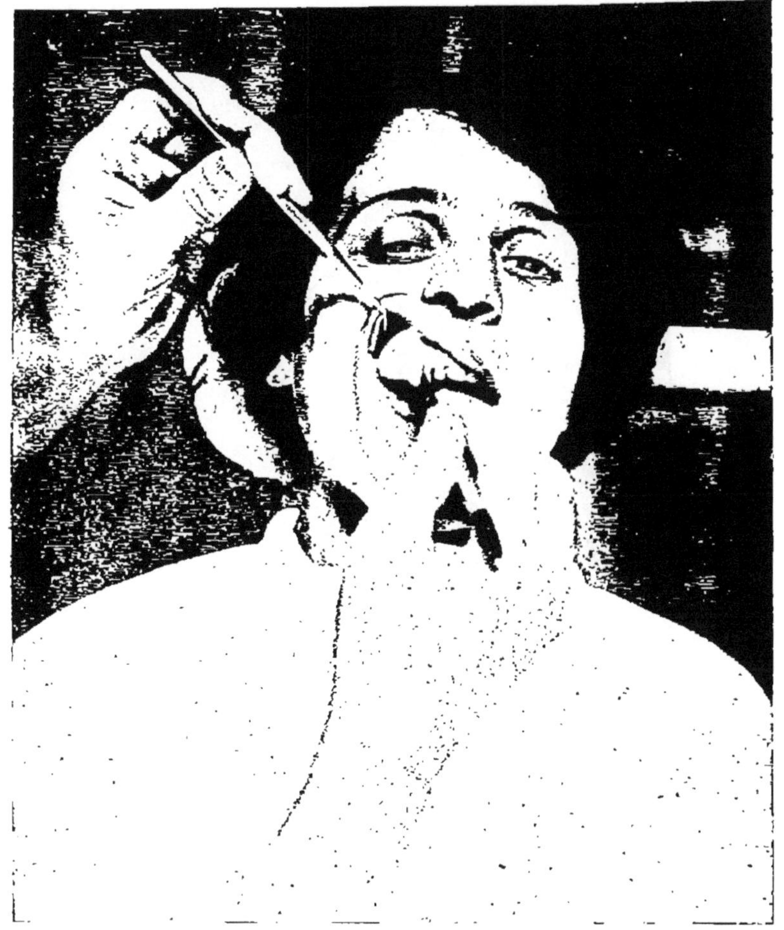

Fig. 88. — Antisepsie pré-opératoire (2e temps).

La lèvre ou la joue étant soulevée, un gros tampon d'ouate essuie soigneusement et sèche le champ opératoire.

sortirait du cadre de ce volume d'étudier en détail la pratique de l'anesthésie, et aussi bien, nous adressant à un public prévenu sur ces matières, nous risquerions, selon le cas, d'être oiseux ou incomplet. Cependant, et sans vouloir traiter à fond cette question, il nous a paru indispensable de l'aborder pour donner quelques indications relatives à l'anesthésie appliquée à l'extraction des dents.

En toute circonstance, cette opération si douloureuse

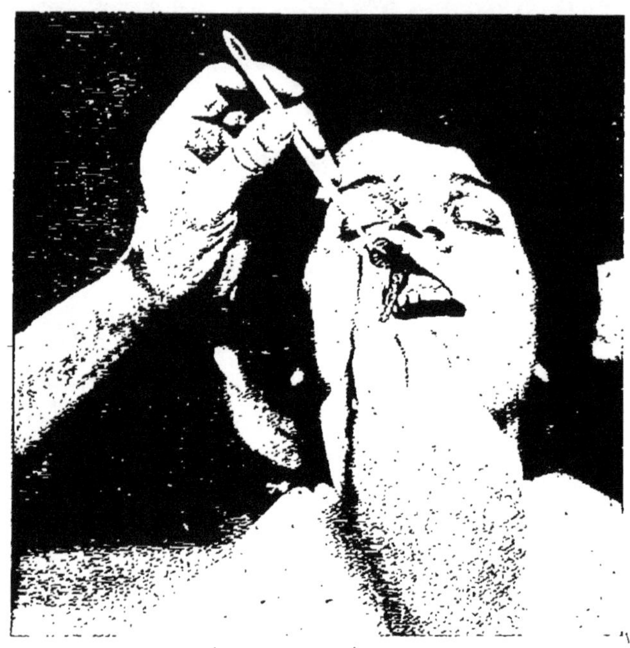

Fig. 89. — Antisepsie pré-opératoire (3e temps).

Une boulette d'ouate chargée de teinture d'iode passe une large couche de teinture d'iode dépassant les limites du champ.

doit être faite sous l'effet d'un médicament anesthésique. Et lorsque l'opérateur n'est pas un spécialiste et qu'il n'a par conséquent ni l'assurance, ni la rapidité que donne la pratique compétente et quotidienne, nous pensons qu'il y a dans ces circonstances une indication de plus à utiliser les méthodes anesthésiques afin d'avoir, de la part du malade, une grande docilité et de la part de l'opérateur plus de temps, moins de hâte et moins d'hésitation.

Anesthésie locale. — L'anesthésie locale, appliquée à l'extraction des dents, pourra être obtenue par des applications de topiques, par le froid, par des injections médicamenteuses.

α. *Anesthésie par les topiques.* — Les applications topiques de cocaïne en solution comme on l'emploie en ophtalmologie, par exemple, sont absolument insuffisantes et ne sont pas applicables à l'extraction des dents.

On a proposé un produit dérivé de la cocaïne, l'*isococaïne*, le *menthol* en crayon, la teinture de *cannabis indica*. Tout ces produits ne donnent qu'une anesthésie très superficielle et ne sont guère utilisables que lorsqu'on veut obtenir une anesthésie psychique, chez les enfants ou les vieillards dont les dents très ébranlées ne sont pas justiciables d'anesthésie préalable ou bien pour atténuer la petite douleur de la piqûre de l'aiguille de Pravaz avant les injections anesthésiques. De tous les médicaments destinés à produire l'anesthésie par application topique, le meilleur à notre connaissance est le liquide de Bonnain dont voici la formule :

Chlorhydrate de cocaïne	1 gr.
Acide phénique synthétique ou absolu.	1 —
Menthol.	1 —
Chlorhydrate d'adrénaline	0 gr. 01

Le liquide que Chavannes (de Lyon) a préconisé pour l'anesthésie des muqueuses se rapproche du précédent et donne, paraît-il, d'aussi bons résultats :

Phénol	2 gr.
Menthol.	2 —
Quinine (chlorhydrate)	1 gr. 50
Adrénaline pure.	1 gr. 005

β. *Anesthésie par réfrigération.* — Bien manié, ce procédé peut rendre de grands services.

a. **Éther.** — On peut réfrigérer un alvéole à opérer en pulvérisant de l'éther avec l'appareil de Richardson.

b. **Chlorure d'éthyle** (C^2H^5Cl, bout à + 12° C.) et autres corps analogues : coryl (mélange de chlorure d'éthyle et de méthyle, bouillant à 0° C.), chloréthyle, anestile, etc., présentent l'avantage d'être enfermés dans un appareil moins encombrant qui en rend le maniement beaucoup plus commode avec une seule main. En ce qui concerne le

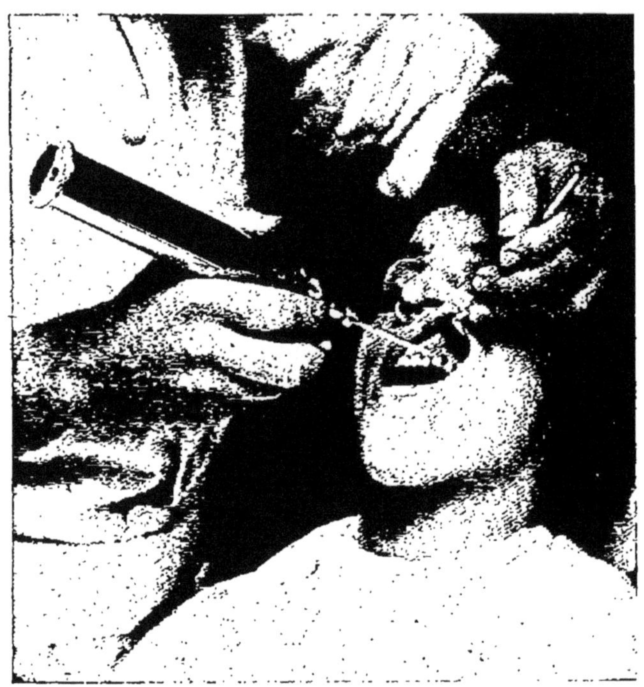

Fig. 90. — Anesthésie par réfrigération.

Le chlorure d'éthyle méthylé est contenu dans un siphon métallique qui en permet un facile maniement. La muqueuse doit autant que possible être séchée au préalable.

chlorure d'éthyle, on notera que les tubes de kélène qui sont destinés à obtenir l'anesthésie générale ne peuvent pas être utilisés pour l'anesthésie locale (l'inverse est presque aussi vrai d'ailleurs, bien que l'on n'en tienne souvent pas compte). Pour obtenir la réfrigération, il faut ou un nuage de pulvérisation ou un jet filiforme, le plus petit possible.

La technique de l'anesthésie par réfrigération est simple.

Après avoir préparé le champ opératoire, comme il est dit page 148, on s'efforcera de le sécher, afin d'éviter autant que possible la formation d'un glaçon par congélation de la salive, glaçon qui intercepterait la propagation du froid. On projette la pulvérisation de part et d'autre des bords alvéolaires et on la prolonge jusqu'à ce que la muqueuse devienne brusquement exsangue et d'un blanc mat. La projection sera faite du plus loin possible afin de provoquer une plus grande diffusion du jet. Sitôt l'anesthésie obtenue, on opérera rapidement.

c. **Chlorure de méthyle** (CH^3Cl). — Le chlorure de méthyle que beaucoup de praticiens possèdent dans l'appareil de Debove, peut être employé, mais la puissance réfrigérante de ce produit étant très grande (—20°), il faut prendre garde de ne pas dépasser le but afin d'éviter les escarres.

Au cas où on n'aurait pas d'autre produit sous la main, on pourra utiliser le chlorure de méthyle, malgré sa très grande puissance de réfrigération. Toutefois, pour éviter les escarres ou même les lésions pulpaires sur les dents voisines saines, on utilisera la méthode du *stypage*.

Sur une pince de Kocher, on place une boulette d'ouate très serrée grosse comme une noisette et entourée d'un morceau de soie. On pulvérise le chlorure de méthyle sur le tampon ou *stype* et on l'applique sur la région à anesthésier. On l'y maintient jusqu'à obtention de l'anesthésie. On peut aussi placer de l'éther dans un verre de montre et verser dans cet éther du chlorure de méthyle. On passe le mélange qui, d'après Galippe, est ainsi dépourvu de ses propriétés escarrotiques au moyen d'un pinceau ou d'un tampon d'ouate. On a également proposé (Hénocque), le siphonnage sur la joue, du trajet de la Vme paire dans ses branches maxillaire supérieur et maxillaire inférieur.

L'anesthésie par réfrigération, correctement pratiquée, donne des résultats incontestables. Le seul reproche qu'on puisse lui adresser est d'être de fort courte durée et de n'être pas utilisable sur ou à côté de dents ayant une pulpe vivante et sensible.

Enfin, nous devons mentionner un procédé original d'anesthésie locale et générale combinées au chlorure d'éthyle dû à Pont (de Lyon) et décrit par notre confrère et ami L. Dalban (de Grenoble) (fig. 91).

« On place, dit cet auteur, tout d'abord au fond de la bouche du malade un morceau de gaze ayant la dimension

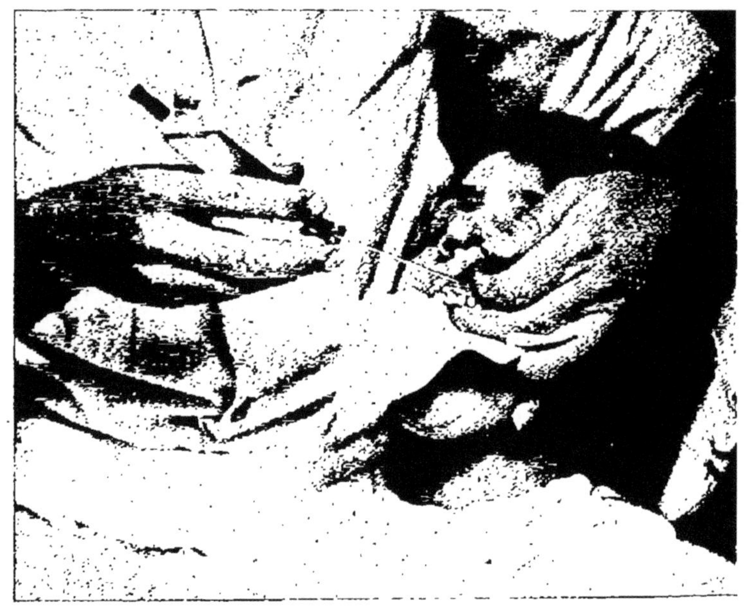

Fig. 91. — Analgésie par le procédé de Pont-Dalban.

Un entonnoir de gaze est disposé dans la bouche du malade et retient un tampon d'ouate de la grosseur d'une noix, la pulvérisation est faite alternativement sur le tampon et sur le champ opératoire.

d'une enveloppe ordinaire. Ce fragment de gaze est placé en entonnoir, exactement comme si on voulait mettre la digue en caoutchouc sur une grosse molaire. On pose ensuite sur un morceau de gaze un tampon de coton hydrophile du volume d'une noix. Ceci fait, on pulvérise sur le tampon de coton 2 à 3 cm^3 de chlorure d'éthyle, en recommandant au malade de respirer largement par la bouche; on a eu soin d'introduire au préalable deux petites boules de coton dans les narines du sujet. Pendant que le malade respire, on procède à l'anesthésie locale de la gencive suivant le mode opératoire habituel. Lorsque celle-ci est blanche et que le malade a fait cinq ou six inspirations, on peut opérer... le malade est analgésié, il n'a conservé qu'une conscience vague de l'endroit où il se trouve, mais il peut obéir aux ordres qu'on lui donne et répondre à la voix de l'opérateur. En même temps, la région est anesthésiée localement et l'on peut en une séance pratiquer deux ou trois extractions...

« Cette méthode, qui donne d'excellents résultats, est applicable dans tous les cas. Elle n'exige aucun préparatif, aucune précaution (1) ». Il va de soi, que l'on devra employer, pour utiliser cette méthode, du chlorure d'éthyle chimiquement pur. Immédiatement après, on aura soin de *ne pas faire laver la bouche du malade avec des liquides chauds*, afin d'éviter une réaction trop brutale.

Enfin, le chirurgien aura soin de noter que les vapeurs de la plupart de ces produits sont inflammables ou détonantes au contact d'une flamme nue.

γ. ***Anesthésie par injections hypodermiques.*** — On pourra utiliser, et ce sera le procédé d'anesthésie locale de choix pour les lecteurs de cet ouvrage, les injections anesthésiques intra-muqueuses.

a. Tous les anesthésiques locaux, employés en chirurgie générale, pourront être utilisés de la même façon et avec les mêmes titrages. Il n'y a pas, en dépit des annonces des fabricants, de médicaments ni de formules spécialement affectés à l'extraction des dents.

(1) L. DALBAN, Les différents modes d'emploi du chlorure d'éthyle en Chirurgie dentaire. (*Congrès A. F. A. S.*, Grenoble, août 1904.)

Parmi les principaux produits que le médecin pourra employer, nous citerons le chlorhydrate de cocaïne en solution pure, ou associée à la solution au 1000° d'adrénaline (1), l'alypine la stovaïne, l'eucaïne, la novocaïne, etc.

En outre, des contre-indications possibles de ces médi-

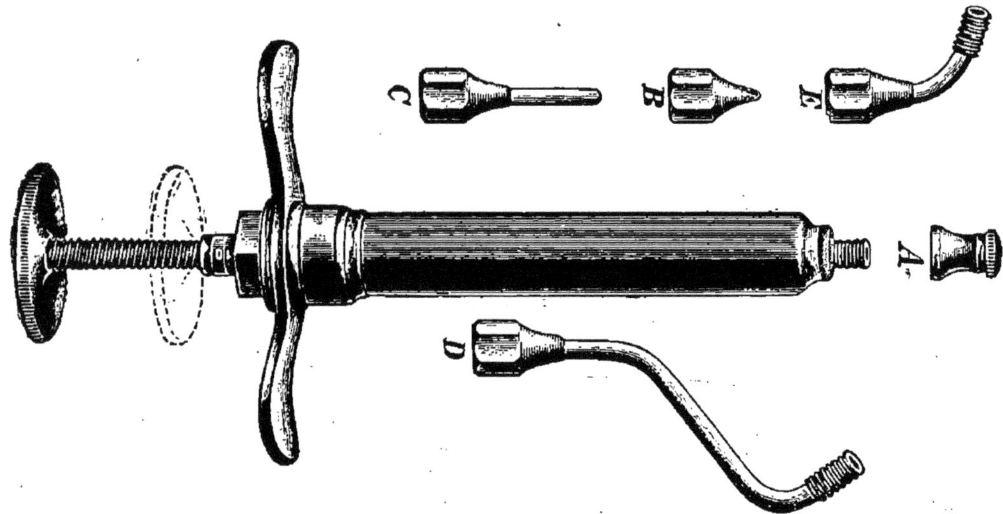

Fig. 92. — Seringue à injections gingivales.

A, Embout de fermeture ; — B, Raccord d'aiguille ; — C, Long raccord d'aiguille ; — D, Raccord d'aiguille à baïonnette.

caments, inhérentes à l'état général du malade qu'il est du devoir du praticien d'apprécier avant de commencer, il faut noter que l'anesthésie sera toujours moins bonne et plus difficile à obtenir ou parfois même à esquisser, malgré l'adjonction d'adrénaline, lorsque le champ d'intervention est le siège de phénomènes inflammatoires. L'arthrite aiguë ainsi que les abcès en formation sont loin d'être des cas favorables à l'emploi de cette méthode, qui indiquent plutôt l'emploi du sommeil ou de l'anes-

(1) Voy. L. Granjon, Thèse de Paris, 1903.

thésie par réfrigération. En période froide, au contraire, l'anesthésie locale constituera le procédé de choix.

Instrumentation nécessaire pour la pratique de l'anesthésie par injections hypodermiques. — Toutes les seringues du modèle de Pravaz, utilisées en médecine générale, ne sauraient indistinctement être employées pour l'anesthésie en vue de l'extraction des dents.

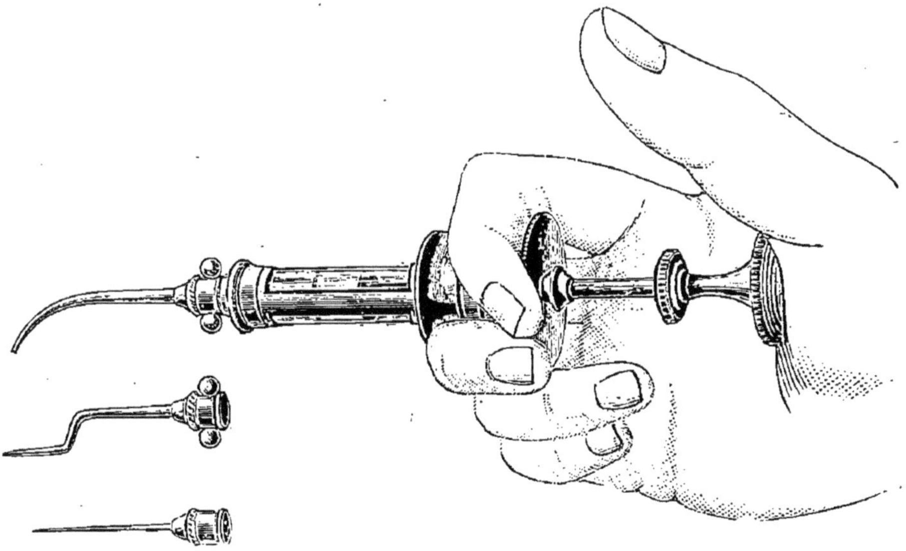

Fig. 93. — Seringue et canules de Nogué pour l'anesthésie diploïque.

La fibro-muqueuse gingivale étant constituée sur la partie adhérente aux bords alvéolaires par un tissu à trame très serrée, il est nécessaire pour l'injection de déployer une force assez considérable. Les seringues qui peuvent être utilisées dans ce but doivent donc répondre, en outre des conditions générales que l'on exige aujourd'hui de ces appareils (facilité de nettoyage, de stérilisation, etc.), à un certain nombre de conditions.

1° Elles doivent être assez bien en main pour que, sans fatigue notable et sans qu'il ait à se blesser les doigts, le chirurgien puisse, avec précision, déployer une force suffisante qui devient parfois considérable.

2° Il faut qu'elles soient assez solides pour ne pas éclater sous cette pression et de plus qu'elles soient absolument étanches.

3° Le raccord de la seringue à l'aiguille ne doit pas se

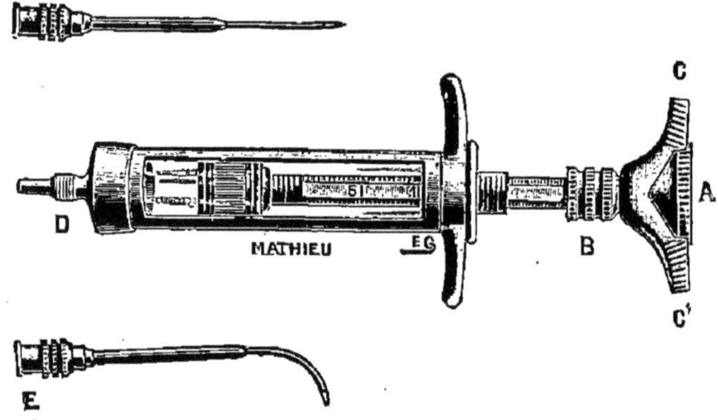

Fig. 94. — Seringe de Granjon.

L'instrument dans la position où il est figuré peut être utilisé comme une seringue ordinaire. En vissant la pièce B sur son siège, la seringue devient un instillateur à haute pression dont le mouvement est obtenu par la rotation continue de la tête CC'.

borner à être à frottement dur, car ce dispositif céderait à tous coups sous l'influence de la pression exercée sur le liquide à injecter. Le plus souvent ces seringues sont munies d'un canon à vis.

Nous ne pouvons entrer ici dans l'étude de tous les modèles de seringues existant, nous nous bornerons à citer, à titre documentaire, les seringues que le médecin pourra employer pour aboutir au but qui nous occupe. Le type de la seringue à injection intra-gingivale est la seringue aujourd'hui désuète de Martial-Lagrange. Le dispositif de Lüer, pour maintenir l'aiguille, deviendrait plus commode si le piston possédait une tête plus large. La seringue de Granjon serait parfaite si elle ne nécessitait pas l'emploi des deux mains. Nous l'employons cependant avec satisfaction. Les maisons spéciales de fournisseurs d'articles dentaires vendent également différents modèles de seringues qui sont parfaitement appropriés, notamment ceux représentés par les figures 92 à 94.

Les aiguilles devront être très acérées et, en dépit de leur peu de durée et des difficultés un peu plus grandes de leur stérilisation qui nécessite l'emploi de l'eau bouillante, nous donnons la préférence aux aiguilles d'acier. Bien entendu, on n'omettra pas de veiller autant à la stérilisation de la seringue, qu'à celle de la solution anesthésique, l'une étant aussi importante, on le conçoit, que l'autre.

Technique des injections. — Il existe de nombreuses méthodes pour l'introduction des solutions anesthésiques dans les tissus environnant les fosses alvéolaires des dents à extraire (sous-périostée, intra-muqueuse, intra-articulaire, intra-osseuse, etc.). Nous nous bornerons à indiquer, en l'empruntant à Sauvez (1), celle qui est utilisable dans la plupart des cas. « Pour que l'injection soit efficace, dit cet auteur, il faut qu'elle soit faite au niveau où la muqueuse et le périoste adhèrent intimement, par conséquent pas trop près du collet ni surtout trop près du cul-de-sac gingivo-labial ou gingivo-génien. »

Au moment de faire la piqûre, la seringue est tenue à la façon d'une plume à écrire, de manière à permettre de prendre un point d'appui résistant sur le maxillaire avec les autres doigts. On fait pénétrer l'aiguille dans la muqueuse en un point situé à peu près à égale distance entre le bord libre de la gencive et l'endroit présumé où doit se trouver la pointe de la racine, plutôt plus près du collet, comme Loup l'a conseillé, et on la pousse obliquement par rapport à la région médiane du maxillaire. Cette

(1) Sauvez, L'Anesthésie locale pour l'extraction des dents. Préface par le professeur Reclus, Paris, 1905.

piqûre doit être peu profonde et elle doit être faite non sous la dent, mais dans l'intérieur du derme de la muqueuse. L'expression d'injection *hypodermique* doit donc être remplacée ici par celle *d'intra-dermique*. On

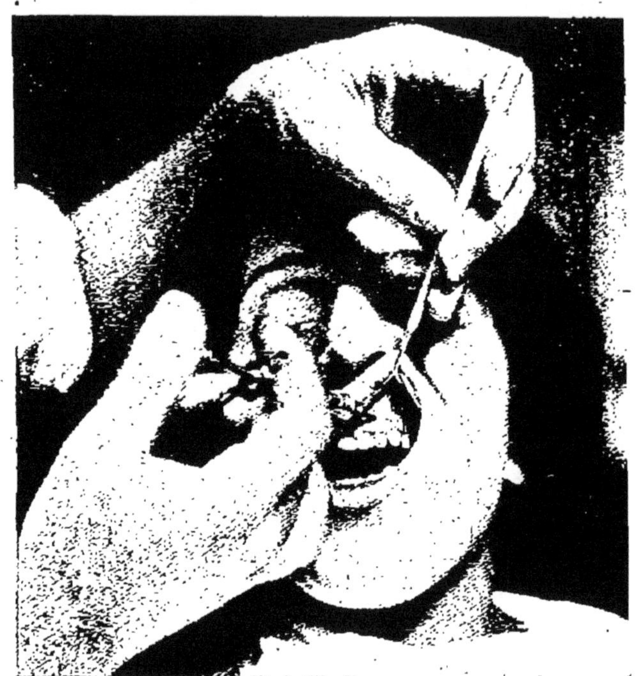

Fig. 95. — Technique de l'anesthésie locale par injection intra-gingivale.

La lèvre ou la joue étant écartée avec le miroir, l'injection est poussée doucement à mi-hauteur entre le collet de la dent et la pointe presumée de la racine.

pousse alors très doucement le piston sans secousse de façon à laisser au liquide injecté le temps de pénétrer à travers les mailles du tissu. On doit d'ailleurs éprouver une certaine résistance pour faire l'injection ; quelquefois cette résistance est très grande. On enfonce l'aiguille peu à peu, doucement, en s'efforçant de la maintenir toujours dans l'épaisseur du derme, c'est-à-dire superficiellement. Si l'injection est faite dans ces conditions, on voit, au fur et à mesure qu'on pousse le piston, la muqueuse devenir blanche sur une certaine étendue et le centre de cette zône peut être représenté par le point où a porté la piqûre.

b. Anesthésie générale. — Le sommeil chirurgical appliqué à l'extraction des dents par le médecin-praticien sera, selon les cas : 1° de courte durée ; 2° de longue durée.

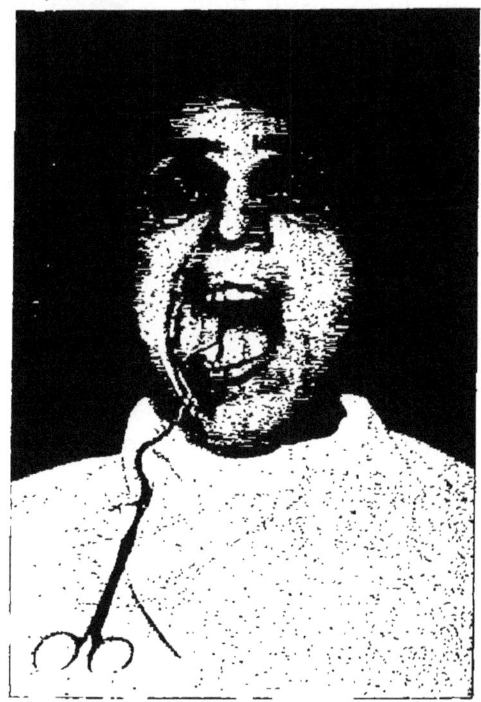

Fig. 96.— Façon correcte de placer le baillon.

Dans les anesthésies de courte durée, le placement préalable d'un baillon est necessaire pour éviter la perte de temps qui se produirait à ouvrir et à maintenir la bouche ouverte au moment de *l'anesthésie* où le malade est en *contracture*.

a. **Anesthésie de courte durée.** — Les anesthésies de courte durée seront demandées au chlorure d'éthyle (kélène) ou au bromure d'éthyle. Nous n'avons pas à donner ici la façon d'utiliser ces médicaments que le lecteur se remémorera en consultant des ouvrages spéciaux (1). Cependant quelques dispositions particulières seront employées en vue de l'ex-

(1) Consulter notamment : MALHERBE et LAVAL. L'anesthésie générale au chlorure d'éthyle, Paris, 1903. — M. ROY, Thérapeutique de la bouche et des dents, *Manuel du Chirurgien dentiste*, 3e éd., Paris, 1910.

NOGUÉ, Anesthésie, fasc. VI du Traité de Stomatologie de MM. GAILLARD et NOGUÉ.

traction des dents. Étant donnée la rapidité de leur action, le chirurgien aura soin de préparer tous les instruments nécessaires dans un plateau, à portée de la main. Le malade sera placé au préalable dans la position opératoire convenable, un ou plusieurs aides vigoureux seront prêts à maintenir le patient, s'il y a lieu, au moment de la période d'excitation anesthésique. Toutes ces précautions étant prises, un baillon — le plus simple, est le baillon en caoutchouc moulé (fig. 97), — retenu par un fil qu'une pince à forcipressure retient à l'autre bout, contre le vêtement du patient, par exemple, lui tient la bouche ouverte afin de n'avoir pas à lui ouvrir s'il est en contracture ou en résolution au moment où on jugera bon

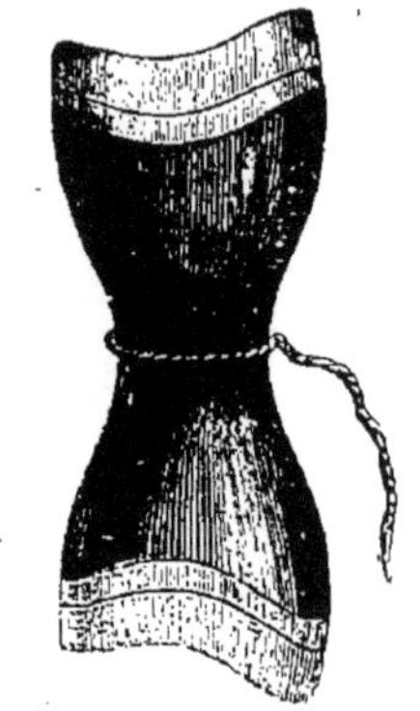

Fig. 97. — Baillon.

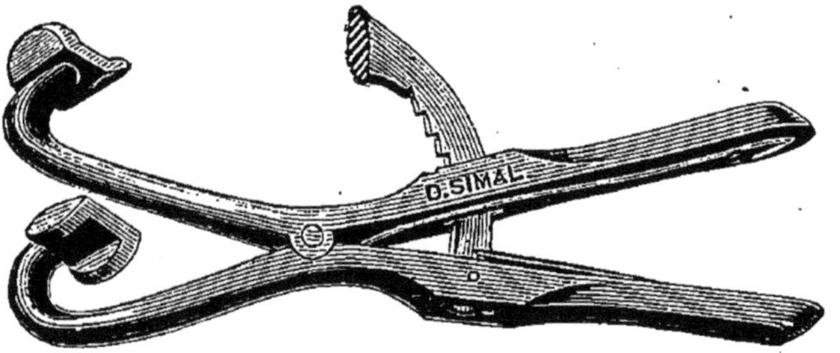

Fig. 98. — Ouvre-bouche de O' Dwyer.
Cet instrument participe à la fois du bâillon et de l'ouvre-bouche.

d'opérer. Dans le choix de cet instrument, on observera la différence qui existe entre le *baillon*, instrument passif qui se borne à tenir la bouche du sujet ouverte et l'*ouvre-bouche*, instrument actif, qui, s'il est muni d'un cran d'arrêt peut, dans certains cas, servir de baillon. Pendant les anesthésies, l'ouvre-bouche sert à ouvrir la bouche fermée du sujet et à placer ou à replacer le baillon (fig. 96, 98 à 100).

β **Anesthésie générale de longue durée.** — L'éther ou le chloroforme, employés de même façon qu'en chirurgie générale, pourront parfois (dents de sagesse devant être enlevées à tout prix; extractions multiples; etc.), être nécessaires. Cependant lorsque l'indication de leur emploi se posera très nette, c'est généralement que l'opération présentera un certain caractère de difficulté ou de gravité. Dans l'un ou l'autre cas, le médecin agira prudemment en demandant l'assistance du spécialiste s'il peut l'obtenir.

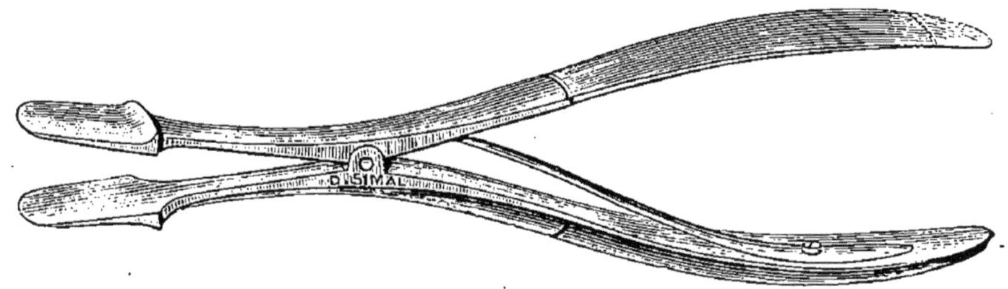

Fig. 99. — Ouvre-bouche de Bourbon.
Cet instrument peut être considéré comme le type de l'ouvre-bouche.

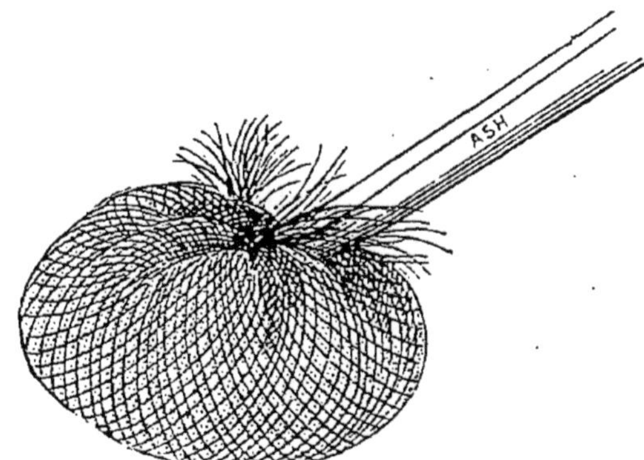

Fig. 100. — Tampon tenu entre les pointes d'une pince.

Il n'y a pas de précaution spéciale à prendre en pareil cas, de plus que pour tout autre intervention. On aura seulement soin de préparer des tampons gros comme des noix ou des éponges dont on se servira pour débarrasser le pharynx du sang et des mucosités qui l'encombrent. Ces tampons sont, dans ce but, montés sur de longues pinces de

0 m. 20 au moins (pinces à pansements utérins, pinces de Museux, pinces à ligaments larges, par exemple, etc.).

II. — CONDUITE DE L'OPÉRATION PROPREMENT DITE

EMPLOI ET TENUE DES INSTRUMENTS D'EXTRACTION EN GÉNÉRAL. — Bien que chaque dent ou racine nécessite pour sa luxation un mouvement spécial, il n'en demeure pas moins qu'il existe des règles générales qui ne souffrent aucune exception. Ces règles sont importantes et nous recommandons de prendre, sitôt qu'on le pourra, l'habitude de les respecter.

A. **Emploi du davier.** — *Tenue du davier.* — Le davier est tenu à la main droite. Certains opérateurs jouissant du privilège d'être ambidextres peuvent utiliser la main gauche. Mais, d'une façon générale, on se sert que de la main droite et les instruments sont d'ailleurs construits dans cet ordre d'idée. L'instrument est donc saisi, la face palmaire tournée vers l'opérateur et la pulpe du pouce placée entre les branches. Cette position du pouce est très importante. Elle indique à tout instant le degré de striction exercé sur l'organe à enlever et sert par son élasticité et une légère pression à ouvrir un peu l'instrument pour relâcher la striction si on le juge utile. De plus, l'extrémité de la branche palmaire (branche active, de Cryer) s'appuie sur la région de la paume qui correspond au tiers inférieur de la ligne qui sépare l'éminence thénar de l'éminence hypothénar. Enfin les autres doigts sont repliés sur la branche opposée à la branche palmaire ou branche digitale (branche passive, de Cryer). Nous le répétons, *cette tenue du davier est la seule correcte* et est indispensable pour la parfaite exécution d'une extraction (fig. 101 à 103). Il est important aussi de retenir qu'il ne faut pas serrer très fort les branches du davier sous peine d'écraser

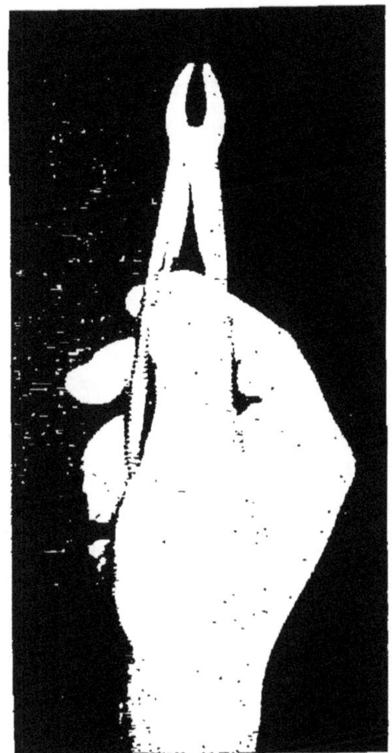

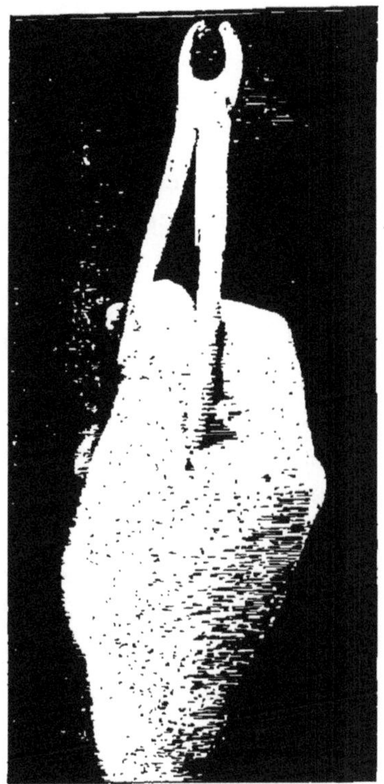

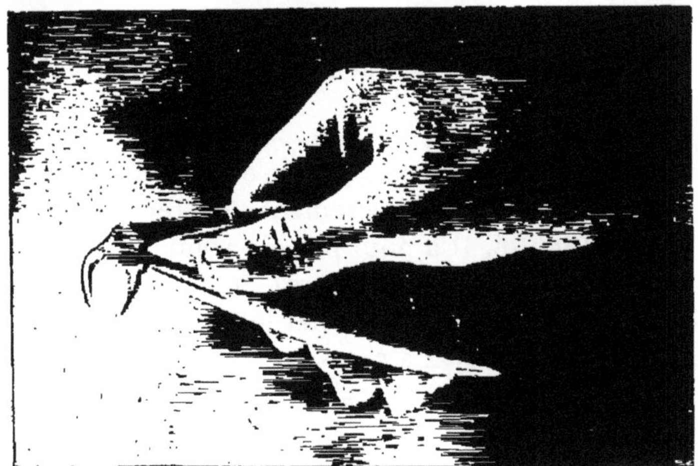

Fig. 101 à 103. — Tenue correcte du davier.

La pulpe du pouce est pincée entre les branches et sert à renseigner le chirurgien sur le degré de striction exercé sur la dent. La branche palmaire est fortement maintenue dans le creux hypothénar. La branche digitale reçoit sur elle les quatre autres doigts repliés.

la dent. La pression exercée doit être juste suffisante pour maintenir sûrement l'organe à enlever. L'usage du déchaussoir est inutile comme premier temps de l'extration au davier. Les mors tranchants de l'instrument suffisent à rompre les connexions gingivales.

Une extraction de dent pratiquée au davier se compose de quatre temps successifs.

1er Temps. — **Placement de l'instrument.** — Le davier étant tenu en position classique — cette position étant, nous ne saurions trop le répéter, *indispensable,* — les lames de l'instrument sont placées au contact des débris coronaires de la dent à enlever et dans le prolongement de l'axe de la dent. Pendant l'exécution de ce temps, le chirurgien évite de serrer les branches. Si la mise en place de l'instrument est difficile (gencive fongueuse, écoulement de sang, par exemple), le placement se fait en deux temps: la lame formée par le prolongement de la branche passive est d'abord placée, la seconde lame correspondant à la branche active est placée ensuite en évitant de saisir tout ou partie des bords alvéolaires. Il n'est pas utile d'insister sur ce que ce temps a d'important et sur l'inconvénient qu'il y aurait à saisir, par exemple, une dent voisine de celle qui est en question.

2e Temps. — **Enfoncement.** — Une fois correctement placé, le second temps obligatoire est l'*enfoncement.* Quand le davier est tenu correctement, ce temps ne présente aucune difficulté. Il a pour but de rompre les connexions gingivales (ligament circulaire) en faisant sectionner le collet chirurgical de la dent par les extrémités tranchantes des lames du davier. La pression nécessaire pour cela doit être vigoureuse, sans brutalité, progressive, énergique et continue.

L'organe doit être saisi aussi loin que possible et parfois, dans les dents uniradiculées, l'enfoncement est suffisant pour que l'énucléation se produise en arrêtant l'opération.

Mais, dans l'immense majorité des cas, il n'en est pas ainsi, et l'opération doit se continuer par la luxation.

3e Temps. — **Luxation.** — Ce temps, qui peut se combiner parfois avec le temps précédent, avant que celui-ci ne soit achevé, est le plus délicat de l'extraction. Il a pour but de déchirer le ligament alvéolo-dentaire. Les branches de l'instrument sont serrées assez pour que l'organe ne puisse pas glisser et *seul le poignet* doit agir dans ce temps, *le bras et le coude devant rester immobiles*. Les mouvements, variables avec la dent considérée, doivent toujours être en rapport avec la topographie des alvéoles et des résistances opposées. On aura soin de saisir la dent assez sûrement pour que l'instrument ne puisse pas glisser dans un espace interdentaire ou même sur une dent voisine, faute grave qui pourrait avoir pour résultat l'extraction simultanée de deux dents ou même d'une seule dent saine.

4e Temps. — **Traction.** — Lorsque la luxation est obtenue, on peut considérer l'opération comme virtuellement terminée. La sortie de l'organe luxé, par traction en dehors du vase osseux qui la contient est chose aisée, dans la plupart des cas et n'a pas à être décrite. On aura soin seulement, surtout au niveau des molaires inférieures, de ne pas se hâter et d'interrompre l'extraction si l'on sent une résistance élastique. On observera alors que le plus souvent cette résistance est due à une adhérence de la gencive à la dent en un point que les lames du davier n'ont pas pu sectionner. On supprimera cette adhérence soit au bistouri, soit aux ciseaux courbes sur le plat et la dent tombera dans les doigts du chirurgien. La négligence de cette précaution peut être, sinon grave, du moins fort ennuyeuse, car nous avons vu des opérateurs trop pressés déchirer et mettre à nu le bord alvéolaire sur une étendue de plusieurs centimètres.

L'extraction des dents, sauf pour les canines, nécessite rarement le développement d'une grande force. En tout cas, la force brutale n'a jamais obtenu la moitié des résultats donnés par l'emploi d'une force moindre, mais raisonnée.

Deux précautions générales sont à prendre dans l'emploi du davier selon qu'il s'agit des dents du haut ou des dents du bas.

Pour les dents ou racines du haut, on évitera de pincer la lèvre inférieure entre les branches du davier. Une sage précaution, pour éviter cet inconvénient, consiste à placer une serviette pliée sur la lèvre à protéger.

Pour les dents du bas, on prendra garde à la fin du 4e temps de ne pas venir frapper les dents de la mâchoire opposée. Des fractures d'incisives notamment ont pu se produire de cette façon. De plus, nous croyons qu'il suffit de signaler la possibilité de pincer la langue ou la barbe des patients pour que le lecteur n'ait pas d'ennui à ce sujet.

On se souviendra qu'en matière d'extraction « il ne s'agit pas de faire preuve d'une dextérité incomparable et d'étonner le patient par la rapidité de l'exécution. Quand une dent n'est pas adhérente, quand il n'y a pas d'anomalie de forme des racines ou de la mâchoire, quand elle est ébranlée, ce n'est point une opération difficile que d'extraire cette dent ; mais, s'il y a adhérence ou anomalie dans la forme des racines ou de la mâchoire, alors il peut survenir des difficultés qui exigent de la part de l'opérateur beaucoup d'habileté, de prudence et de sang-froid. N'est-ce pas vous dire que lorsqu'une dent doit être extraite, comme d'avance on ne peut que fort rarement savoir si l'opération sera simple ou difficile, il faut toujours y procéder comme si quelque complication inattendue devait surgir, qu'en un mot il faut toujours agir « chirurgicalement » *tutto* d'abord, *cito* si c'est possible et *jucunde* si le cas se présente, mais pour ma part je ne l'ai jamais rencontré. » (Andrieu, Leçons cliniques).

Quant aux mouvements de l'opération elle-même avec

le davier, d'une façon générale, ils se réduisent à deux :

1° *Mouvements de rotation* qui ont pour axe l'axe de la dent ou de la racine dans les dents uniradiculées.

2° *Mouvements de latéralité (out and in motion,* des Anglo-américains) qui tendent à déplacer alternativement

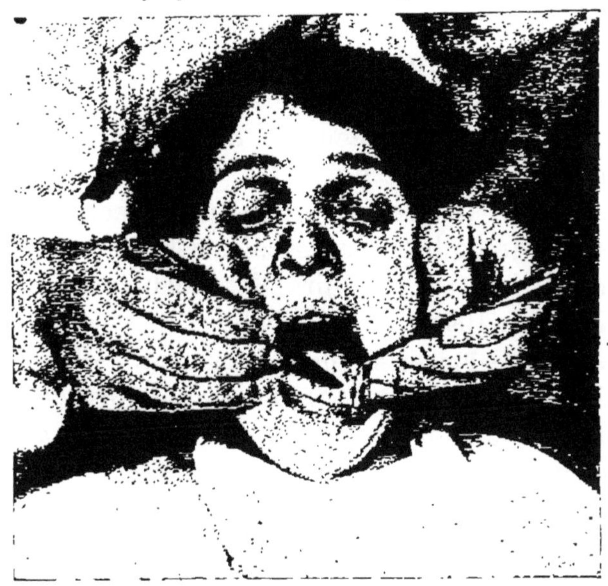

Fig. 104. — Syndesmotomie.

Le « déchaussement » des anciens auteurs constitue un temps préalable à l'application de la clé à dent. A défaut d'instruments spéciaux (syndesmotomes, de Chompret), on pourra utilement utiliser un bistouri ordinaire pour sectionner le ligament annulaire.

la dent ou la racine vers l'intérieur de la bouche et vers l'extérieur, ces derniers mouvements sont de beaucoup les plus employés, les mouvements de rotation étant réservés à peu près exclusivement aux quatre incisives supérieures et à quelques racines isolées ou de forme conoïde et n'étant d'ailleurs possibles qu'avec l'emploi des daviers.

B. **Emploi de la clé.** — Le crochet choisi étant disposés sur la clé de façon appropriée à la situation de l'organe à enlever, on prend soin, afin de réduire au minimum les contusions gingivales, d'entourer suffisamment le panneton avec une bande de toile, par exemple, de deux centimètre de largeur ou avec tout autre pièce de lingerie que l'on possédera. Ces préparatifs étant faits, l'extraction se divise toujours en trois temps.

1er Temps. — **Déchaussement.** — La section des attaches gingivales doit toujours précéder l'extraction par la clé. Un bistouri peut être suffisant, mais l'emploi d'un déchaussoir, comme les syndesmotomes de Chompret, facilitera beaucoup la parfaite exécution de ce temps. La lame de l'instrument tranchant doit être enfoncée profondément entre la dent et la gencive jusqu'au contact du collet anatomique. Si le collet chirurgical n'est pas soigneusement sectionné, il peut se produire des déchirures étendues de la gencive (fig. 104).

2e Temps. — **Placement de l'instrument.** — Le chirurgien, tenant la clé garnie de son bourrelet protecteur, place le *crochet* le plus bas possible, du *côté où la paroi alvéolaire est la plus résistante*. Le *panneton* repose de l'autre côté de la dent sur le bord alvéolaire le moins résistant. Ce n'est qu'une fois l'instrument placé que le chirurgien commence le temps suivant.

3e Temps. — **Luxation et extraction.** — Ce temps décisif doit être exécuté posément et sans aucune brusquerie, contrairement à une opinion très répandue.

« De la main droite, qui tient le manche de l'instrument, l'opérateur soulève la dent de son alvéole par un mouvement de rotation ferme et régulier du poignet. Il doit appuyer sur la griffe avec l'index ou le pouce de la main gauche jusqu'à ce que, par la rotation de l'instrument, elle soit fixée sur la dent... Si la dent est située du côté *gauche* de la bouche, l'opérateur doit se tenir à *droite* de l'opéré ; mais si elle est du côté *droit*, il faut qu'il se tienne *devant lui*. Pour enlever une dent du côté gauche de la mâchoire inférieure ou du côté droit de la supérieure, la paume de la main doit se trouver *sous* le manche de l'instrument ; du côté droit de la mâchoire inférieure ou du côté gauche de la supérieure, elle doit être *au-dessus*. La manière de tenir l'instrument a plus d'importance que beaucoup ne se l'imaginent. Si on le tient mal, l'opérateur perd en grande partie toute possibilité de le diriger à son gré (1) ».

Assez souvent la luxation étant faite, on retire la clé et on achève l'extraction de la dent plus délicatement au moyen d'un des daviers français de formes antiques, compagnons inséparables de la clé dans les boîtes de chirurgie. Ces daviers ne peuvent servir d'ailleurs qu'à cet usage, à moins que, sous prétexte d'extraction, on ne veuille guillotiner des dents à peu près à chaque essai, pour peu que la dent soit mauvaise.

II. — CONDUITE DE L'EXTRACTION POUR LE CAS PARTICULIER DE CHAQUE DENT

Mâchoire supérieure

1° *Incisive centrale supérieure.*

a. **Extraction avec le davier.** — (Voir *Anatomie*, page 20 et figure 13).

On doit employer le davier droit, mais on peut à la rigueur utiliser le davier baïonnette. Une lame est placée du côté palatin, l'autre du côté labial. La luxation se fait surtout par simple rotation sur l'axe et doit suivre une prise très profonde. Si la luxation est difficile à obtenir, on peut faire quelques très petits mouvements d'avant en arrière.

b. **Avec la clé.** — L'emploi de la clé est particulièrement dangereux pour cette dent, car le panneton doit se trouver

(1) Harris Austen, L'Art du dentiste. Traduction Andrieu. Paris, 1884.

du côté labial et la fracture comminutive peut parfois intéresser une large portion de la table externe. On pourra

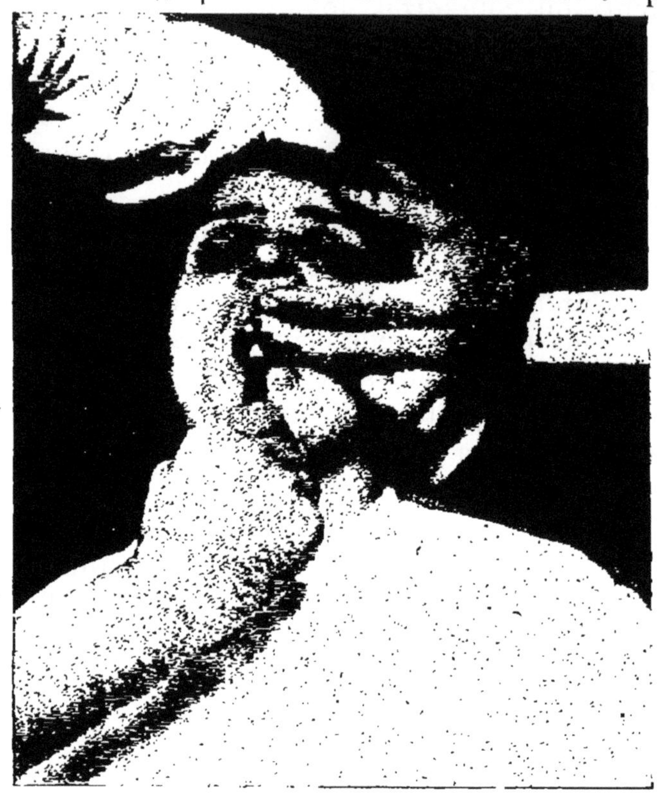

Fig. 105. — Extraction au davier de l'incisive centrale supérieure gauche.

Enfoncement. — Une lame palatine, une lame labiale.
Luxation. — Second mouvement, faible luxation antéro-interne. Mouvements de rotation sur l'axe.

aussi, à défaut de forceps anglais, utiliser avec précaution le davier français droit.

c. **Extraction de la racine.** — La manœuvre est la même s'il s'agit d'une racine d'incisive (fig. 105).

2° ***Incisive latérale supérieure.***

Cette dent est plus petite que la précédente et plus susceptible par conséquent de se fracturer. (Voir *Anatomie*, page 20 et figure 14).

a. **Avec le davier.** — La manœuvre d'extraction et le davier sont les mêmes, mais on pourra restreindre les

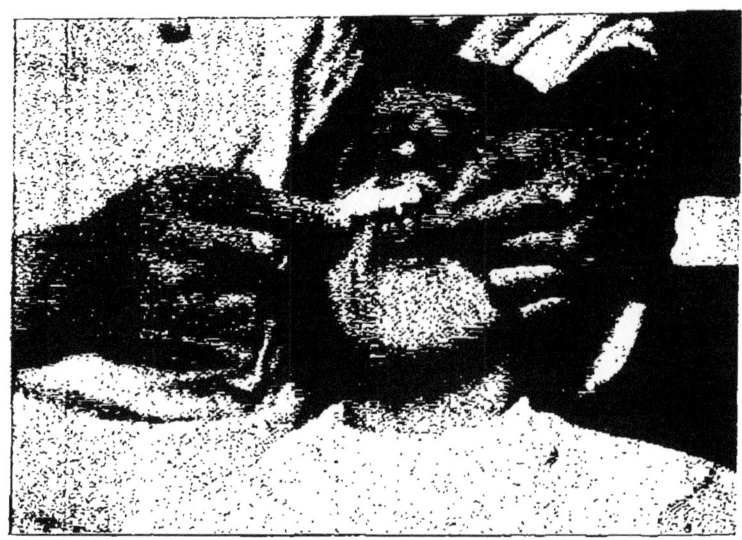

Fig. 106. — Extraction à la clé de l'incisive latérale supérieure droite. Le crochet s'appuie sur le bord palatin pannelon action labiale. Le doigt de la main gauche maintient en place le crochet.

mouvements de rotation et faire gagner en ampleur les mouvements de latéralité.

b. **Avec la clé.** — Même observation que pour la dent précédente en ce qui concerne l'emploi de la clé.

c. **Extraction de la racine.** — Même manœuvre pour l'extraction de la racine que pour l'extraction de la dent. Faire une prise très profonde.

3° ***Canine supérieure***. — Se souvenir que la racine de cette dent est très longue. (Voir *Anatomie,* page 26 et fig. 17).

a. **Avec le davier.** — On se sert d'un davier droit. Il est de toute nécessité de faire une prise très profonde, pas de rotation, mouvements exclusifs de latéralité.

b. **Avec la clé.** — L'emploi de la clé doit encore être

surveillé, mais il est cependant moins dangereux que pour les incisives. Le panneton devra se placer sur le côté

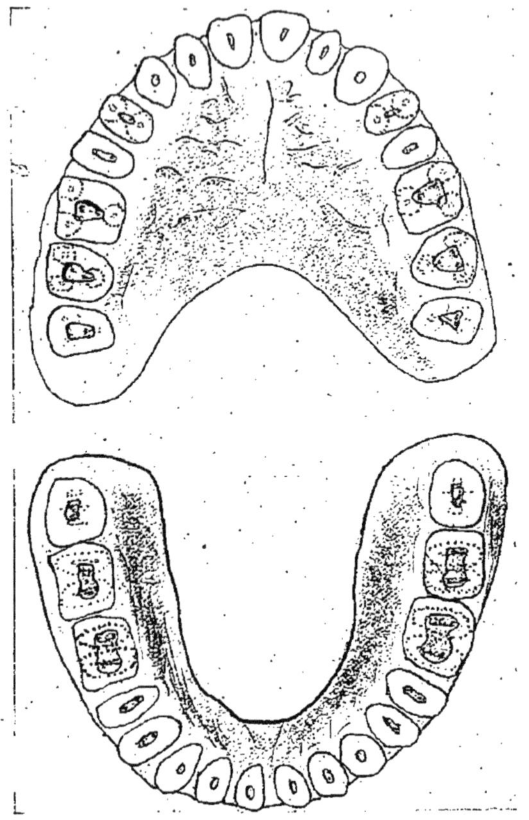

Fig. 107. — Schéma représentant les dents sectionnées au ras de la gencive.

Les racines des dents multiradiculées sont indiquées en pointillé.

génien et le crochet choisi devra présenter une section terminale concave en rapport avec la grosseur de la dent à enlever.

c. **Extraction de la racine.** — Même manœuvre pour la racine que pour la dent (Voir fig. 109).

4° ***Premières prémolaires supérieures.*** — Cette

extraction est parfois très difficile en raison de la bifidité des racines. (Voir *Anatomie*, page 27 et fig. 19).

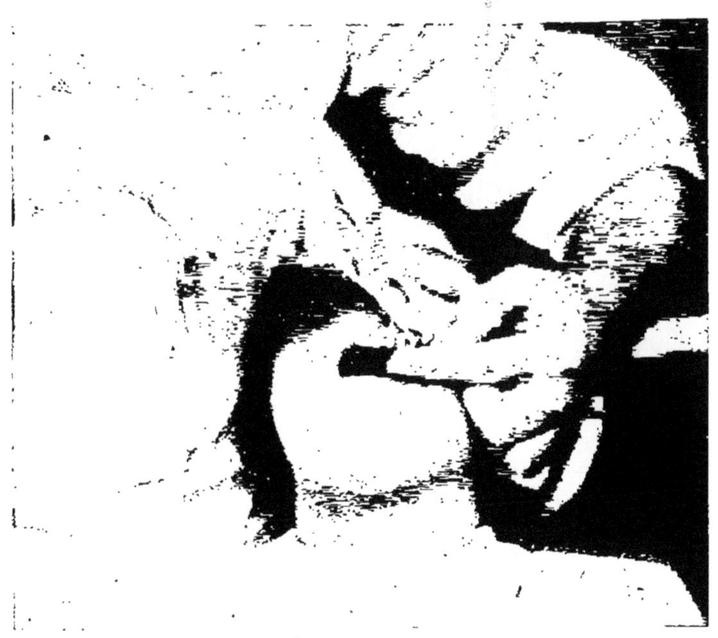

Fig. 108. — Extraction avec la clé de la canine supérieure gauche. Le doigt de la main gauche tient en place le crochet. Autant que possible, panneton lingual.

a. **Avec le davier.** — On utilisera le davier *ad hoc* demi-courbe sur le plat. Prise très profonde. Mouvements de latéralité exclusifs, surtout du côté jugal. *Jamais* de rotation sur l'axe de la dent. Agir avec précaution, les racines bifurquées étant très fragiles.

b. **Avec la clé.** — On placera le panneton du côté jugal.

c. **Extraction des racines.** — Si la couronne est entièrement détruite, on pourra essayer tout de même de procéder à l'extraction simultanée des deux racines. Si la carie a profondément ravagé l'organe et que l'on puisse au moyen de la sonde délimiter les deux pointes radiculaires

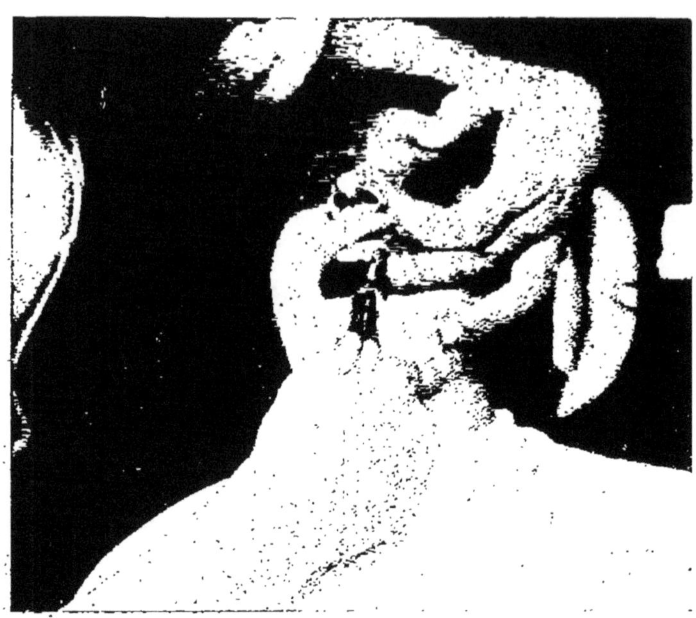

Fig. 109. — Extraction au davier de la canine supérieure gauche.
Placement de l'instrument : une lame interne, une lame externe. *Premier mouvement* : enfoncement.

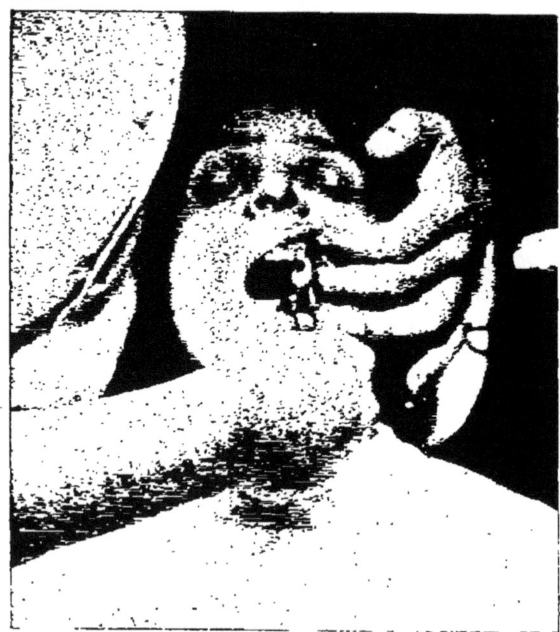

Fig. 110. — Extraction au davier de la canine supérieure gauche.
Second mouvement : luxation externe. La rotation sur l'axe est impossible.

séparées, on les saisira l'une après l'autre au moyen du davier à racines et on les luxera par un mouvement de rotation (voir fig. 111).

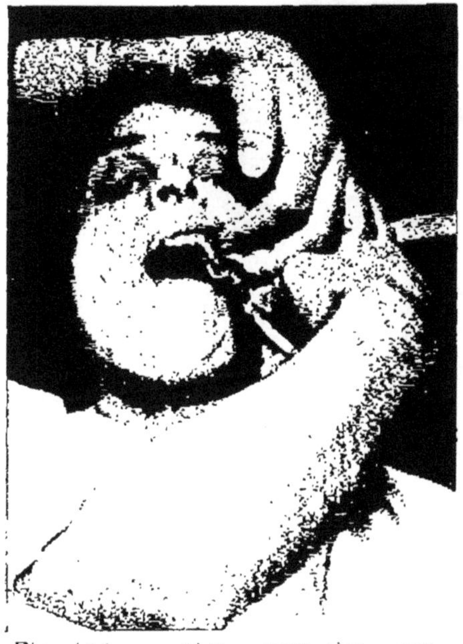

Fig. 111. — Extraction d'une prémolaire supérieure gauche avec le davier.

Placement de l'instrument : une lame interne, une lame externe ; — luxation : mouvements antero-internes.

5° ***Secondes prémolaires supérieures.*** — (Voir *Anatomie*, page 29 et fig. 20).

a. **Avec le davier.** — Même instrument et mêmes mouvements que pour la dent précédente. L'absence de bifidité radiculaire rend cette dent moins susceptible de fracture.

b. **Avec la clé** — Avec la clé, le panneton sera placé du côté génien.

6° ***Première grosse molaire supérieure.*** — (Voir *Anatomie*, p. 33 et fig. 23).

a. **Avec le davier.** — On prendra, pour la *molaire de droite*, le davier spécial demi-courbe sur le plat dont la lame placée dans le prolongement de la branche palmaire, porte une pointe qui doit s'insinuer entre les deux racines externes, et de part et d'autre de cette pointe deux concavités pour saisir ces racines. La lame correspondant au prolongement de la branche digitale ne porte qu'une concavité un peu plus large que celle de l'autre lame et destinée à saisir la racine palatine.

La disposition inverse est observée pour le davier destiné à la *molaire de gauche*.

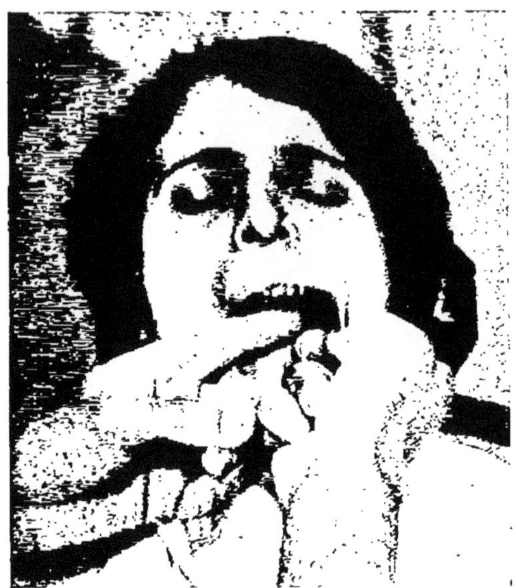

Fig. 112. — Extraction d'une prémolaire supérieure gauche, à la clé.
Le crochet est placé du côté palatin, le panneton est placé du côté externe.

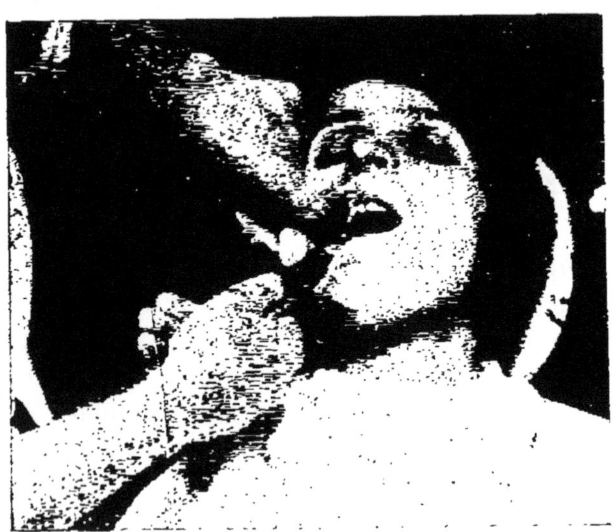

Fig. 113. — Extraction au davier de la 1re grosse molaire supérieure droite.

Premier mouvement : enfoncement. La pointe qui se trouve sur une des branches du davier doit passer entre les deux racines externes.

Mouvements de latéralité, accentués surtout vers le côté génien.

b. **Avec la clé.** — S'il reste le côté palatin de la dent et qu'on le juge assez résistant, c'est du côté génien que

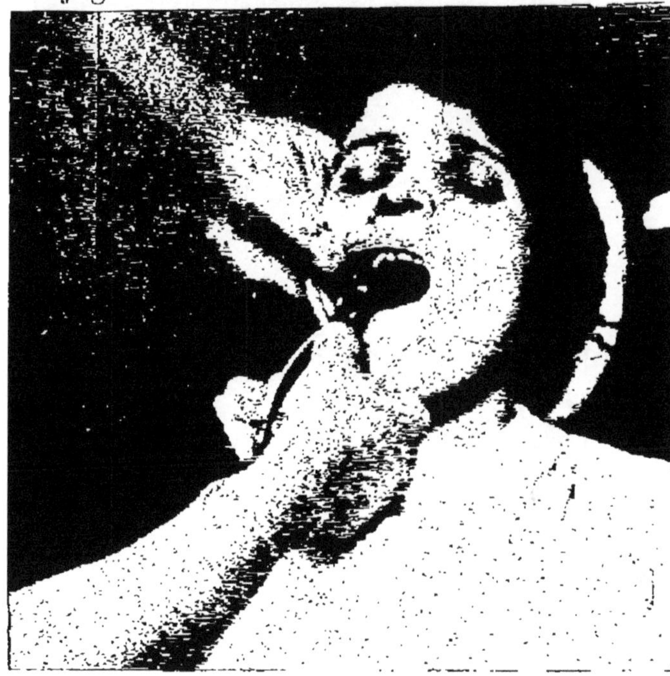

Fig. 114. — Extraction au davier de la 1re grosse molaire supérieure droite.

Second mouvement : la luxation doit se faire de dedans en dehors par une série de mouvements.

devra se placer le panneton. On le munira d'un crochet à section concave qu'on appliquera sur la racine palatine. Ce sera la position de choix. Si les progrès de la carie rendaient impossible une prise palatine, on pourra placer le panneton du côté palatin, mais alors on munira la clé du crochet pointu qui se placera entre les racines externes.

c. **Extraction des racines.** — Si la lésion a trop étendu ses ravages pour que l'extraction simultanée des racines soit possible, on séparera les trois racines au moyen d'un élévateur droit et on les enlèvera successivement au moyen du davier à racines : *a*, la racine palatine, par un mouvement de rotation ; *b*, les racines antéro et postéro-

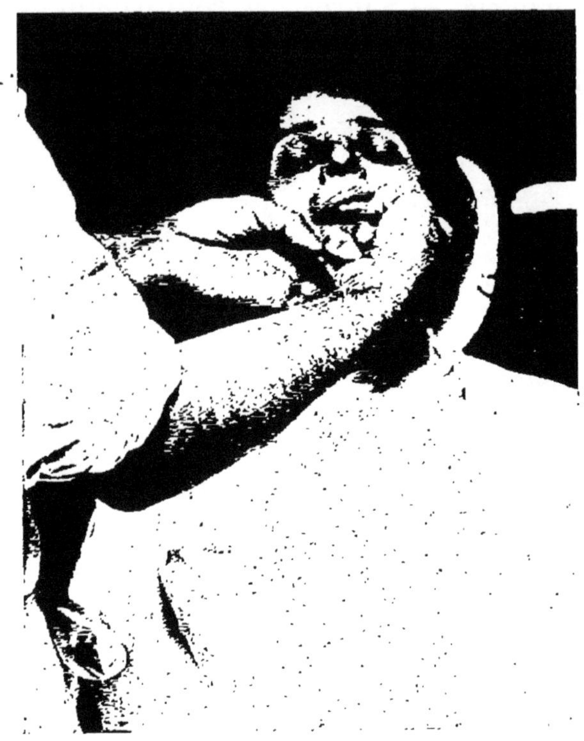

Fig. 115. — Extraction de la 1re grosse molaire supérieure gauche à la clé.

La panneton est placé du côté jugal, le crochet du côté palatin.

externes, par des mouvements de latéralité accentués surtout vers le côté externe.

7° ***Secondes grosses molaires supérieures.*** — (Voir *Anatomie*, page 33 et fig. 24).

a. **Avec le davier.** — Même instrument que pour les premières grosses molaires droite et gauche et mêmes manœuvres.

b. **Avec la clé.** — Mêmes manœuvres de placement et d'extraction.

c. **Extraction des racines.** — Semblable à l'extraction des racines de la dent précédente (voir fig. 113 et 114).

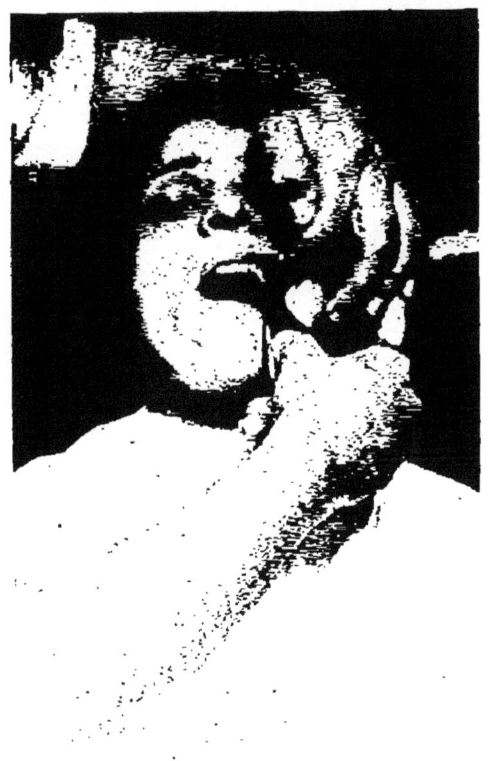

Fig. 116. — Extraction avec le davier de la 2e grosse molaire supérieure gauche.

Même manœuvre que pour la 1re grosse molaire correspondante.

8° ***Troisième grosse molaire supérieure*** (Dent de sagesse du haut). — (Voir *Anatomie*, page 33 et fig. 25).

a. **Avec le davier.** — Il existe un davier spécial pour cette dent. Les mouvements de luxation seront latéraux.

b. **Avec la clé.** — Panneton du côté palatin et crochet à section concave.

c. **Extraction des racines.** — On emploiera le davier à racines (fig. 117).

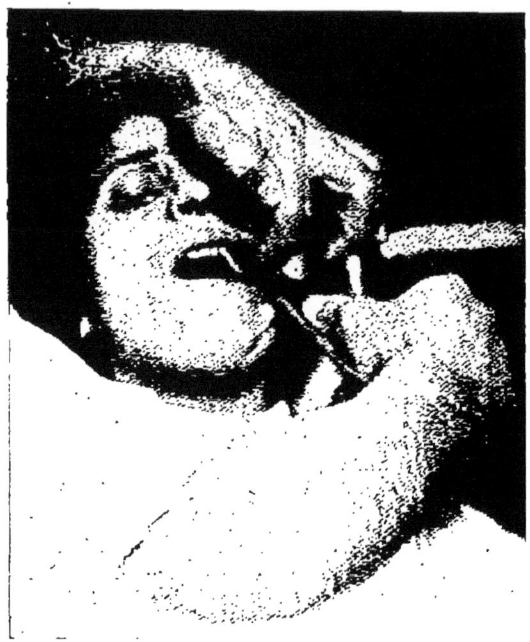

Fig. 117. — Extraction avec le davier de la 3e grosse molaire supérieure gauche.

La luxation doit être externe-interne. On peut essayer très prudemment de petits mouvements de rotation sur l'axe.

Mâchoire inférieure

1° ***Incisives centrales et latérales inférieures.*** — (Voir *Anatomie*, page 23 et fig. 15).

a. **Avec le davier.** — On utilisera le davier bec-de-faucon à racines si le malade est assis. On pourra employer le davier droit si le malade est couché. La luxation ne doit jamais être rotative, toujours latérale (labio-linguale).

b. **Avec la clé.** — Même observation que pour les incisives centrales. Panneton labial.

c. **Extraction de la racine.** — Rien de particulier lorsqu'il ne reste plus que la racine. Les manœuvres sont semblables à celles nécessaires pour la dent (fig. 118 et 119).

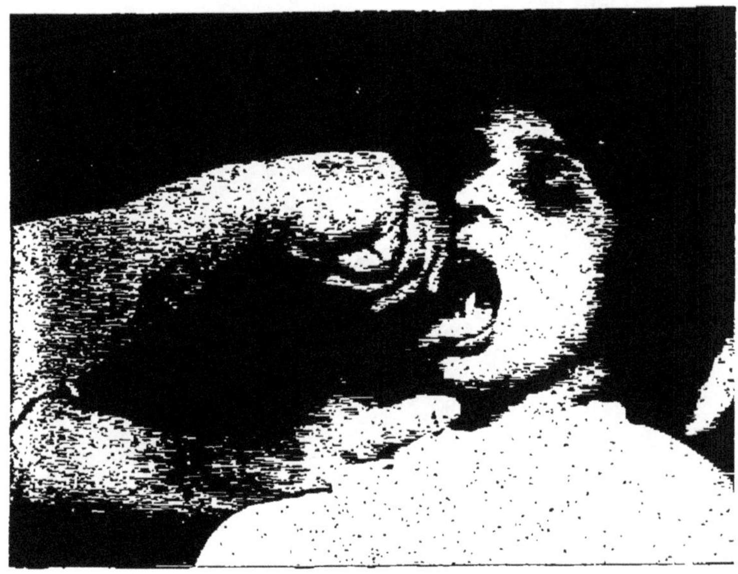

Fig. 118. — Extraction au davier des incisives inférieures.
Premier mouvement : Placement et enfoncement. *Second mouvement* : Début de la luxation qui doit se faire d'avant en arrière. Un doigt de la main gauche protège les lèvres et un autre écarte la langue.

2° ***Canines inférieures***. — (Voir *Anatomie*, p. 26 et fig. 18).

a. **Avec le davier.** — Davier bec-de-faucon à racines si le malade est assis. S'il est couché, davier droit. Manœuvres semblables à celles employées pour les homologues supérieures.

b. **Avec la clé.** — Comme pour les canines supérieures.

c. **Extraction des racines.** — Mêmes manœuvres (fig. 118).

3° ***Premières et secondes prémolaires inférieures***. — (Voir *Anatomie*, p. 29 et fig. 21 et 22).

a. **Avec le davier.** — Le malade étant assis, on utilisera le bec-de-faucon à racines, s'il est couché, on se servira du davier courbe sur le plat utilisé pour les dents homolo-

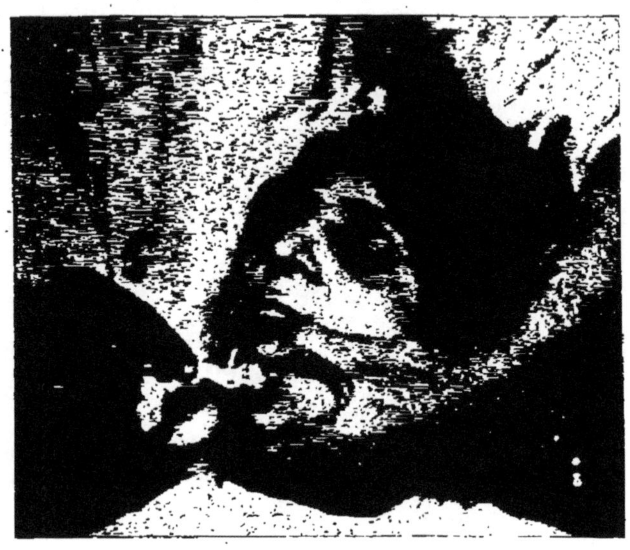

Fig. 119. — Extraction des incisives inférieures à la clé. Crochet du côté lingual, panneton du côté labial.

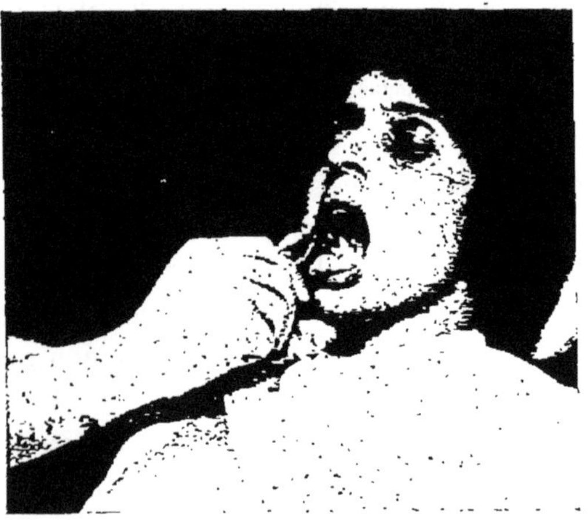

Fig. 120. — Extraction au davier des incisives inférieures. Position des mains et de l'instrument.

gues du haut. Mouvements exclusivement latéraux (linguo-géniens) (fig. 121 et 122).

b. **Avec la clé.** — Panneton lingual si possible. Tenir compte que la présence du trou mentonnier peut appeler une fracture.

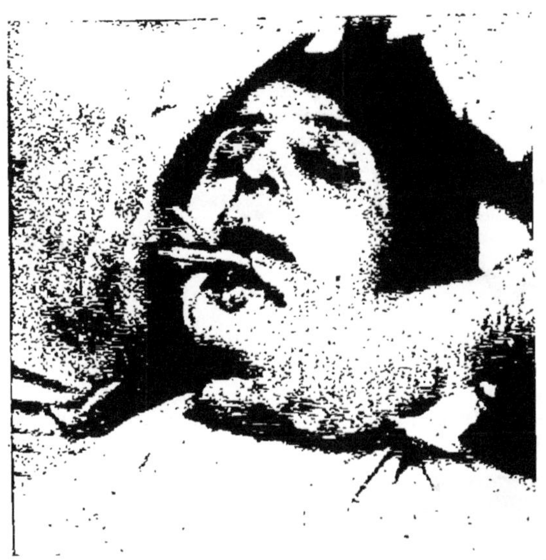

Fig. 121. — Extraction d'une prémolaire inférieure droite au davier.
Premier mouvement : Placement et enfoncement.

c. **Extraction des racines.** — Mêmes manœuvres.

4° ***Premières et secondes grosses molaires inférieures.*** — (Voir *Anatomie*, p. 33 et fig. 26 et 27).

a. **Avec le davier.** — Le malade étant assis, on utilisera le davier bec-de-faucon à molaires. Mouvements de latéralité externes et internes, surtout internes. La luxation obtenue, la traction se fera vers le côté génien. Si le malade est couché, on utilisera le davier spécial à baïonnette pour molaires du bas.

b. **Avec la clé.** — Panneton lingual, si possible. Crochet pointu pour pénétrer entre les racines.

c. **Extraction des racines.** — Si la carie a supprimé toute

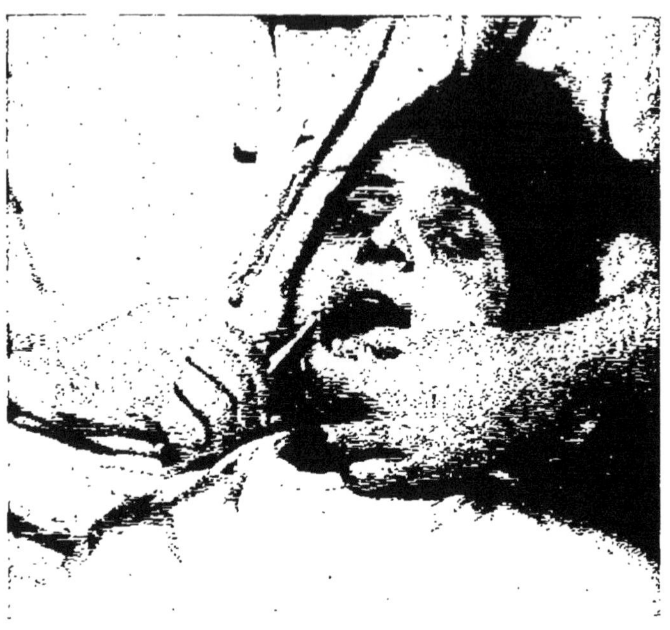

Fig. 122. — Extraction d'une prémolaire inférieure droite au davier.
Second mouvement : Début de la luxation qui doit se faire de dedans en dehors.

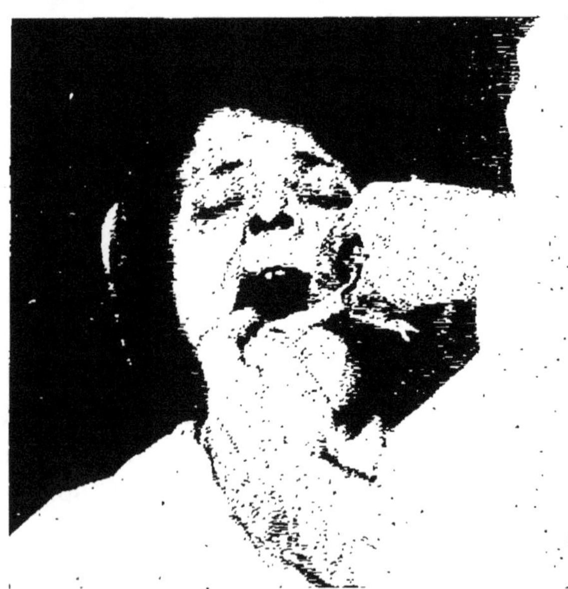

Fig. 123. — Extraction d'une grosse molaire inférieure droite au davier.

Premier temps : Placement et enfoncement. L'enfoncement est aidé par l'emploi du pouce gauche.
Second temps : Début de la luxation qui doit se faire de dedans en dehors.

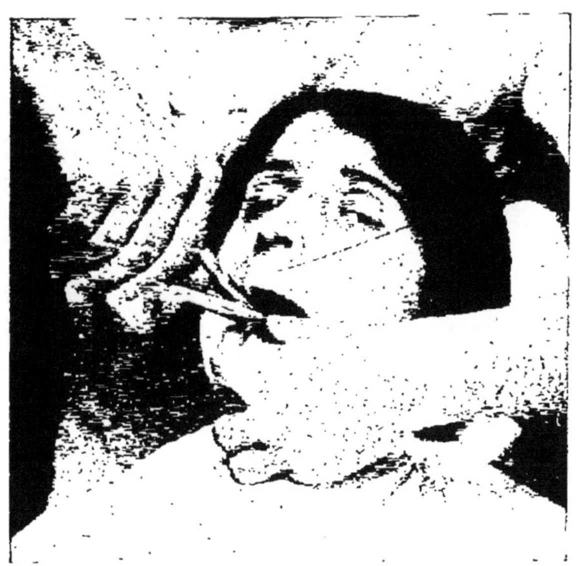

Fig. 124. — Extraction à la clé d'une prémolaire inférieure.

Le panneton est placé du côté lingual autant que possible. Tenir compte du voisinage du tissu mentonnier. Danger possible.

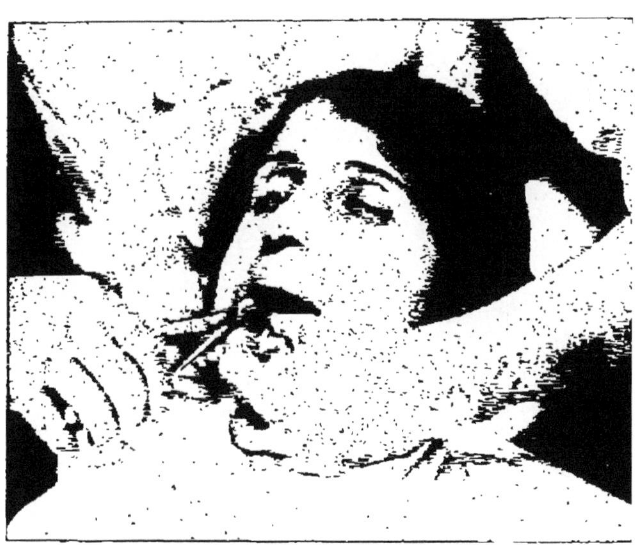

Fig. 125. — Extraction d'une grosse molaire inférieure droite au davier.

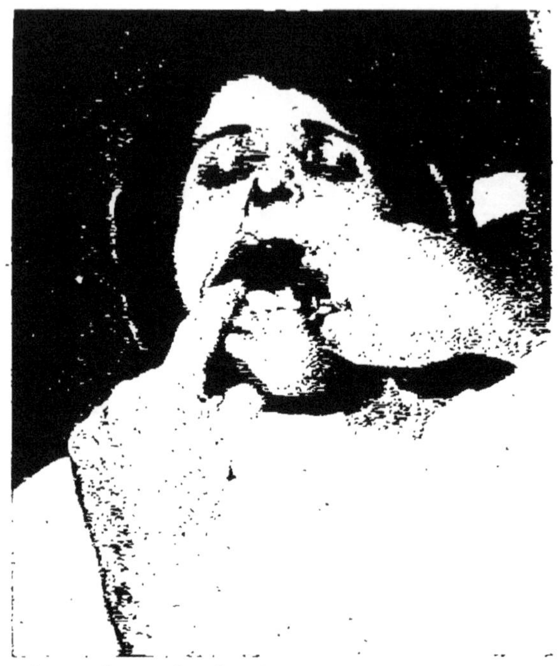

Fig. 126. — Extraction à la clé d'une grosse molaire inférieure droite.
Même position que pour les dents précédentes.

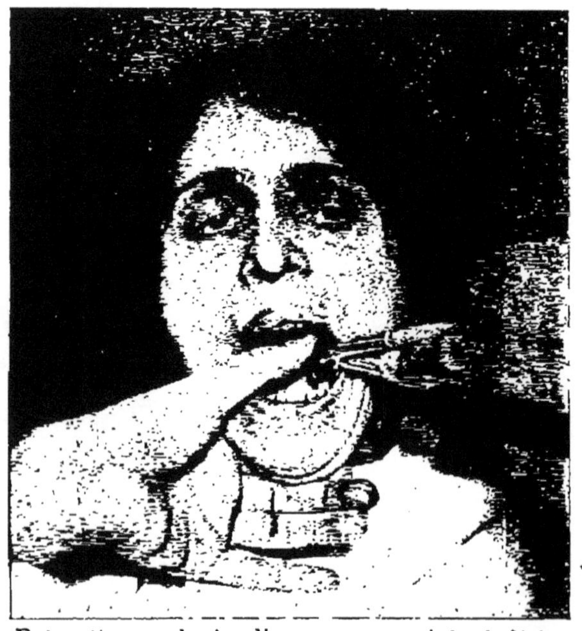

Fig. 127. — Extraction au davier d'une grosse molaire inférieure gauche.

la couronne, mais que les racines soient encore solidement adhérentes, mêmes manœuvres avec le davier ou la clé. Mais si les racines sont séparées et que la première prise soit insuffisante, on évulsera les racines successivement. Dans ce but, on emploiera le davier bec-de-faucon à racines, ou la clé, en munissant toutefois celle-ci d'un petit crochet à section concave.

5° ***Troisième grosse molaire inférieure*** (Dent de sagesse du bas). — (Voir *Anatomie*, p. 36 et fig. 28).

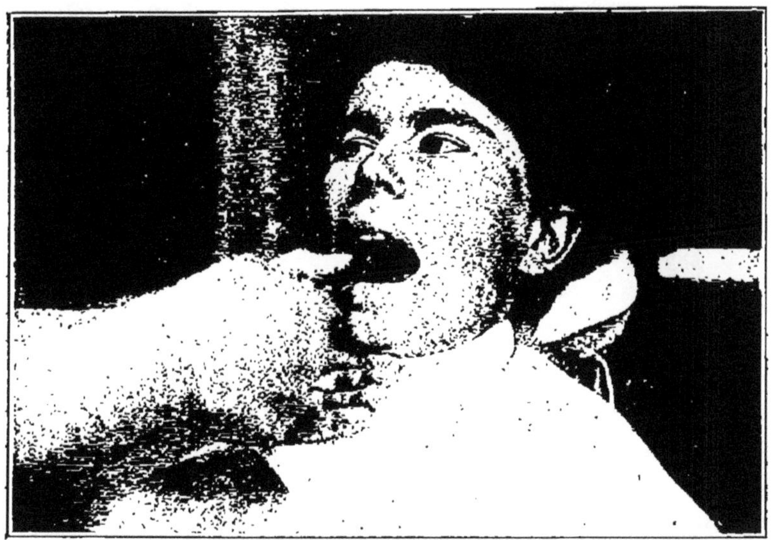

Fig. 128. — Extraction avec le davier d'une grosse molaire inférieure droite.

Le pouce de la main gauche enfonce vigoureusement les lames du davier, les autres doigts placés sous le menton soutiennent la mandibule. Luxation interne-externe.

a. **Avec le davier**. — Il faut un davier spécial pour cette dent. La luxation est obtenue par des mouvements latéraux. Le davier à branches en forme de crosse de pistolet est particulièrement commode pour ce cas.

b. **Avec la clé**. — Tant à raison de la situation anatomique de son alvéole que du trismus, qui souvent rend nécessaire l'extraction de cet organe, cette opération est celle où l'emploi de la clé est le moins rejetable. Dans ce cas, le

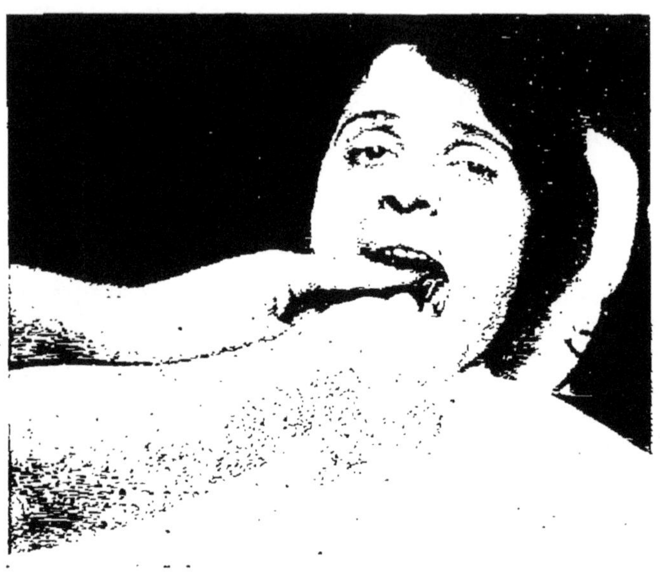

Fig. 129. — Extraction au davier courbe sur le plat de la dent de sagesse inférieure gauche.

Le pouce de la main gauche, enfonce vigoureusement la lame du davier. La luxation doit être faite en poussant la dent du côté jugal vers le côté lingual. La main droite doit pour cela avoir un mouvement de pronation et de supination.

panneton sera placé du côté lingual. On prendra garde seulement de ne pas laisser tomber la dent évulsée dans le pharynx qu'elle surplombe presque.

c. **Extraction des racines.** — Mêmes manœuvres pour l'extraction des racines que pour l'extraction de la dent.

Extraction des dents temporaires (Dents de lait).

1° **Manœuvre d'extraction.** — L'extraction des dents de lait, lorsqu'elle s'impose, se pratique de la même façon que pour les dents permanentes, avec cette différence que le second temps (enfoncement), peut être à peu près supprimé.

2° **Instruments.** — On utilisera surtout le davier demi-courbe sur le plat pour les dents du haut et le bec-de-faucon à racines pour les dents du bas. La clé demandera de grandes précautions dans son emploi.

3° **Recommandations spéciales à l'extraction des dents de lait.** — Deux recommandations demandent à être faites :

1° L'UNE RELATIVE A L'ANESTHÉSIE. — Les enfants (et même les jeunes gens jusqu'à 25 ans environ) supportent plutôt mal les anesthésiques locaux, notamment la cocaïne. Chez les enfants jusqu'à douze ans, nous préférons donc, s'il est indispensable en vue d'une extraction difficile, de pratiquer l'anesthésie, faire dormir l'enfant et s'il est très jeune nous donnerons la préférence au chloroforme, remarquablement bien toléré par ces petits malades.

2° L'AUTRE RECOMMANDATION à faire, au sujet de l'extraction des dents de lait, est relative à la présence, sous la dent en cause, du follicule en voie d'évolution de la dent permanente. Dans les applications médicamenteuses topiques, mais surtout au cours de l'extraction, on agira prudemment et aura soin de prendre garde à ne pas léser ce follicule qui, ouvert par l'instrument ou infecté par voisinage, courrait risque d'être éliminé par *folliculite expulsive*.

Indiquons incidemment ici que cette folliculite expulsive peut porter d'ailleurs sur la denture de lait par le traumatisme que le doigt de l'accoucheur peut provoquer sur les arcades dentaires de l'enfant au cours de la manœuvre de Moriceau (Capdepont). D'où l'indication, après l'accouchement, au cas où cette manœuvre aura été employée, et même en tout temps d'ailleurs, de procéder à la toilette de la bouche du nouveau-né en même temps qu'on procédera à la toilette de ses yeux et de son corps. S'il y a lieu, et par analogie avec l'instillation préventive de nitrate d'argent que l'on effectue dans les yeux du nouveau-né, on pourra passer une toute petite quantité de la même solution sur les futures arcades dentaires si on y constate quelques petites érosions produites par le doigt de l'accoucheur. En présence d'une dent temporaire à enlever le médecin appréciera l'opportunité de l'opération. Autant que faire se pourra, on n'enlèvera pas d'un cœur trop léger les dents de lait avant l'époque de leur chute normale, pour éviter l'apparition ultérieure d'anomalies de position dentaires. De plus, on ne perdra pas de vue que les enfants ont plus besoin encore de leurs dents que les grandes personnes, puisqu'ils doivent manger, non seulement pour s'entretenir, mais aussi pour grandir. On doit faire soigner les dents de lait au même titre que les dents définitives.

III. — DIFFICULTÉS DE L'EXTRACTION

Étiologie. — Au cours d'extractions dentaires « la fracture est l'accident banal, la menue monnaie d'une pratique tant soit peu active de l'extraction des dents. Parfois, excusable, quelquefois fatale, elle est toujours sévèrement appréciée par le patient, moins peut-être pour la petite complication opératoire et le supplément de douleur qu'elle lui vaut, que pour la conclusion de maladresse qu'il en tire sans hésiter au bénéfice de l'opérateur. Ce n'est pas en vain qu'un charlatanisme de plusieurs siècles s'est exercé sur les dents et que ceux qui ont vécu ont proclamé *urbi et orbi* leur infaillibilité opératoire : la masse a pieusement recueilli l'idée, en l'amplifiant comme elle fait toujours, et on peut assurer qu'il n'est pas de branche médicale où le public soit plus naturellement porté à apprécier de ses lumières et à critiquer librement la valeur des soins donnés. Pour échapper dans la mesure du possible aux conséquences de cette situation, le médecin devra avant tout ne pas se laisser aller à l'idée que, parce qu'il touche aux dents il cesse d'être médecin, et bien se convaincre que l'opération qu'il va exécuter n'a rien de commun avec un escamotage. Si elle lui paraît présenter quelques difficultés, si la dent semble avoir quelque chance de se fracturer au cours de l'avulsion, il sera de son devoir et de son intérêt d'en avertir son patient, en évitant cependant de l'effrayer inutilement, et si l'accident survient, comme il l'a dit, il ne devra en éprouver et encore moins en manifester un dépit » (Mahé) (1).

Les difficultés qui peuvent se présenter à l'occasion d'une extraction dentaire sont parfois très considérables. Les causes qui peuvent rendre une extraction plus difficile peuvent être *extradentaires* ou *liées aux dents*.

I. **Causes extra-dentaires.** — Parmi les causes extradentaires nous signalerons la mauvaise construction de l'instrument ou son choix inopportun, la mauvaise position du malade ou de l'opérateur, le défaut d'éclairage du champ opératoire, la pusillanimité du malade, etc.

II. **Causes dentaires.** — Les causes liées à l'état des dents sont plus importantes. On peut signaler la *nécessité d'enlever* une dent fracturée au cours d'une tentative antérieure, mais, le plus souvent, ce sont des anomalies radiculaires ou même l'accentuation d'un caractère anatomique constant (par exemple, l'exagération de divergence ou de convergence constitue la *dent barrée*, cette fameuse dent barrée plutôt rare en somme et derrière laquelle se réfugient tant d'incompétences). Nous disons que la dent barrée constitue une *difficulté* de l'extraction, nous n'avons pas écrit : *impossibilité*.

Une autre difficulté d'extraction est *l'hypercémentose*. Sous l'influence d'une vieille périodontite chronique, il n'est pas rare de voir se produire des phénomènes de cémentite aboutissant tantôt à de la raréfaction, tantôt à de la condensation ostéo-cémentaire. Dans ce cas, l'hyper-

(1) G. Mahé, Extraction dentaire compliquée. Dent barrée (*Presse Médicale*, n° 8, p. 60, 28 janvier 1905).

trophie du cément donne à la racine une forme en massue qui en rend non pas la luxation, mais la traction difficile.

Enfin, niée par certains auteurs, et en tous cas, cause heureusement très rare, la *synostose alvéolo-dentaire* pourrait amener de très réelles difficultés d'extraction. Les auteurs qui l'admettent expliquent que sous l'influence de l'infection déterminant la cémentite, l'inflammation peut se propager à l'alvéole, y déterminer des phénomènes d'ostéïte concomitants et ces deux lésions peuvent, en dernière analyse (se rappeler la grande analogie anatomique du cément et de l'os), amener l'adhérence locale ou générale des deux tissus. On conçoit que cette *soudure* puisse être la cause de difficultés d'extraction parfois insurmontables.

Résolution des difficultés de l'extraction. — *a.* Il sera facile de supprimer les difficultés d'extraction provenant d'une mauvaise position du malade, d'un éclairage défectueux, d'un instrument inopportun, etc.

b. Lorsque, par suite d'anomalies radiculaires, on aura échoué dans plusieurs tentatives d'extraction d'une dent, on cherchera à séparer les racines et à les enlever successivement.

La recherche des racines, en vue de leur avulsion, ne doit point être faite au hasard. Plus l'opération se manifestera comme devant être difficile, plus l'opérateur devra faire preuve de sang-froid, de méthode, de sens chirurgical en un mot. Il agira sans hâte, en conservant et surtout en manifestant le plus grand calme, afin de rassurer le malade.

L'alvéole sera tamponné, lavé au besoin par un jet de seringue. L'opérateur recherchera les racines dans les endroits où, anatomiquement, il sait qu'elles doivent se trouver. Une fois leurs bords reconnus, elles sont enlevées au davier baïonnette à racines. Dans le cas où tous les efforts seront vains ou lorsqu'il s'agira de racines en massues, on procèdera méthodiquement *l'alvéolotripsie.*

Cette opération (de Cruet), qui a pu paraître brutale, est non seulement fort utile, mais encore parfaitement logique. Toutefois, il est évident qu'elle ne doit être qu'une méthode d'exception, utilisable après toutes les manœuvres classiques. Pour la pratiquer, on saisit à l'aide du davier le bord alvéolaire dans toute son épaisseur, en évitant autant que possible d'écraser la gencive. Les branches du davier sont progressivement rapprochées. Par ce moyen, l'alvéole est broyé et les racines, séparées et mobilisées, sont ôtées comme le carpe dans la coquille de la noix que l'on a brisé.

On sait que les parois alvéolaires sont destinées à disparaître après l'avulsion des racines qu'elles entourent, il n'y a donc aucun inconvénient à hâter cette résorption par une intervention systématique et raisonnée.

En somme, on peut dire d'une façon générale que les difficultés de l'extraction sont essentiellement relatives:

Si cette opération est absolument nécessaire, le *spécialiste arrivera toujours* à la conduire à bonne fin, d'abord et surtout, parce que son instrumentation et sa compétence sont nécessairement plus considérables que celles du médecin non spécialiste. Parfois, rarement à la vérité, il pourra être dans l'obligation d'intervenir en abordant la racine à travers les tissus mous péri-alvéolaires, parfois même à travers une incision cutanée par où il ira la réduire la dent en poussière ou en fragments avec des fraises ou des ostéotomes rotatifs.

Ces sortes d'interventions doivent évidemment être réservées aux spécialistes. C'est pourquoi, lorsque le lecteur, auquel est destiné ce livre, se trouvera en présence de difficultés trop considérables, il agira prudemment, lorsqu'il aura fait tout ce qu'il pouvait faire, en demandant la collaboration d'un spécialiste compétent sitôt qu'il jugera que le cas, pour lequel on le consulte, est devenu un cas de spécialité.

CHAPITRE IV

CONDUITE POST-OPÉRATOIRE

Sitôt l'extraction achevée, le malade ne doit pas être renvoyé purement et simplement. On s'assurera tout

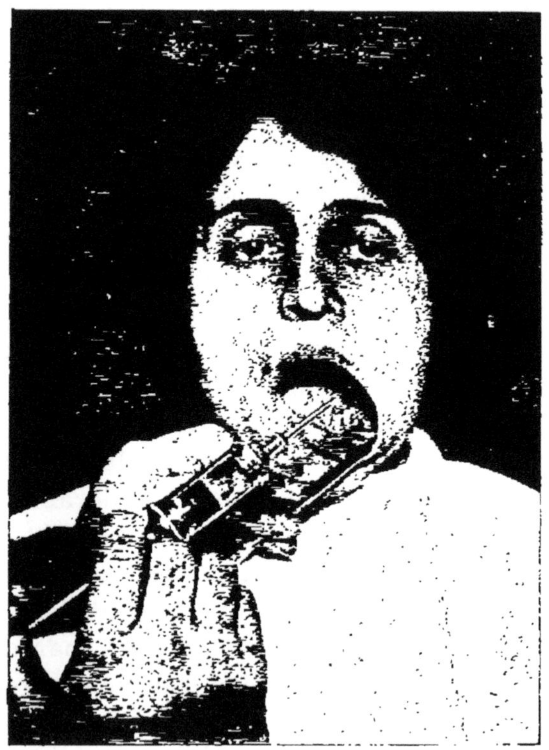

Fig. 130. — Irrigation d'une plaie alvéolaire consécutive à une extraction.

On utilisera dans ce but les solutions classiques des antiseptiques.

d'abord que l'organe a bien été enlevé en totalité. Cette constatation se fera, soit par l'examen de l'anatomie extérieure de la dent ôtée, soit en explorant l'alvéole après l'avoir hémostasiée. On procède ensuite à la toilette de la plaie. Les bords du vase alvéolaire sont ensuite vérifiés, surtout après l'emploi de la clé et à plus forte raison si l'on a dû pratiquer l'alvéolotripsie. Les petites esquilles osseuses seront enlevées une à une, on régularisera la plaie; si un lambeau flottant de muqueuse par exemple paraissait voué au sphacèle, on l'enlèvera d'un coup de ciseaux à moins qu'il ne soit préférable de le maintenir par un point de suture s'il est trop volumineux. Au cas où, après emploi de la clé, on constaterait une fracture très étendue du bord alvéolaire, surtout si les alvéoles voisins étaient intéressés, il va de soi qu'il faudra chercher, comme en toute fracture, à en obtenir la consolidation. Avant de renvoyer le malade, le chirurgien procèdera lui-même à une abondante irrigation alvéolaire avec un antiseptique (fig. 130) et ordonnera de fréquents lavages de la plaie opératoire avec une solution convenable. Indiquons incidemment que l'antisepsie de la bouche ne devra jamais être demandée au sublimé. On utilisera, au contraire avec avantage, la solution d'eau oxygénée, de résorcine, de thymol, de lysol, de néol, etc. Mahé a préconisé (*Presse médicale*, n° 45, p. 468, 1911) le pansement alvéolaire résorbable, après l'extraction des dents, au moyen du mélange suivant qui est placé directement dans l'alvéole bien détergé au préalable.

Caséine formolée		20 gr.
Peroxyde de magnésium	ãa	5 —
Charbon végétal pulvérisé . . .	ãa	5 —
Orthoforme	ãa	5 —
Vanilline		1 —
Saccharine		0 — 50

Dans ce cas le malade s'abstient de lavages pendant deux heures.

Suites post-opératoires. — Dans la majorité des cas, la cicatrisation muqueuse commence dès le second jour et est obtenue du 8e au 10e jour. La durée de la résorption complète du rempart alvéolaire devenu sans objet est de beaucoup plus longue et très variable : deux mois à un an.

Douleurs post-opératoires. — Il arrivera assez souvent, lorsqu'on a dû enlever une dent présentant de l'infection périradiculaire, que des douleurs post-opératoires assez intenses persistent ou surviennent (alvéolite). En pareil cas, on recherchera la présence possible d'une petite pointe esquilleuse dont l'enlèvement pourra faire cesser les douleurs. Mais, le plus souvent, on obtiendra un résultat meilleur par le curettage et l'écouvillonnage de l'alvéole à la glycérine créosotée au 10e et de fréquents et abondants lavages antiseptiques chauds (fig. 131). Les suites anormales de l'extraction font partie des complications de l'extraction.

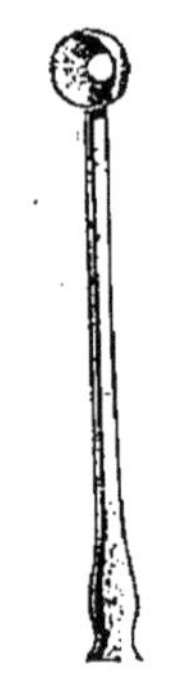

Fig. 131. Curette fenestrée.

CHAPITRE V

ACCIDENTS ET COMPLICATIONS DE L'EXTRACTION DES DENTS

La classification de Delestre pour les accidents de l'extraction est classique. Nous ne retiendrons d'elle que les accidents que nous n'avons pas encore examinés dans les chapitres précédents.

Déchirures de la gencive. — Si elle est petite, on se bornera à faire de l'antisepsie buccale. Si elle était trop étendue, on pourrait, si on le jugeait nécessaire, faire un ou plusieurs points de suture.

Extraction d'une dent voisine saine. Greffe dentaire. — Au cas où pour une raison ou une autre une dent saine est ôtée de son alvéole le médecin doit savoir que cette dent peut reprendre ses connexions avec le maxillaire. On pratiquera la greffe dentaire en replaçant sitôt l'accident constaté purement et simplement la dent

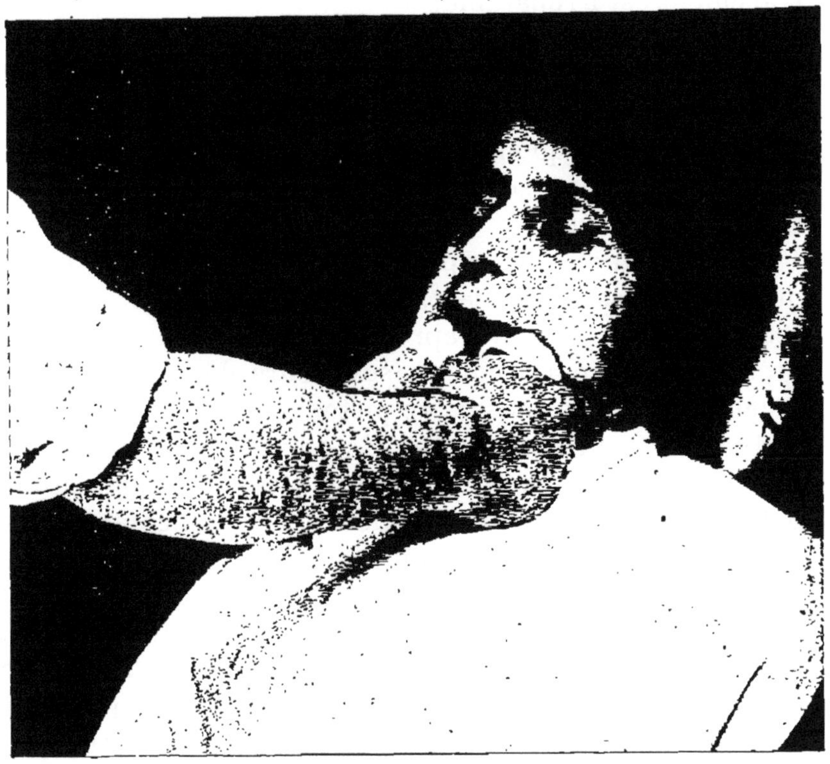

Fig. 132. — Réduction de la luxation temporo-maxillaire.

dans son alvéole convenablement lavé au préalable avec un jet d'eau bouillie.

Luxation de la mâchoire inférieure. — Cet accident se produit parfois, surtout lorsqu'on opère des malades endormis. La réduction se fait en fixant fortement la tête du malade contre un plan dur, en plaçant ses deux pouces, préalablement protégés par des pièces de lingerie, sur les dents molaires les plus lointaines et en appuyant sur elles fortement pendant que les doigts de l'autre main soulèvent la symphyse mentonnière (fig. 132). Massage et fronde pendant quelques jours.

Extraction d'un germe de seconde dentition. — L'accident est irréparable.

Ouverture du sinus maxillaire. — On se bornera à ordonner des lavages de la plaie très abondants. En règle générale, l'ouverture accidentelle de la plaie s'arrange d'autant mieux qu'on n'y touche pas. Le traitement de cette complication se résume donc en deux mots : abstention et antisepsie.

Emphysème. — L'emphysème ne nécessite rien de plus que des lavages antiseptiques que l'on doit d'ailleurs recommander toujours après l'extraction. Faire cesser la profession temporairement (souffleurs de verre [verrier], joueurs de cor de chasse, de piston, etc.).

Accidents infectieux. — Ne doivent pas s'observer si les précautions d'antisepsie et d'asepsie préopératoires ont été prises. Le tétanos ne doit plus se rencontrer après une extraction de dent et nous ne voyons que bien difficilement comment, si les précautions opératoires ont été prises, du bacille de Nicolaïer pourrait infecter une plaie alvéolaire. En pareil cas, la conduite à tenir n'aurait rien de spécial : lavage de la plaie dans toute sa profondeur avec de l'eau oxygénée à 12 vol. non diluée, et curettage énergique de l'alvéole, résection franche des parties contuses, sérothérapie, etc.

Le phlegmon après l'extraction est rare. Nous avons vu (p. 57) que lorsque le malade se présente au chirurgien avec une fluxion ou un abcès en formation, il fallait opérer quand même. Si on n'intervient pas, le phlegmon évolue plus sûrement que si l'on opère même en pleine fluxion. Nous avons vu ailleurs (p. 199) le traitement de l'alvéolite.

Fracture de la mâchoire. — Le meilleur praticien n'est pas à l'abri d'un accident semblable, car il est souvent difficile de prévoir la moindre résistance de la mâchoire. La syphilis, l'ostéoporose, l'ataxie, l'âge sont évidemment des causes prédisposantes et qui devront mettre en garde le praticien. La fracture de la dent à enlever ne constitue pas un accident à proprement parler. C'est seulement une complication de l'extraction et nous l'avons étudiée à ce chapitre.

Hémorragie. — C'est le plus fréquent des accidents de l'extraction. Lorsqu'on soupçonnera la possibilité d'une hémorragie post-opératoire, le médecin agira prudemment, surtout si le malade habite loin, en arrêtant l'écoulement du sang avant de quitter son opéré. L'hémorragie la plus dangereuse et la plus traître est la petite hémorragie insidieuse qui reparaît deux ou trois jours après l'extraction. Le plus souvent, c'est une hémorragie secondaire due à l'infection. Le premier soin du médecin sera, tout d'abord, de procéder à d'abondantes irrigations alvéolaires antiseptiques très chaudes, afin d'enlever les caillots, de désinfecter la cavité osseuse et d'y voir. Après cette antisepsie préalable, le traitement ne diffère pas de celui qu'on instituera des hémorragies diathésiques. Celles-ci (diabétiques, hémophiliques, etc.) sont le plus ennuyeuses et le plus difficiles à tarir. Nous n'avons pas à indiquer ni à rappeler ici la thérapeutique des hémorragies en général et c'est elle qui, sauf le cas de syncope, sera mise dès l'abord en usage (compression, adrénaline, glace, sérum, thermocautérisation au rouge sombre, compression carotidienne, révulsion, etc., etc...). On prescrira au malade la position assise, l'immobilité, on lui défendra de parler et on renouvellera la recommandation de ne pas faire de mouvement de succion. Si les petits moyens ne réussissent pas, on pratiquera un tamponnement alvéolaire très serré par le tassement d'une lanière de gaze imbibée d'un médicament antiseptique (adrénaline, stypticine, antipyrine, etc.). Les crampons hémostatiques de Burrelier-

Daubenton peuvent rendre des services. Magitot faisait un mélange de ouate et de gutta. Frey emploie la gélatine; Sauvez, l'hammameline ; Cruet ferme l'alvéole en le bouchant avec de la cire. Chez les hémophiles ou chez les personnes qui, sans être de véritables hémophiles, ont une diminution de la coagulabilité du sang, Guibaud recommande, s'il y a nécessité d'opérer, de corriger provisoirement l'état hémophilique par l'emploi des injections hypodermiques de 20 à 40 cm^3 de sérum non toxique (sérum anti-diphtérique), d'une potion au chlorure de chaux (4 à 10 gr. par jour) ou encore de l'opothérapie hépatique ([1]).

La compression sera continuée longtemps et on pourra la réaliser de la façon suivante : l'alvéole étant tamponné fortement à la gaze, on pétrit dans l'eau chaude de la gutta-percha. On en fait une masse de la grosseur d'une noix que l'on place sur le tamponnement. On fait fermer la bouche au malade et pendant qu'il tient les dents serrées, on lui place une fronde ou mieux un chevestre très serré qui tient les mâchoires fortement en contact. On laisse les choses en l'état pendant 12 à 18 heures. Si le chirurgien n'a pas de gutta à sa disposition il fera déborder le tamponnement, au besoin il le couvrira par plusieurs épaisseurs de gaze et il contiendra la compression de la même façon. Magitot, qui avait présenté ce procédé à la Société de chirurgie, le déclarait infaillible et à différentes reprises il s'est montré tel dans notre pratique personnelle.

(1) M. Guibaud. Traitement de l'hémorragie dentaire (*Sud-Est dentaire*, 1913, n° 4, p. 19).

TITRE VI

PROPHYLAXIE ET HYGIÈNE

L'hygiène buccale proprement dite a pour but d'aider la défense naturelle de la cavité buccale en combattant les éléments offensifs qui s'y trouvent.

Chez l'Homme sain son rôle est donc purement préventif et l'hygiène est suffisante pour constituer la prophylaxie des affections bucco-dentaires.

Chez l'Homme malade, où l'équilibre biologique du milieu buccal est plus ou moins profondément perturbé, il sera nécessaire d'adjoindre à l'hygiène quotidienne une série de mesures prophylactiques qu'il est du devoir strict du médecin traitant d'appliquer au cours de son traitement général et qui doivent faire partie intégrale de celui-ci. *L'hygiène thérapeutique* a pour but d'ajouter chez l'Homme malade, présentant par conséquent une cause générale possible de lésions bucco-dentaires, des moyens de défense qui tendent à compenser cette cause pathogène afin que la rupture de l'équilibre biologique du milieu buccal ne se produise pas ou que, si elle se produit, ce soit sur un terrain préparé et inapte à l'éclosion facile des lésions bucco-dentaires.

Son rôle est donc préventif consécutivement à une action thérapeutique.

Lorsque les soins d'ordre prophylactique, devant être exécutés par les patients eux-mêmes, auront été prescrits, ceux-ci devront être informés par leurs médecins qu'il en existe d'autres que seul le spécialiste pourra leur donner.

On doit conseiller aux personnes saines, soucieuses de la conservation de leurs dents, de ne pas attendre d'avoir besoin du dentiste pour aller le voir. On leur expliquera que seul, armé de ses fines sondes, de ses miroirs grossissants, de ses loupes, de ses éclairages divers, il pourra déceler de toutes petites lésions à leur début et les traiter facilement et sans souffrance; que le tartre par sa présence est une cause d'ennuis multiples et que seul le praticien spécialiste pourra l'enlever, etc...

CHAPITRE PREMIER

HYGIÈNE INDIVIDUELLE QUOTIDIENNE CHEZ L'HOMME SAIN

I. — CHEZ L'ADULTE

L'hygiène quotidienne de l'homme adulte sain consiste en somme en un simple nettoyage.

Ce nettoyage doit se composer de deux temps : 1° le nettoyage par des moyens mécaniques ; 2° le nettoyage par les moyens antibactériens.

1° Nettoyage mécanique quotidien de la bouche. — *a. Quand?* — Deux fois par jour, le matin au lever et le soir avant le coucher on procédera à la toilette buccale. Si l'on est absolument obligé de n'y procéder qu'une seule fois, c'est le soir qui sera choisi de préférence.

Il va de soi que les soins d'hygiène ne pourront donner tous les résultats que l'on est en droit d'en attendre, que dans les bouches où le stomatologiste aura fait le nécessaire pour que tous les foyers d'infection soient supprimés. « L'obturation, pratiquée pour les plus petites cavités, a non seulement un effet curatif, mais encore des résultats prophylactiques sur les dents voisines... Si, à l'âge adulte, par suite de la plus grande résistance de la dentine, certaines caries peuvent rester stationnaires ou progresser lentement, dans l'adolescence, l'intervention, au début de l'affection, est impérieusement indiquée quand on veut limiter ses ravages... » Le praticien montrera aux patients comment on doit prendre soin de sa bouche et de ses dents et expliquera « comment la conservation des dents est subordonnée au traitement de la carie dentaire dès son apparition. Il démontrera que le patient ne peut presque jamais soupçonner la carie au début et que, sans une enquête minutieuse, le dentiste, avec tous ses moyens d'exploration, ne la découvre parfois que difficilement (1).

β. *Comment?* — Le nettoyage de la bouche sera fait surtout à l'aide d'une brosse à dents. Cette brosse devra être en soies de porc assez rudes et laissant entre elles un assez large espace. La brosse est promenée doucement le long des gencives et sur les dents de haut en bas ou de bas en haut selon le cas. Le brossage des gencives agit d'une façon analogue à celle du gant de crin. De plus, s'il y a un peu de gingivite localisée, c'est-à-dire une région plus ou moins étendue de la muqueuse facilement saignante — ce qui la plupart du temps se rencontre chez les personnes qui sont peu soigneuses de leur bouche — l'action de la brosse les fait saigner — prétexte que les patients invoquent aisément pour les brosser encore moins — et cette saignée locale décongestionne la fibro-muqueuse qui au bout de quelques jours ne tarde pas à reprendre son état normal et à se laisser brosser sans saigner.

On défendra l'usage des brosses trop molles st surtout des brosses en caoutchouc ou en éponge, instruments qui, au lieu de chasser les débris épithéliaux ou alimentaires et les enduits microbiens qui se déposent sur les dents, les

(1) P. Dubois, Aide-mémoire du chirurgien-dentiste.

tassent dans les interstices interdentaires où ils fermentent et sont susceptibles de provoquer des caries. On commence à trouver dans le commerce des brosses à dents à monture métallique dont les soies sont fixées par sertissage. De telles brosses sont susceptibles d'être stérilisées par l'ébullition et on ne saurait trop recommander l'usage de ces brosses et de cette pratique (fig. 133).

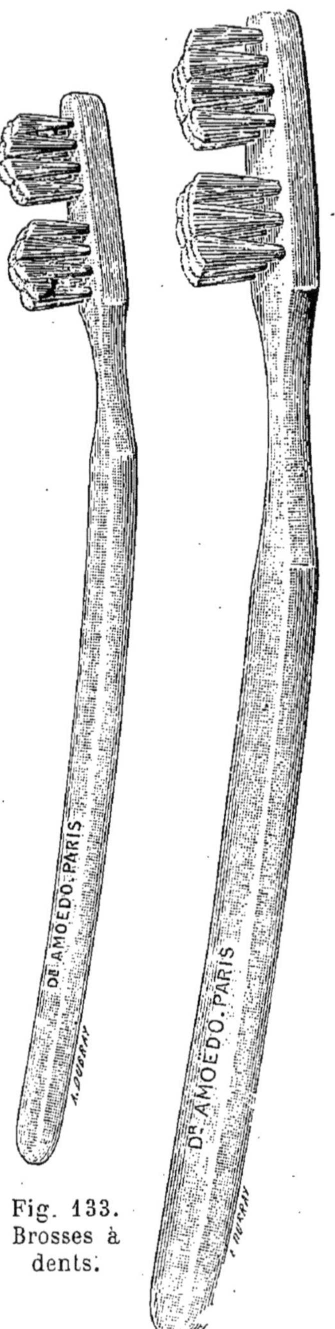

Fig. 133.
Brosses à dents.

On défendra le frottage avec le doigt nu ou couvert d'un linge pour la même raison qu'on défendra les brosses molles. L'action de la brosse à dent peut être avec avantage secondée par *le grattage de la langue*. Cette opération se fait très simplement au moyen d'un fanon de baleine (baleine de corset, par exemple). Lorsque les dents sont très serrées, on peut utiliser un *fil de caoutchouc* ou de *soie cirée*, mais l'emploi du *cure-dent* devra être fait avec beaucoup de modération. Les moins mauvais sont constitués par un morceau de plume taillée en biseau très aiguë. Leur prix de revient est assez bas pour qu'on puisse les jeter après chaque usage. Tous ont au moins l'inconvénient de traumatiser la gencive dans la région correspondante à la languette interdentaire et ce traumatisme s'accompagnant le plus souvent d'une petite blessure il n'est pas rare, étant donné le milieu, qu'il y ait consécutivement à cet endroit un petit foyer inflammatoire. On rejettera l'emploi des épingles qui peuvent léser les parties dures des dents. Les gros cure-dents en bois sont également à rejeter étant incapables de passer entre les dents sans léser la gencive. La crainte de l'inoculation de *l'actinomyces bovis* fera condamner l'emploi des brins de paille. Enfin, on se montrera particulièrement méfiant vis-à-vis des cure-dents quels qu'ils soient que l'on trouve sur la table des restaurants. Des accidents d'inoculation syphilitique ont été constatés après leur usage.

γ. *Avec quoi?* — On aide à l'action de la brosse à dent par l'adjonction de *dentifrices* (*dentis*, dent; *fricare*, frotter).

2° **Dentifrice.** — Les dentifrices sont pâteux, pulvérulents ou liquides. Les pâtes dentifrices sont ou des glycérolés d'amidon ou des savons.

Les dentifrices solides doivent répondre aux qualités suivantes : 1° Ne pas nuire, par leur présence, aux tissus durs de la dent; 2° n'avoir pas d'action mécanique susceptible de léser ces tissus ; 3° être modérément antiseptiques; 4° posséder une réaction chimique appropriée à celle de la bouche où il est employé.

Le dentifrice usuel auquel on aura recours avec avantage est le savon blanc de blanchisseuse qui, antiseptique, alcalin, non irritant, enlève les matières grasses et n'a que le défaut d'être un peu désagréable au goût dans les premiers jours de son emploi. On a bien prétendu (Barillé) qu'il était susceptible de provoquer le dépôt du tartre mais cette objection nous paraît être beaucoup plus théorique que réelle. On évitera d'employer les dentifrices contenant du charbon, car ils peuvent produire à la longue un tatouage gingival indélébile. De plus, ils possèdent une action mécanique susceptible par un long usage d'altérer les dents.

On ne formulera jamais le chlorate de potasse dans une préparation dentifrice, d'abord parce qu'il ne possède aucun titre au rang de spécifique buccal qu'on paraît porté à lui donner et qu'il n'a aucune action utilisable dans le cas particulier ; ensuite parce que les arêtes aiguës des cristaux qui le composent peuvent à la longue provoquer de l'abrasion mécanique au collet des dents.

Nous préconisons plutôt l'emploi de poudres que des pâtes car les premières sont moins susceptibles de s'infecter par le passage de la brosse sur la boîte qui la contient. Il n'en est pas de même des pâtes. De plus celles-ci, étant à base de glycérolé d'amidon, peuvent, par la transformation chimico-salivaire, arriver à donner du sucre dont nous avons vu l'action nocive possible sur les dents. Nous n'entrerons pas ici dans l'étude approfondie des préparations dentifrices, renvoyant pour cela le lecteur aux traités spéciaux.

On trouvera quelques bonnes formules de préparations dentifrices dans le formulaire placé à la fin du présent volume.

3° **Antisepsie buccale quotidienne.** — Le nettoyage de la bouche étant effectué on le complètera par un lavage antiseptique, pourvu que ce ne soit pas une solution de sublimé.

Par une étrange compréhension de la Loi, la vente des produits dentifrices a été déclarée libre. Or il faut que les médecins sachent que pour toutes les préparations qui se vendent dans le commerce, chez les parfumeurs, dans les bazars, ce qu'elles peuvent faire de mieux c'est de ne pas faire de mal. Toutes ces spécialités, dont les noms sont tous à assonances chimiques plus ou moins sonores, sont, pour la plupart, préparées et vendues par des gens n'ayant aucune connaissances pharmaco-dynamiques et sans autre préoccupation que de leur assurer une vente facile. Il s'en suit que très souvent ces produits sont nocifs pour les dents et pour les muqueuses. Le médecin fera bien de mettre en garde ses malades contre les dangers possibles de ces préparations (qui sont presque toujours d'exportation étrangère plus souvent allemande), et de leur formuler lui-même une préparation dentifrice appropriée.

Un certain nombre de ces préparations contiennent notamment soit des érodants, qui, dans l'esprit des fabricants, doivent « blanchir les dents » (ponce, corail, émeri, quinquina mal porphyrisé), soit des astringents (alun) ou des antiseptiques plus ou moins justifiés. Très souvent on trouve dans ces poudres du salol. Or, il faut savoir que ce médicament est susceptible de provoquer, chez certains sujets prédisposés, un eczéma orbiculaire des lèvres très tenace et d'autant plus rebelle que l'emploi du produit n'est pas abandonné dans l'ignorance où se trouve le malade de sa culpabilité (Brocq, Thibierge, Jacquet, etc.).

Le Dr Jullien (de Joyeuse) a constaté que certains parfums, incorporés à certains dentifrices du commerce, agissaient sur les terminaisons nerveuses de la bouche, point de départ d'un réflexe aboutissant à une hypercrinie salivaire et gastrique pouvant déterminer, après la toilette buccale, des troubles, quelquefois mal définis, d'autres fois plus nets, tiraillements épigastriques, sensation de faim, nausées, parfois vomissements (pituites). L'emploi prolongé de ces dentifrices pourrait même permettre l'installation de troubles gastriques permanents.

4° **Corollaire d'une bonne hygiène buccale.** — *Ce qu'il ne faut pas faire.* — On devra, non seulement prescrire les précautions d'hygiène qui sont nécessaires, mais encore et surtout défendre toutes les causes évitables de lésions bucco-dentaires.

On conçoit que l'emploi que certaines personnes font de leurs dents pour remplacer une tenaille ou un casse-noix, tenir des clous, couper du fil à coudre, expose les organes dentaires à des accidents nombreux (fêlures de l'émail, traumatismes ou infection du périodonte, lésions du paquet vasculo-nerveux à son entrée dans le foramen apical, etc.).

Les méfaits du tabac, soit à fumer, soit à chiquer, ne sont plus à compter (action irritante, leucoplasies) et nous avons dit ce que nous pensions des cure-dents métalliques (altération de l'émail).

L'alimentation devra être surveillée car, même au point de vue spécial qui nous occupe, elle a une répercussion certaine sur les dents.

Nous avons vu le rôle considérable que les troubles gastro-intestinaux jouent dans les accidents dits « de dentition ». De plus, au point de vue de l'action locale, les aliments susceptibles de séjourner dans les espaces interdentaires et d'y devenir le siège de fermentation acide (albumine et albuminoïdes, fibrine, caséïne, sucres, chocolats, confitures, etc.), indiqueront de faire subir à la bouche un nettoyage bien exécuté après le repas.

L'impotence fonctionnelle d'un côté des mâchoires favorisera les dépôts tartriques et amènera des troubles dans le ligament alnéolo-dentaire analogues à ceux qui se produisent dans les muscles et les ligaments, chez les malades convalescents d'une fracture de cuisse, par exemple, dans le membre atteint.

L'alimentation trop carnée sera défendue aux porteurs de lésions arthritiques de la bouche (pyorrhée à forme sèche, par exemple). On connaît le rôle joué par les conserves dans la pathogénie du scorbut. Quentel a démontré que, au cours des longues croisières maritimes, l'emploi exclusif de l'eau distillée, et par suite privée de ses sels calcaires, était un facteur de déminéralisation incontestable et pouvait assez souvent faciliter l'éclosion d'une tuberculose en imminence ou des caries dentaires. En pareille circonstance, on tirera de cette notion l'indication de l'administration quotidienne de quelques centigrammes de carbonate de chaux, par exemple

Nous avons vu que le lait peut, secondairement à l'action de certains microbes, provoquer la décalcification et dans quelques autres cas des lésions articulo-dentaires (1), des aphtes, du muguet. L'usage des mets très chauds suivi de boissons glacées est évidemment, on ne peut plus susceptible, de provoquer des fêlures de l'émail. De même les fruits acidulés (orange, citron, groseilles), et les végétaux acides (oseille, tomate) seront à déconseiller chez les personnes prédisposées aux caries. Il en sera de même des mets dans la confection desquels entreront des condiments acides (vinaigre, par exemple).

La *boisson* n'est pas moins importante à surveiller. L'alcool, à raison de sa transformation acétique au point de vue local d'une part et de la diminution de résistance générale d'autre part, sera proscrit comme susceptible de favoriser l'éclosion de caries.

Dans les pays où l'eau sera notablement dépourvue de sels calciques et où l'on pourra rattacher à cette cause de nombreuses caries dentaires, on pourra ordonner l'eau de Saint-Galmier ou de Pougues (source Alice) (2).

Il suffit de signaler l'abus qui est fait aux colonies des boissons glacées, des orangeades et des citronnades pour qu'on en restreigne l'emploi quand il s'agira de prévenir l'éclosion de la carie dentaire. Enfin il n'est pas jusqu'à l'*hygiène générale* qui ne soit susceptible de faire sentir nettement ses bons effets sur l'appareil bucco-dentaire.

(1) PIETKIEWICZ, *Tribune médicale*, 1906.
(2) Consulter CAILLON, Hygiène de la bouche pendant la première dentition (*Société de Méd. prat.*, Lyon, janvier 1907).

II. — CHEZ LE NOURRISSON, LES ENFANTS ET LES VIEILLARDS ÉDENTÉS

L'absence de dents ne dispense pas des soins quotideins d'hygiène buccale. On préviendra l'apparition du muguet et on contribuera à diminuer les chances d'infection gastro-intestinale, en évitant les fermentations buccales ; c'est pourquoi on devra nettoyer la bouche du nourrisson plusieurs fois par jour au moyen d'un linge imbibé d'eau de Vichy et roulé sur le doigt. Cruet recommande d'alcaliniser très légèrement leur lait avec du bicarbonate de soude.

Les vieillards édentés retireront le plus grand bénéfice d'une hygiène buccale soigneuse et du brossage des gencives ou tout au moins de leur massage avec le doigt nu ou recouvert d'un linge. Chez les enfants (depuis le sixième mois jusqu'à 13 ans), le travail de dentition très actif dans les maxillaires les rend susceptibles de lésions inflammatoires faciles, et « du fait du processus de dentition et de leur propre croissance ils subissent des modifications qui les mettent en état de réceptivité vis-à-vis des microorganismes buccaux » (Guibaud).

Les caries dentaires et les lésions de la muqueuse buccale sont susceptibles de provoquer des complications de voisinage graves et une sage hygiène de la bouche évitera les adénites, si fréquentes chez l'enfant, et si souvent qualifiées de scrofulose alors qu'elles ne sont que de simples lésions inflammatoires d'origine dentaire. La préservation et la conservation des dents de lait s'impose autant, sinon plus, que celles des dents permanentes. Dès l'âge de trois ans, on donnera à l'enfant l'habitude de brosser ses dents et ses gencives et de mâcher longuement des aliments durs (biscuits grillés, par exemple). De plus, on aura soin de lui faire prendre l'habitude de l'examen dentaire périodique et des soins donnés par le spécialiste (1).

III. — CHEZ LES PORTEURS D'APPAREILS DENTAIRES

Les appareils de prothèse dentaire se divisent en deux classes : les appareils à poste fixe (inamovibles), et les appareils à poste mobile (amovibles).

Appareils inamovibles. — Nous entendons parler des appareils construits pour n'être jamais enlevés par les malades, *ayant été construits par le spécialiste dans ce but*, ne devant demander aucun nettoyage spécial. On les nettoiera donc comme les dents naturelles. Mais si cependant on veut s'assurer de leur parfait nettoyage, on pourra, dans les bridges, par exemple, passer entre le bord alvéolaire et la face gingivale de l'appareil un mince lacet de coton ou un fil de soie.

Lorsqu'il s'agira d'un *appareil d'orthodontie*, qui pourra être inamovible pour un laps de temps déterminé, le nettoyage sera plus nécessaire et aussi un peu plus difficile. On pourra le pratiquer rapidement par des lavages abondants faits plusieurs fois par jour, tout au moins après chaque repas.

Ces lavages, qui n'exclueront pas l'usage de la brosse, seront faits de la façon suivante :

Une canule de Janet est adaptée à un bock contenant 1 litre 1/2 à 2 litres d'une solution antiseptique tiède (thymol, par exemple). Le patient penche sa tête sur une

(1) Rédier estime avec raison que « quand il s'agit d'un mariage, les questions de santé jouent encore auprès du plus grand nombre un rôle prépondérant ; or, on peut dire d'une manière générale que de bonnes dents sont un des meilleurs indices de la santé. D'ailleurs les médecins et même les gens du monde le savent bien, car les uns et les autres, au moment de choisir une nourrice, ne manquent pas de s'enquérir de l'état des dents. Pourquoi, dès lors, ne pas en faire de même lorsqu'il s'agit d'un mariage ? » (*Précis de stomatologie*, p. 386).

grande cuvette et, au moyen d'un jet obtenu par l'élévation à 2 mètres ou plus du bock, lave tous les coins de la bouche où des aliments peuvent séjourner.

S'il s'agit d'un appareil d'orthodontie amovible, les soins d'hygiène seront les mêmes que pour les appareils de prothèse dentaire amovibles.

Appareils amovibles. — Les appareils amovibles, c'est à dire ceux qui ne sont pas construits en vue du séjour permanent dans la bouche et de leur nettoyage automatique *in situ* (dentiers à plaque palatine ou mandibulaire), ne devront jamais demeurer dans la bouche pendant la nuit. De plus, l'appareil lui-même sera l'objet de soins quotidiens pour éviter les fermentations dans les espaces interdentaires. Ces soins consistent à ôter l'appareil après chaque repas, à le rincer et à rincer la bouche avec une solution antiseptique de préférence. Chaque soir, on procèdera au savonnage énergique de l'appareil en s'aidant d'une brosse à ongle très rude et spécialement réservée à cet usage. On brossera particulièrement les parties difficiles d'accès (crochets, anneaux). Il sera bon, chaque fois que la construction de l'appareil le permettra, de le faire bouillir, de loin en loin, pendant quelques minutes. Pour tous, on pourra avec avantage les laisser séjourner pendant la nuit dans un récipient contenant une solution antiseptique. Nous prescrivons dans ce but :

Formol à 40 0/0	20 gr.
Glycérine	50 —
Essence de menthe	*āā* 5 gr.
Essence de badiane.	

Quelques gouttes dans un verre d'eau.

CHAPITRE II

HYGIÈNE INDIVIDUELLE QUOTIDIENNE CHEZ LES OUVRIERS DE CERTAINES PROFESSIONS

En outre des soins que nous venons de signaler, et qui doivent être pris par tout le monde, certains professionnels devront recevoir des conseils spéciaux pour corriger ce que le milieu où ils vivent peut avoir de nocif pour leurs dents.

C'est ainsi que les ouvriers exposés aux *vapeurs hydrargyriques* (chapeliers, doreurs, mineurs de mercure, etc.) devront insister surtout sur les lavages antiseptiques. Les ouvriers employés dans les usines de *gutta-percha* présentent des lésions buccales semblables aux lésions phosphoriques. Prudhomme a indiqué (1) une forme d'abrasion spéciale des dents chez les ouvriers employés au travail du *caoutchouc*.

Les ouvriers des *usines de produits chimiques*, ou ceux exposés à des vapeurs ou à des poussières acides, emploieront plusieurs fois par jour des lavages à l'eau bicarbonatée ou à l'eau de Vichy et ceux travaillant dans une atmosphère alcaline useront au contraire de lavages acides appropriés et on choisira dans ce but les acides benzoïque, borique ou thymique pour lutter contre le ramollissement de l'émail. Gaston Schwartz a signalé des lésions dentaires chez les ouvriers travaillant le « verdet » ou sulfate de cuivre brut.

R. Vogt a décrit, chez les ouvriers des *poudreries*, des caries dentaires spécifiques affectant la face labiale

(1) *Laboratoire*, 8 janvier 1907.

des incisives inférieures et la face postérieure des incisives supérieures. On peut accuser les vapeurs azotiques de provoquer ces lésions. Cette affection spéciale dure tant qu'il y a des dents et cesse quand la couronne est complètement détruite.

De même les ouvriers travaillant le *phosphore* éviteront la nécrose toxi-septique spécifique (Cruet) par une hygiène buccale minutieuse.

Les *sucriers*, les raffineurs, confiseurs, etc., et en général toutes les personnes travaillant dans une atmosphère où voltigent des poussières de sucre, devront, plusieurs fois par jour, se laver les dents avec une solution alcaline. Les *nacriers, émouleurs*, etc., qui présentent parfois des érosions analogues aux érosions cunéiformes de Milian, devront se munir de masques spéciaux qui protègeront en même temps leur conduit naso bronchial, leurs yeux, etc. Les *électriciens* peuvent avoir des mortifications pulpaires et surtout de *l'électrolyse professionnelle* de la langue. Les *souffleurs de verre* peuvent accuser de la mortification pulpaire consécutive aux chocs répétés sur leurs dents antérieures. Ils présentent de plus des lésions de la peau et des muqueuses, de l'hypercrinie salivaire, de la dilatation du canal de Sténon et un aspect de la muqueuse ressemblant à celui qui est consécutif à une application de nitrate d'argent. Cette maladie professionnelle est bénigne et cesse sitôt que l'ouvrier cesse sa profession.

Enfin, les *médecins, chirurgiens, sages-femmes, infirmières*, etc., et en général toutes les personnes s'approchant des malades, quels qu'ils soient (blessés ou fiévreux), devront avoir un soin rigoureux de leur cavité buccale. Ces précautions devront surtout être prises par les médecins s'occupant de malades contagieux dont les agents de contage habitent le rhino-pharynx et la bouche. Il est extrêmement facile de s'infecter auprès de ces malades, en les auscultant, par exemple. En ce qui concerne les sages-femmes, Guttman (1) a démontré que le mauvais état de

(1) Guttman, *Progrès médical belge*, 1er décembre 1911.

Les conclusions de cet auteur sont les suivantes :

1° Chaque élève, à son admission à l'école des sages-femmes, devrait produire, outre le certificat médical visant son état général, un certificat dentaire constatant l'état hygiénique de la bouche;

2° Pendant le cours de ses études, l'élève devrait être renseignée sur l'importance de l'hygiène de la bouche. On devrait lui enseigner les soins rationnels des dents et de la bouche, et en particulier le danger que peut courir l'accouchée confiée à ses soins par la négligence de l'état de sa bouche;

3° Chaque sage-femme devrait présenter une fois par an au médecin du district, un certificat d'un dentiste désigné par lui et indiquant l'état de la bouche;

4° La sage-femme doit donner la plus grande attention aux soins de ses dents et de sa bouche et procéder, avant chaque accouchement, à une désinfection et à un nettoyage sérieux de cette cavité;

5° Le manuel des sages-femmes devra être augmenté d'un chapitre traitant de l'hygiène des dents et de la bouche et, de plus, au passage qui traite de la suppuration des autres parties du corps chez les sages-femmes, il convient d'ajouter les suppurations de la bouche et particulièrement celles qui concernent les dents et les racines cariées.

Au deuxième Congrès international d'Hygiène alimentaire, M. de Vlamynck a requis l'application des mesures suivantes pour les ouvriers manipulant des denrées alimentaires :

1° Les fabriques, usines, ateliers, magasins, etc... ayant pour objet la fabrication, le dépôt ou la vente des denrées alimentaires, telles que les fabriques de conserves, les boucheries, charcuteries, les boulangeries, chocolateries, sucreries, pâtisseries, brasseries, cuisines d'hôtels, etc..., ne pourront être établies, ni transférées d'un lieu dans un autre qu'en vertu d'une permission de l'autorité administrative. La liste des personnes destinées à y travailler et à y manipuler les denrées sera remise avec la demande d'autorisation, en y joignant pour chaque personne le procès-verbal de la visite sanitaire faite par un médecin qui sera soumis, pour ses déclarations, aux lois réglementant la police sanitaire;

2° Apposer sur la devanture des établissements de gros et de détail une plaque visible et ostensible indiquant par une marque spéciale que l'établissement se soumet aux conditions d'hygiène requises ;

3° Exiger la visite sanitaire de toutes les personnes employées à la fabrication, la manipulation ou à la vente des produits alimentaires, qui se fera (trimestriellement ou mensuellement) aux frais du patron de l'entreprise;

Le médecin agréé consignera sur un registre spécial, conforme au modèle délivré par l'Administration, les constatations faites au cours des examens.

la bouche pourrait être une cause d'infection pour les accouchées. Après les avoir fait parler cinq minutes, la différence d'asepsie obtenue par les mains des sujets dont

Ce registre, confié aux soins de l'industriel, doit être remis aux agents de l'autorité à chaque réquisition.

4° Faire parvenir au Conseil supérieur d'hygiène, après chaque visite sanitaire, un procès-verbal détaillé, suivant un questionnaire établi par la loi et sur papier de différentes nuances, exemple : blanc pour les personnes saines, jaune pour les personnes devant être momentanément éloignées, rouge pour les personnes devant être éloignées définitivement.

5° *Eloigner de l'industrie de l'alimentation les producteurs ou manipulateurs (ouvriers et patrons) atteints d'affections contagieuses et infectieuses, telles que tuberculose, syphilis, cancer, gangrène, angine, stomatite, gingivite, caries dentaires, abcès, fistules, fétidité de l'haleine, etc., et ce, pendant le temps nécessaire à leur complète guérison.*

6° Dans tous les établissements de denrées alimentaires, les ouvriers auront à leur disposition un vestiaire spécial pour changer de vêtements et un local où seront placés des vases contenant de l'eau, du savon pour se laver la figure et les mains, des brosses à dents et les produits nécessaires pour se nettoyer les dents et se rincer la bouche avant de se mettre au travail.

Ces soins de propreté seront strictement obligatoires pour tous les ouvriers.

L'accès de l'atelier sera interdit aux ouvriers n'ayant pas procédé aux ablutions nécessaires et n'ayant pas endossé les vêtements de travail fournis et entretenus par les soins du chef d'entreprise.

Aucun ouvrier ne pourra sortir des ateliers sans avoir quitté ses vêtements de travail.

Aucun patron ne pourra occuper des ouvriers s'adonnant à l'ivrognerie et tout patron devra empêcher l'introduction de liqueurs alcooliques dans l'établissement.

Les ouvriers entretiendront dans un bon état de propreté le matériel et les outils qui leur sont confiés.

7° Il doit être interdit d'utiliser habituellement comme salle de travail des locaux humides. Les locaux auront une hauteur de 2 m. 50 au moins ; ils seront en tout temps convenablement ventilés ; à cet effet, on adoptera des dispositifs permettant d'introduire l'air neuf et d'évacuer l'air vicié à raison de 30 mètres cubes au moins par heure et par travailleur.

La ventilation se pratiquera dans des conditions telles qu'il ne puisse en résulter d'incommodité pour les ouvriers.

Pendant les interruptions de travail, si les circonstances le permettent, l'atmosphère des locaux sera renouvelée par des chasses d'air.

8° Les récipients, vases, boites, etc., venant de l'extérieur, devront

la bouche était saine et soignée avec les mains de celles dont la bouche était mal tenue et garnie de dents cariées était dans le rapport de 50 à 300. Ce qu'il dit des sages-femmes s'applique également aux chirurgiens.

CHAPITRE III

HYGIÈNE BUCCO-DENTAIRE CHEZ L'HOMME MALADE

Ce que le médecin praticien a le devoir d'ordonner et de ne pas faire, pour protéger le système dentaire de ses malades, avant, pendant et après les traitements qu'il dirige.

I. — MALADES INTOXIQUÉS PAR DES POISONS CHIMIQUES

1° **Intoxiqués par le mercure.** — Lorsqu'il s'agira d'une intoxication professionnelle, les mesures habituelles de prophylaxie seront prises (changement de vêtements, bains, ventilation des ateliers, etc.).

Chez ces ouvriers, la mise en état de la bouche au double point de vue prophylactique et curatif conserve toute son importance.

2° **Hygiène buccale du syphilitique** (1). — L'intoxication mercurielle se rencontre surtout, de nos jours, chez les malades soumis au traitement mercuriel, les syphilitiques notamment. En tout cas, c'est chez eux que le médecin aura le plus à faire la prophylaxie des accidents buccaux. Ce que nous dirons de l'hygiène buccale des malades, soumis au traitement mercuriel, s'appliquera

être désinfectés et stérilisés à l'étuve avant de pouvoir y introduire les produits alimentaires.

(1) Voy. aussi Lacapère, Le rôle du stomatologiste dans la syphilis (*Revue de Stomatologie*, août à septembre 1908).

d'ailleurs intégralement aux intoxiqués professionnels (doreurs, chapeliers, etc.), avec cette différence toutefois que chez le non syphilitique l'intoxication sera ou aiguë (empoisonnement accidentel, suicide), ou chronique (mineurs, doreurs, chapeliers), tandis que chez le syphilitique traité, on devra joindre à ce facteur l'influence dépressive de la spirochœtose, l'état général, les phénomènes chloro-anémiques de la période secondaire (asthénie, typhose secondaire de Fournier).

Par lui-même, le mercure n'exerce aucune action nocive sur la muqueuse buccale et la gingivo-stomatite mercurielle n'existe pas en tant qu'affection essentielle, ainsi que l'ont lumineusement démontré les travaux de Galippe (1) et de Cruet (2) notamment. La manifestation dans la bouche de l'élimination salivaire du mercure est une « gingivite septique qui devient tout à coup toxi-septique, et qui de ce fait, revêt une physionomie particulière » (Cruet). La lésion gingivo-buccale peut d'ailleurs ne pas exister avant le traitement mercuriel et être créée à l'occasion du coup de fouet donné au microbisme buccal par la paralysie phagocytaire due au mercure.

« Dans une bouche saine, comme dans une bouche édentée (nouveau-né, vieillard), pas d'accidents mercuriels » (Guibaud) à raison de l'état de propreté facile et relatif où se trouvent presque toujours ces bouches.

La prophylaxie de la gingivo-stomatite est simple. Le syphiligraphe, dès le diagnostic porté et le traitement mercuriel décidé, devra envoyer son malade chez le stomatologiste qui examinera sa bouche et prendra les mesures nécessaires pour supprimer toutes les causes d'in-

(1) Galippe, *Journal des connaissances médicales*, Des gingivo-stomatites septiques et en particulier de la gingivo-stomatite mercurielle.

(2) Cruet, Hygiène et thérapeutique des maladies de la bouche, 2e édit., Paris, 1907.

fection ou d'irritation. Cette collaboration des deux spécialistes doit être érigée en règle formelle et absolue.

En premier lieu, le tartre sera enlevé, les dents nettoyées par le brossage rotatif, les lésions dentaires curables seront traitées et obturées, les causes d'irritation (pointes de dents fracturées) seront supprimées, les lésions incurables appelleront l'extraction des organes en cause. Si le médecin ne peut obtenir le concours du spécialiste, il devra procéder lui-même aux extractions, mais *il ne devra jamais perdre de vue que l'administration du mercure à un sujet n'ayant pas la bouche propre et en bon état l'expose toujours et chaque fois aux accidents buccaux de l'hydrargyrisme et cela d'autant plus que sa bouche est moins soignée.*

Les soins d'hygiène donnés par le spécialiste devront être complétés par le malade. Il est indispensable de prescrire le brossage et le rinçage de la bouche et, le cas échéant, des pièces de prothèse après chaque repas, et surtout des lavages avec une solution antiseptique. On s'adressera de préférence au lysol, au chloral, au thymol, à l'eau oxygénée, au formol, etc. Proscription du tabac.

Ces prescriptions, quoique très importantes et fondamentales, sont très souvent méconnues. « En dehors des stomatologistes, mesure-t-on bien l'importance du facteur infection buccale, et est-on bien convaincu, par exemple, que l'asepsie parfaite d'une bouche s'opposerait à toute stomatite, même mercurielle ? C'est cependant jusque-là qu'il faut aller, nous en sommes convaincus pour notre part, et nous avons maintes fois démontré à nos confrères syphiligraphes qu'on pouvait administrer le mercure impunément à des malades dont la bouche serait absolument aseptisée avant et pendant le traitement » (1).

(1) Cruet, Pathogénie et thérapeutique des affections de la muqueuse buccale (*Revue de Stomatologie*, 1909, p. 405).

La stomatite mercurielle n'est jamais généralisée à toute la bouche d'emblée. En outre de la gingivite d'alarme de Fournier, Milian (1) a indiqué que les stomatites localisées aiguës sont les plus fréquentes et les plus importantes des stomatites mercurielles et dénoncent le début de la toxi-infection.

En même temps qu'il ordonne le traitement mercuriel, il est d'habitude courante, que le médecin prescrive du chlorate de potasse et prévienne le malade d'avoir à suspendre le traitement s'il présente de la salivation. C'est à cela le plus souvent que se bornent les soins de bouche. Or rien, si ce n'est la routine, ne désigne le chlorate de potasse pour occuper le rang de spécifique buccal qu'il paraît détenir dans l'esprit de la plupart des médecins et même de beaucoup de spécialistes. Cette pratique sera avantageusement remplacée par la prescription des lavages antiseptiques dont nous avons parlé tout à l'heure.

Dans son tableau des antiseptiques, Miquel ne fait pas figurer le chlorate de potasse. Le chlorate de soude, son homologue, qui présente à peu près toutes ses propriétés, moins l'action nocive sur les hématies, y figure au dernier rang des substances très faiblement antiseptiques (400 gr. pour un litre de bouillon).

Si on a pu, en thérapeutique générale (brûlure, eczéma, cancer de l'utérus), utiliser une vague propriété kératoplastique que posséderait le chlorate de potasse, il doit, malgré cela, céder la place, en thérapeutique buccale, à des médicaments de beaucoup plus énergiques. Si, appliqué en solution, son action topique est à peu près nulle, ingéré et reversé dans la bouche par l'élimination salivaire, son action n'est pas plus active. Qui sait même si elle ne se

(1) Milian, Les stomatites mercurielles frustes (*Progrès médical*, 9 octobre 1909).

borne pas à troubler la chimiotaxie et les phénomènes de défense biologique naturels ?

Nous avons déjà vu (p. 209) que l'emploi du chlorate de potasse, dans les poudres ou pâtes dentifrices, devait être proscrit à raison de l'action mécanique nocive que les arêtes tranchantes de ses cristaux pouvaient exercer sur les dents. Si ici cette action n'est plus à craindre, il n'en demeure pas moins que son emploi est inutile et blâmable, car il empêche le médecin et le malade, en leur donnant une fausse sécurité, de suivre une thérapeutique plus rationnelle et plus active. De même, sous forme de pastilles dont certaines personnes (avocats, orateurs, chanteurs) font un usage suivi, son emploi peut avoir de graves inconvénients pour les dents qui, au bout de peu de temps, ne tardent pas à présenter de nombreuses caries cervicales désignées par Redier sous le nom de « caries des pastilles ». Ce sel, entré dans la médecine domestique, est délivré couramment sans ordonnance. Cependant, il est loin d'être dépourvu de dangers.

Per os, le chlorate de potasse apparaît dans la salive 5 minutes après son absorption et cette élimination dure 48 heures environ. Il exerce une action hémolysante très nette et dans un assez grand nombre d'observations on a relevé, consécutivement à cette hémolyse, des accidents graves (lésions des reins, hémoglobinurie, cyanose, asphyxie, etc.).

Nous ne voulons pas parler des cas d'empoisonnement accidentels (40 gr. de chlorate de potasse ingéré au lieu de sulfate de soude, dans une observation, et une petite cuillerée, dans une autre, au lieu de sel de Carlsbad). Mais nous rappellerons qu'à côté de cette action toxique directe, il peut assez souvent et secondairement donner lieu à des accidents dus à ses incompatibilités. C'est ainsi que, en outre des composés explosifs par le choc qu'il forme avec le soufre, le charbon, etc., l'ingestion simultanée des iodures et du chlorate de potasse peut être très dangereuse par formation de chlorure de potassium, sel très toxique. Or, l'administration du chlorate de potasse et de l'iodure de potassium est chose courante dans la thérapeutique syphiligraphique.

L'habitude de l'emploi du chlorate de potasse n'étant appuyée sur aucune base scientifique, ce sel étant au contraire toxique, dépourvu d'action antiseptique et tout au contraire susceptible de porter atteinte à l'intégrité des dents, il nous paraît que son emploi pourra être délibérément banni de la thérapeutique stomatologique et syphiligraphique.

Si, au cours d'un traitement mercuriel, la stomatite se déclare, le stomatologiste interviendra fort utilement encore, et les mesures de prophylaxie qui n'auront pas été prises le seront à ce moment, en dépit du saignement facile de la gencive.

« Pour le malade, et même pour un certain nombre de médecins, la douleur et l'état saignant des gencives sont un obstacle au brossage énergique des dents. Le malade se contente, dès que la muqueuse buccale est irritée, de simples bains de bouche et il faut véritablement user d'autorité pour le convaincre que l'intervention brutale et douloureuse du dentiste est indispensable. Celle-ci, loin d'exagérer les phénomènes inflammatoires, comme le malade le suppose *a priori*, déterminera un soulagement immédiat (1). »

L'hygiène bucco-dentaire devra être suivie de près chez le syphilitique, non seulement vis-à-vis du traitement mercuriel, mais même vis-à-vis des manifestations buccales de la spirillose. Sans nous arrêter à *l'accident primitif* siégeant à la bouche (stomatite syphilitique primitive, de Cruet) les *accidents secondaires* (notamment les syphilides

(1) Emery et Lacapère, *Loc. cit.*

érythémateuses, papulo-érosives ou plaques muqueuses, etc.), sont amorcés dans la bouche malpropre, par la présence de racines infectées dont les bords aigus sont des causes d'irritation locale incontestables.

« J'ai pu, pour ma part, écrit Cruet à ce sujet, dire à des syphilitiques au début que s'ils suivaient exactement les prescriptions hygiéniques de la bouche, ces accidents [secondaires] ne se produiraient pas. Il en fut presque toujours ainsi. D'un autre côté, on a remarqué que les accidents secondaires (plaques muqueuses) se produisaient particulièrement dans les bouches malpropres, tartreuses, à dents cariées et à chicots. Qu'est-ce à dire, sinon qu'un semblable état de la bouche réalise, au suprême degré, les conditions d'infection et d'érosion qui commandent l'apparition des papules et des plaques ulcéreuses [1]. »

L'apparition des *accidents tertiaires buccaux* (gommes, nécrose, leucoplasie, etc.) ne saurait qu'être favorisée par l'état septique de la bouche. On défendra l'usage du tabac, des aliments épicés, des boissons alcooliques. De plus, à côté de ces précautions locales, on ordonnera les grands bains savonneux pour favoriser l'élimination cutanée du métal. Enfin, on se souviendra que le calomel et l'onguent napolitain sont les deux préparations mercurielles qui provoquent avec le plus de facilité l'hydrargyrisme buccal.

3° **Intoxication phosphorique.** — Les effets toxiques généraux du phosphore sont généralement beaucoup moins graves que la lésion en quelque sorte spécifique : La *nécrose des mâchoires* ou *mal chimique*.

Th. Roussel et Magitot ont montré que l'altération osseuse est toujours précédée d'une carie dentaire qui ouvre la porte à l'agent nocif et, par l'infection locale, prépare le terrain.

Trélat fait pénétrer le poison par les culs-de-sac gingivaux

(1) Cruet, *Revue de Stomatologie*, 1909, p. 420.

décollés et Moiraud a rencontré très souvent de la périodontite expulsive précédant la lésion phosphorique. Les mesures de prophylaxie indiquées au paragraphe précédent prennent donc ici une importance d'autant plus grande que, l'intoxication, diminuant la résistance générale de l'organisme et, par suite, rompant l'équilibre biologique du milieu buccal, favorisera la production de la nécrose. L'hygiène bucco-dentaire des ouvriers travaillant le phosphore métalloïdique se résume donc dans l'application des mesures proposées par l'Académie de Médecine (aération énergique, machines closes, propreté scrupuleuse, interdiction des repas dans les ateliers, changement de vêtements, visite de la bouche, soins opportuns des dents et inspection périodique de l'appareil bucco-dentaire afin que la bouche des ouvriers ne cesse pas d'être en parfait état, etc.), d'une part, et d'autre part, dans l'application scrupuleuse des règles d'hygiène buccale quotidienne indispensables à l'homme sain (Voy. p. 205).

On se souviendra que si le mal chimique frappe de tout le squelette, à peu près exclusivement les mâchoires, c'est que seuls de tout l'organisme ces os peuvent être facilement en contact avec le milieu extérieur par les lésions dentaires ou péri-dentaires et par elles recevoir l'infection déterminante de la nécrose.

« La nécrose phosphorique est bien le type de la nécrose toxi-septique, comme la stomatite mercurielle est le type de la stomatite toxi-septique » (Cruet).

4° **Intoxication saturnine, cuprique, bismuthique, argyrique, arsénique, etc.** — La connaissance de la notion de l'unité des stomatites indique encore ici la nécessité des soins de bouche, pour prévenir l'éclosion des accidents buccaux spécifiques de certaines intoxications. Néanmoins, dans le cas particulier qui nous occupe, il y a lieu de tenir compte que l'apparition du liseré gingival (bleuâtre pour le plomb, brun-jaunâtre pour le cuivre, brun violacé pour le bismuth, violet pour l'argent) — qu'il ne faut pas confondre avec les enduits ou tartre chromophores — est secondaire à l'intoxication générale et n'en est qu'une manifestation buccale. Elle constitue un signe de l'intoxication générale et n'en est que bien rarement une manifestation isolée. Il n'en est pas de même dans la stomatite mercurielle où l'hydrargyrisme buccal devance de beaucoup l'intoxication mercurielle. On fera facilement disparaître des liserés métalliques par des attouchements *loco dolenti* avec une solution diluée d'acide chlorhydrique. Les soins hygiéniques de la bouche préviendront leur formation, mais on la préviendra mieux par une hygiène industrielle et générale bien surveillée. Le décret du 23 avril 1908 exige, par son article 1, de la part des ouvriers postulants du travail dans les établissements où sont exécutés des travaux nécessitant l'emploi de céruse, un certificat médical qui doit d'ailleurs être renouvelé dans le mois qui suit l'embauchage et ensuite une fois par trimestre. Nous avons vu l'importance de la septicité bucco-dentaire comme cause déterminante par infection des lésions du tube digestif d'abord et parfois même d'accidents plus éloignés. Il suit de là que le certificat médical original, exigé par l'article 1 précité, ne devra être délivré qu'après mise en état satisfaisant de la bouche (extraction des racines incurables, guérison de la stomatite tartrique, traitement des pyophagies, etc.) De plus, le médecin-inspecteur devra signaler, sur le registre spécial prévu par le même décret, son avis sur la question de la septicité bucco-dentaire des ouvriers qu'il a à surveiller.

5° **Intoxication alcoolique.** — Lancereaux a signalé chez les individus intoxiqués chroniquement par l'alcool l'état particulier, pathognomonique, en quelque sorte, de la muqueuse buccale, qui apparaît rouge et dépapillée.

Cet état est dû, d'une part, à l'action topique du poison ingéré, et d'autre part, à la répercussion des troubles gastro-intestinaux et viscéraux concomitants. Il n'en demeure pas moins que les soins hygiéniques de la bouche devront être particulièrement surveillés chez ces malades.

« On ne saurait trop dire à quel point le terrain alcoolique se prête à l'aggravation des accidents de la stomatite simple, septique, qui existe toujours à quelque degré chez les alcooliques... Chez ceux-là, la stomatite ulcéro-membraneuse peut aller jusqu'à la gangrène, et la pyorrhée jusqu'à la nécrose alvéolaire » (Cruet).

On comprend combien, chez ces malades, la nécessité des soins d'hygiène et de thérapeutique s'impose au point de vue prophylactique.

II. — MALADES ATTEINTS DE MALADIES INFECTIEUSES AIGUËS

Nous verrons combien nombreuses sont les maladies générales qui, primitivement ou secondairement, peuvent frapper l'appareil bucco-dentaire et le mécanisme de cette action nocive est aisé à comprendre.

L'*état général débilité* permet au microbisme buccal d'acquérir une exaltation de virulence considérable dont les effets se traduisent fréquemment par des lésions de voisinage (parotidites, pneumonies, otites, mastoïdites) ou locales (gingivo-stomatites).

Les dangers de l'exaltation de virulence du microbisme buccal sont d'autant plus augmentés que la diète ne permet pas l'auto-nettoyage des dents et l'auto-massage gingival par la mastication. De plus, la *diète* modifie la réaction de la salive qui devient acide en même temps qu'elle diminue en quantité. Les débris épithéliaux de desquamation, se mêlant au mucus et aux caillots de lait, constituent les enduits blanchâtres qui couvrent les dents et les gencives de ces malades et à l'abri desquels d'innombrables colonies microbiennes peuvent exercer leurs ravages sur les dents sous-jacentes. De plus, la salive diminuée de quantité restreint d'autant l'auto-défense de la bouche et cette notion explique l'apparition du muguet et de la pathogénie des parotidites pré-agoniques.

Action nocive de certaines médications. — Les *médicaments* prescrits soit pour traiter l'état général, soit comme collutoires pour traiter empiriquement l'état saburral ou fuligineux de la langue (langue de perroquet de la période d'état de la fièvre typhoïde, par exemple) peuvent également agir de façon nocive sur l'appareil dentaire (page 43).

Parmi les premiers produits, les plus nocifs sont les excipients (gommes, sirop, mucilages, etc.) par leur fermentation si facile et les produits qui en dérivent (Voy. page 44, causes occasionnelles de la carie).

Parmi les médicaments employés pour combattre l'état saburral bucco-lingual, certains sont employés sans raison scientifique réelle (chlorate de potasse, notamment) d'autres à tort, comme le jus de citron ou les collutoires à base d'alun. Ce dernier médicament en effet attaque tous les tissus de la dent (Magitot, Leber et Rottenstein, Redier, etc.).

On ordonne facilement aussi, pour lutter contre la déminéralisation, les *préparations phosphatées calciques*. Quel que soit leur mode d'administration (solution ou sirop), leur réaction est presque toujours acide et il suffit de connaître ce détail pour voir les dangers possibles et les inconvénients de cette thérapeutique si on ne songe pas à ce défaut. Les malades, soumis à la *médication lactique* (Vanel) ou simplement au *régime lacté exclusif*, voient également, si l'on ne prend pas certaines précautions indispensables, de nombreuses caries se produire par suite des fermentations à produits acides qui peuvent se former dans les espaces interdentaires. Il en est de même pour les malades soumis aux *cures de fruits* (cures de raisins frais, notamment).

Parmi les légendes fortement accréditées ayant rapport aux dents, il convient de signaler, pour la détruire, celle qui veut que les *préparations ferrugineuses* noircissent les dents et les fassent carier. On remarquera que les personnes, à qui on les ordonne étant généralement dans un état de moindre résistance générale les lésions dentaires imputables à leur état général, sont mises à tort sur le compte de la médication qui devrait au contraire les diminuer. Disons incidemment, dans le même ordre d'idées, que la coloration noire, que les dents peuvent prendre sous l'influence de la médication ferrugineuse, ne se produit pas si le médicament est donné sous forme de cachets, pilules, etc. Lorsque, pendant de longs mois, on les donne *per os*, il peut bien, peut-être, se produire un léger dépôt brun sur les dents, mais c'est une coloration exclusivement superficielle, analogue aux colorations des fumeurs de tabac et qui, comme ces dernières, disparaît par le frottement méthodique. Il est facile de prévenir cette coloration par des soins d'hygiène bien compris et une intervention du spécialiste la fera facilement disparaître.

III. — HYGIÈNE THÉRAPEUTIQUE BUCCO-DENTAIRE

Hygiène thérapeutique dans les maladies aiguës, médicales ou chirurgicales. — Si on le peut (chez les opérés, par exemple), on devra prévenir, autant que faire se pourra les effets nocifs de l'affection générale sur l'appareil bucco-dentaire, par un nettoyage de la bouche complet (tartre enlevé, dents soignées ou extraites).

Pendant la période d'état, le personnel garde-malade devra, au moins deux fois par jour, procéder à la toilette buccale de leurs patients. Autant que possible, cette toilette devra consister en brossages délicats et en savonnages des dents et des muqueuses, suivis d'abondants lavages (1 à 2 litres) antiseptiques faibles (solution de thymol, chloral, formol, etc.), ou même d'eau bouillie salée tiède. Une excellente pratique, quand cela est possible, consistera à faire *faire le massage* des gencives avec le doigt.

La langue sera débarrassée des enduits ou fuliginosités au moyen d'une baleine de corset repliée en son milieu. Ce grattage précédera autant que possible un grand lavage buccal (1).

Chez les fébricitants et les malades aigus, les règles générales de l'hygiène dentaire que doit suivre l'homme sain ne changent pas. Elles deviennent plus impérieuses chez les malades difficiles à déplacer. L'emploi de la brosse de Blum nous paraît devoir être fait avec avantage. C'est une brosse-canule qui, en même temps qu'elle enlève mécaniquement les débris saburaux avec ses crins, est largement irriguée et nettoie elle-même la région par un copieux courant d'eau bouillie ou d'une solution antiseptique.

S'il y a des régions qui soient le siège d'une violente inflammation, et dans les localisations buccales de certaines affections (purpura, scorbut, par exemple), où le brossage ne sera pas praticable et où il convient d'ailleurs de réduire le traumatisme au minimum, on se trouvera bien de les toucher avec un peu de teinture d'iode diluée à 50 0/0 avec de la glycérine. Ce sera là le seul collutoire à employer et on supprimera radicalement dans tous les cas les collutoires à base de sucre ou de miel et, à plus forte raison, le jus de citron que l'on emploie couramment dans la thérapeutique domestique, ce qui constitue, nous l'avons dit, une énorme hérésie. Au cours de l'érysipèle buccal, on ne pratiquera que les lavages, mais on les multipliera (4 lavages toutes

(1) H. Paillard, Les « petits soins » dans la fièvre typhoïde (*Petite revue des Sciences médicales*, novembre 1910).

les heures). Les maladies s'accompagnant de diminution du flux salivaire (oreillons, grandes opérations, par exemple) indiqueront aussi une multiplication des lavages. Vermeille pense que la bronchopneumonie des enfants est le plus souvent d'origine buccale, et il n'hésite pas à conclure que l'asepsie parfaite de la bouche de ces malades doit supprimer la bronchopneumonie secondaire (1). Après chaque administration de potion, sirop, lait, en un mot de tout médicament susceptible de léser les dents ou la muqueuse, soit par une action directe, soit par une action secondaire après avoir subi l'action microbienne, on pratiquera un lavage abondant. Lorsque la diète sera maintenue longtemps, il sera avantageux de prescrire des sialagogues ou masticatoires, ou même simplement de conseiller des mouvements de mastication, sur une boulette de caoutchouc par exemple.

Les femmes devront avoir le plus grand soin de leur appareil bucco-dentaire pendant les *périodes de grossesse*. Sitôt celle-ci constatée, elles devront aller voir le stomatologiste, ou mieux, le médecin devra les y envoyer pour qu'il soigne l'appareil dentaire. Ceci fait, on ordonnera les soins d'hygiène classiques et on prescrira le massage gingival ainsi que des préparations calciques qui préviendront la déminéralisation des dents et aideront à la formation du squelette fœtal, d'une part; d'autre part les soins d'hygiène buccale rigoureux préviendront l'apparition de la gingivite des femmes enceintes. Les femmes nourrices devront suivre les mêmes prescriptions (2).

Hygiène thérapeutique dans les maladies chroniques. — Il suffit de connaître le mécanisme de l'action nocive des maladies chroniques pour joindre aux prescrip-

(1) Vermeille, Thèse de Paris, 1894.

(2) Consulter sur ce même sujet. Ely, Thèse de Paris. Affection stomato-dentaire d'origine gravidique. — P. Fargin-Fayolle. Stomatopathie d'origine gravidique (*La Clinique*, 4 septembre 1908).

tions d'hygiène bucco-dentaire les conseils nécessaires et suffisants pour protéger les dents.

Les *diabétiques* devront faire leurs lavages antiseptiques avec des solutions alcalines. De plus, la pyorrhée étant fréquente chez les diabétiques, on devra supprimer cette cause importante d'auto-intoxication par le traitement de la périodontite expulsive et, au besoin, l'extraction des organes en cause.

Chez les *gastropathes,* les *entéropathes,* les *hépatiques* et en général dans toutes les maladies où l'alimentation est très réduite ou supprimée on tiendra compte des conseils donnés précédemment.

Il est bien entendu que, chez tous les malades gastro-intestinaux, on aura supprimé toutes les causes d'infection d'origine dentaire. « Aucun médecin ne voudrait admettre qu'un patient porteur d'un ulcère infecté du bras passe son temps à le « sucer » continuellement ; pourtant c'est ce qu'il fait en laissant son patient ingérer continuellement les produits morbides de l'infection buccale » (Hunter, cité par Tellier). Lebedinsky a observé trois pyophages longtemps soignés sans résultats pour de la dyspepsie et de la neurasthénie, et que la mise en bon état de la bouche a définitivement guéris.

Les *brightiques* et les *urémiques,* pour prévenir la stomatite, les *tuberculeux,* pour éviter l'apparition possible de lésions ulcéreuses des muqueuses, auront soin de faire de fréquentes douches buccales antiseptiques. Chez ces derniers on sait qu'on a vu assez souvent des ulcérations dues à une pointe de dent se transformer par ensemencement en ulcères tuberculeux. Aussi devra-t-on faire observer à ces malades une très grande hygiène buccale et des soins dentaires suivis, aussi souvent qu'il sera nécessaire. On leur prescrira contre la stomatite, pour calmer la douleur et décongestionner la muqueuse, des lavages de la bouche avec :

Biborate de soude	4 gr.
Chlorhydrate de soude	4 —
Eau bouillie	100 —

une cuillère à café dans un verre d'eau bouillie.

Dès que la muqueuse s'ulcère, on touchera ces ulcérations avec le collutoire suivant :

Teinture d'iode.	parties égales
Iodure de potassium	
Glycérine	
Eau de chaux	

Hygiène thérapeutique chez les convalescents. — Les soins d'hygiène thérapeutique et les lavages antiseptiques fréquents sont encore nécessaires pendant la convalescence de certaines affections microbiennes. Une sage prophylaxie notamment en indique impérieusement l'emploi. Il nous suffira de citer les *fièvres éruptives* (rougeole et scarlatine, notamment) les *angines* (diphtériques et ulcéro-membraneuses surtout) la *méningite cérébro-spinale,* etc.

Hygiène buccale préalable aux anesthésies générales et opérations chirurgicales. — La nécessité de la désinfection de la bouche avant toutes les opérations chirurgicales, les laparotomies notamment, est actuellement incontestée. Cependant les chirurgiens qui veillent systématiquement à l'accomplissement de ce temps préopératoire ne constituent pas encore la majorité. La plupart en admettent l'utilité, mais la minorité seule cesse de le considérer comme théorique.

Nous attribuons cet état d'esprit à la méconnaissance presque complète qui règne dans le corps médical des affections bucco-dentaires. Nous verrons (page 269) la richesse du microbisme buccal et les virulences latentes qui sommeillent dans la plupart des bouches. La pneumonie post-anesthésique si redoutée est fréquente, surtout après l'emploi de l'éther. A quoi faut-il attribuer cette propriété pathogène spéciale que les autres anesthésiques possèdent à un degré beaucoup moindre sans en être cependant dépourvus ? L'opinion classique, se basant sur l'observation et les expériences (1) qui montrent l'influence du froid dans la pathogénie des pneumonies accuse l'éther de les provoquer par suite du froid produit par son évaporation. Cette opinion est justement contestée. En premier lieu, l'abaissement de température se produit au *niveau du point d'évaporation* (compresses ou masque). De plus, si l'on fait évaporer goutte à goutte le médicament anesthésique sur la boule d'un thermomètre la température descend avec l'éther à —5° et avec le chloroforme à —3°. La différence n'est pas assez grande pour justifier la différence d'accidents pulmonaires consécutifs à l'emploi de ces deux corps. D'ailleurs, le chlorure d'éthyle, qui fait descendre dans les mêmes conditions d'expérience le thermomètre à —20°, de même que le protoxyde d'azote liquéfié, devraient *a fortiori* faire suivre chaque emploi qui en serait fait d'accidents pulmonaires. Or, il n'en est rien.

Une opinion différente de la théorie du refroidissement tend à s'imposer qui paraît exacte (2).

Quand on commence l'administration de l'éther, et quelle que soit la méthode employée et alors même que le malade dort déjà par l'action d'un médicament (chlorure ou bromure d'éthyle, chloroforme, etc.), l'arrivée des vapeurs d'éther dans l'économie provoque immédiatement une modification très nette dans l'état du patient. L'appareil cardio-vasculaire en manifeste le premier l'action, la face se colore, les acini glandulaires des muqueuses oculaires, buccales et rhino-pharyngées gorgés de sang réagissent

(1) Snell, Immunité et anesthésie générale (*Berl. klin. Wochenschrift*, 1903, n° 10, p. 212).
(2) Hölsher, *Langenbeck's Archiv.*, Bd. LVII, Heft. 1.

par une hypercrinie variable, mais constante, en même temps que le sujet transpire abondamment. Au bout de quelques instants, la respiration prend une allure spéciale : elle devient stertoreuse et certains auteurs ont même voulu en faire un caractère de la narcose éthérique et le critérium de l'anesthésie confirmée. Ce stertor cependant n'est en rien comparable au ronchus dû à la vibration claquante sous l'influence du courant d'air respiratoire des muscles staphylins en résolution. Il est dû, au contraire, aux mucosités sécrétées par le mécanisme décrit plus haut. Ces mucosités, richement ensemencées, en pneumocoque, notamment, par leur passage dans la cavité buccale non désinfectée, encombrent l'arbre respiratoire et sont envoyées en pulvérisation septique jusque dans les dernières ramifications bronchiques qu'elles infectent directement (1).

(1) Dans cet ouvrage de renseignements pratiques, nous pensons ne pouvoir mieux faire que de citer textuellement les opinions des Maîtres, éparses dans leurs ouvrages. Elles feront mieux comprendre la nécessité impérieuse de veiller à la désinfection préanesthésique de la bouche.

Dieulafoy, *Manuel de Pathologie Int.* 11e édit., p. 222... le pneumocoque existe à l'état normal dans la bouche (Pasteur), dans le pharynx (Nesser). S'il pénètre dans le poumon chez des gens qui ne sont pas en état de « réceptivité », son influence pathogène sera annihilée par l'activité des phagocytes pulmonaires ; dans le cas contraire, la pneumonie se déclare.

Collet, *Pathologie Int.*, p. 85 : « Les microbes de la bronchopneumonie viennent de la cavité bucco-pharyngée où ils existent à l'état normal. »

Roger, *Introduction à l'étude de la Médecine*, p. 167 : « Ainsi le pneumocoque végète dans la bouche à l'état de parasite inoffensif ; survienne une cause qui diminue la résistance de l'organisme le microbe envahit le poumon et provoque une pneumonie. »

XIIe Congrès Français de Chirurgie. Paris, 4-9 octobre 1909. — Question mise à l'ordre du jour ; des soins anté et post-opératoires en Chirurgie abdominale.

Compte rendu résumé Presse Médicale, 1909.

M. Giraud, de Genève, rapporteur, place sur le même plan le régime,

Les opérations ont généralement lieu le matin chez les malades à jeun qui, sur une table d'opération, ont dans leur bouche tous les enduits et tous les produits de fermentation de la nuit. Si on admet que l'état général est déprimé au point de vue moral par la crainte de l'opération, diminué par la maladie qui nécessite l'acte opératoire, parfois par une suppuration plus ou moins longue, une cachexie plus ou moins avancée, diminuée encore, par le choc opératoire et par la paralysie des agents défensifs (phagocytes, etc.) qui se produit pendant l'anesthésie, on sera étonné que les accidents pulmonaires ne soient pas plus fréquents après les anesthésies générales et les chirurgiens apprécieront la responsabilité morale qu'ils assureront en donnant, sauf le cas d'urgence, la narcose à des

l'évacuation de l'intestin et son aseptisation et la toilette de la bouche, p. 755.

« C'est surtout à titre de prophylaxie contre la pneumonie et contre les parotidites post-opératoires que la toilette rigoureuse de la bouche est recommandée avant les opérations. »

P. 756. « Les chiffres de Krönlein démontrent la possibilité de diminuer très sensiblement la morbidité pneumonique au moyen de la toilette de la bouche ».

P. 756. « Pour prévenir cette complication il ne suffit pas de la toilette buccale préopératoire, il est nécessaire de faire soigner la bouche du malade pendant toute la période post-opératoire où il est encore très faible et ne peut se nourrir convenablement. »

A l'occasion de la discussion du rapport de MM. Giraud, Tuffier et de Rouville, M. Hartmann, p. 771, rappelle l'obligation de « désinfecter convenablement la peau et la bouche les jours qui précèdent l'opération ».

M. Chavannaz (de Bordeaux), p. 772, dit qu'il «croit que la prophylaxie des accidents pulmonaires, sauf pour quelques gens âgés, paraît être surtout dans l'asepsie de la cavité buccale et les précautions destinées à éviter le refroidissement de l'opéré plutôt que dans la pratique du lever précoce. »

M. Pauchet (d'Amiens) revient encore sur la nécessité des soins de bouche comme temps préopératoire.

« Le dentiste doit passer avant le chirurgien. C'est le moyen d'éviter les parotidites et les pneumonies septiques. Il faut détartrer les dents, enlever les chicots. »

malades dont la bouche n'aura pas été désinfectée au préalable. Même dans le cas d'urgence, il est rare qu'on ne puisse pas au moins faire laver la bouche du malade avant l'anesthésie.

Au cas où le stomatologiste sera trop éloigné pour pouvoir intervenir, on pourra se borner à faire faire toutes les heures d'abondantes douches buccales et à passer sur les dents et les gencives, au moment de commencer l'anesthésie, une légère couche de teinture d'iode avec une boulette d'ouate.

On évitera donc la production des râles trachéaux de l'anesthésie éthérique, mais surtout on ordonnera, en même temps que les autres précautions préopératoires (bain, purgation, jeûne), la désinfection de la bouche (ablation du tartre, extraction ou traitement des dents ou des racines malades, etc.).

Ces précautions éviteront la plupart des parotidites post-opératoires et on peut être sûr que les graphiques accuseront toujours quelques dixièmes de fièvre en moins chez les malades qui auront eu leur cavité buccale désinfectée avant l'opération.

Mais, lorsqu'il s'agira d'opérations portant sur la cavité buccale elle-même (langue, mâchoires, lèvres, joues, etc.) ou sur ses diverticules (fosses nasales, sinus, etc.), la désinfection pré-opératoire apparaît aussi nécessaire et il n'est pas digne d'un chirurgien de l'omettre sous le fallacieux prétexte que « les plaies buccales guérissent remarquablement toutes seules ». Sans doute l'antisepsie buccale absolue est difficile à obtenir, mais il n'en demeure pas moins qu'on peut tendre à s'en rapprocher, obtenir une antisepsie relative et tout au moins une grande propreté.

TITRE VII

CONSULATIONS USUELLES ET FORMULAIRE

Nous avons rangé sous ce titre un certain nombre de renseignements qui n'avaient pas trouvé place dans le cours des chapitres précédents.

Abcès. — (V. p. 25). — ABCÈS ALVÉOLAIRE BORGNE. Le cathétérisme du canal radiculaire, bien ouvert, suffit le plus souvent à le drainer.

ABCÈS DE LA VOUTE PALATINE. — Ouverture au bistouri ou mieux au thermocautère. Prendre garde au moment de la chute des escharres aux hémorragies dues aux palatines. Avec le bistouri l'incision devra toujours être antéro-postérieure.

ABCÈS DE LA LANGUE. — Abcès chaud; incision sur la face dorsale au niveau de la base. Souvent, abcès froid; traitement classique, ponctions, etc.

Abrasion. — Usure des dents par action mécanique. Les actions chimiques provoquent des *érosions* (voir ce mot). Si l'abrasion a ouvert la cavité pulpaire, pratiquer, selon le cas, le traitement du 3e ou du 4e degré.

Actinomycose buccale. — Due au *streptothrix actynomyces* (Doria) ou *oospora bovis* (Sauvageon et Radais), se rencontre surtout chez les agriculteurs. On a vu des inoculations directement produites par la succion ou le mâchonnement de brins de paille, le parasite vivant sur les tiges de graminée. La contagion a pu aussi se faire d'homme à homme et d'animaux à homme. Fréquente surtout à la mâchoire inférieure, où le parasite pénètre par une carie dentaire ou par la plaie d'une extraction récente. Le *diagnostic* est parfois difficile au début : tumeur fréquemment située dans la région mallaire, à la langue ou à la joue. Deux formes : 1° forme néoplasique s'adressant surtout aux tissus mous et paraissant respecter le squelette ; 2° forme inflammatoire s'adressant aussi bien à l'os qu'aux tissus mous. On constate dans le pus la présence de granulations jaunes caractéristiques (ne pas confondre avec les granulations tuberculeuses de Trélat). La lésion pourrait parfois, à un examen superficiel, simuler un phlegmon du plancher buccal.

Traitement. — Au début, iodure de potassium à hautes doses (Thomassen). Iode en applications topiques. Quand la suppuration est établie, ouvrir largement la zone infectée, curetter, toucher à la teinture d'iode pure, enlever les sequestres, drainer.

Adénoïdes. — Les végétations adénoïdes intéressent le stomatologiste, d'abord parce qu'il est à même d'en signaler la présence aux parents, qui l'ignorent, et ensuite parce qu'elles provoquent des troubles dans la forme du palais (palais profond, en ogive) et dans l'arrangement des dents, lésions susceptibles d'être combattues par l'orthodontie.

Amygdalite. — Peut-être sous la dépendance de l'état septique de la bouche (angine dentaire). Dans les amygdalites à fausses membranes, ou celles où on aura employé le sérum de Roux, n'employer la pilocarpine comme sialagogue qu'avec les plus grandes précautions (Landouzy) et ne pas employer le sublimé ni l'acide phénique.

Angine de Ludwig. — Affection extrêmement grave, qui n'est pas une angine, puisque son siège est exclusivement sublingual, et qui a été décrite pour la première fois par le Français Gensoul en 1830 puis par Ludwig en 1836 (1). La voie d'entrée des microorganismes septiques est le plus souvent une dent cariée ou toute autre solution de continuité de la muqueuse (fracture de la mâchoire, extraction septique, etc.). On la rencontre chez des surmenés, des déprimés (glycosuriques, brightiques, etc.). On constate une tuméfaction ligneuse d'un côté du plancher de la bouche. le côté droit le plus souvent, en même temps que l'on constate des phénomènes généraux graves (fièvres + 40, facies terreux, délire, etc.). Assez souvent il y a de la gêne mécanique de la respiration. La muqueuse est cyanosée et porte l'empreinte des dents. Rapidement l'état général s'aggrave et la mort survient. Un traitement chirurgical énergique empêche quelquefois la mort mais la guérison spontanée constitue une excessive rareté.

Le *diagnostic* sera fait surtout en considérant la rapidité de la diffusion, la dureté du plancher et la gravité des signes généraux.

Le *pronostic* est très sévère (mort dans 80 p. 100 des cas). La *durée* est de 5 à 6 jours.

Traitement. — Sur la région sus-hyoïdienne, larges et précoces incisions profondes de 6 à 7 centimètres, au bistouri ou au thermocautère, ponctions ignées dépassant la sangle mylo-hyoïdienne, badigeonnage du clapier à la teinture d'iode plusieurs fois par jour, pulvérisations antiseptiques avec le pulvérisateur à vapeur de Lucas-Championnière. Du côté de la bouche, extraction de la dent causale si elle y est encore, antisepsie buccale très stricte (6 lavages par heure, au moins). Relever l'état général par les toni-cardiaques, potion de Todd, antipyrétiques, électrargol, sérum caféiné, etc.

En l'absence d'un chirurgien, on pourra essayer d'abor-

(1) Voyez VIGNARDON, Thèse de Toulouse, 1910.

der le phlegmon par la voie buccale « ce qui est à la portée de tout praticien » (Gauthier). Salol ou benzonaphtol à l'intérieur (Delbet) (1).

Ankyloglosse. — SUPÉRIEUR. Traitement chirurgical par dissection et suture. — INFÉRIEUR. La langue est liée au plancher buccal. La brièveté du frein de la langue gêne la succion chez le nouveau-né.

Traitement. — Au moyen de la plaque fendue de la sonde cannelée, que J.-L. Petit a fait adapter dans ce but à cet instrument, on soulève la langue du malade et on sectionne le filet avec des ciseaux courbes et mousses en tenant leur concavité dirigée en bas. On a vu des hémorragies des racines se produire, auxquelles il faudra penser ainsi qu'au renversement de la langue. L'hémorragie serait facile à arrêter par striction, au besoin ne fût-ce qu'avec les doigts.

Ankylose temporo-maxillaire. — Ce peut être le résultat de diverses arthrites dues soit à un traumatisme, soit à des lésions néoplasiques de l'articulation temporo-maxillaire. En pareil cas, le rôle du stomatologiste est surtout d'éliminer les causes dentaires possibles, ou, au besoin, de pratiquer dans les arcades dentaires une brèche permettant l'alimentation semi-liquide. Le traitement de l'ankylose temporo-maxillaire se trouvera dans les traités (2).

Anomalies de position des dents. — Elles sont susceptibles d'être corrigées par l'orthodontie. (Voy. p. 343).

Antipyrinides buccales. — Exanthème qui s'observe parfois dans l'antipyrinisme léger. Le traitement de ces lésions buccales (L'Huillier) consistera à supprimer les causes, aider l'élimination des toxines et pratiquer des attouchements à la teinture d'iode.

Antisepsie buccale. — (Voy. même volume, p. 147). —

(1) Voy. P. RECLUS, Trois observations d'Angine de Ludwig, *Presse Médicale*, 1912.

(2) Voy. GAILLARD et NOGUÉ, Traité de stomatologie, fasc. VIII, p. 323.

Antisepsie des instruments de stomatologie. Les difficultés sont considérablement plus grandes en chirurgie dentaire qu'en chirurgie générale, et il est *impossible* d'opérer en art dentaire avec une asepsie comparable à celle qui préside à une laparotomie. Mais il est permis et il est indiqué de s'en approcher le plus possible. Les sondes, miroirs, ligatures, bistouris, etc., sont bouillis. Les daviers, pinces, clamps, etc., sont flambés. Les pièces à mains, séparateurs, ouvre-bouches, bâillons à démontage compliqué peuvent être stérilisés aux vapeurs de formol, ou mieux à l'étuve sèche de Poupinel. La têtière du fauteuil doit être protégée par un linge changé à chaque patient. Les verres lisses doivent être lavés avec une solution antiseptique forte et flambés. L'opérateur doit être revêtu d'un vêtement facilement lavable, et changé très souvent. Il serait à désirer que l'habitude se généralisât pour le stomatologiste de recevoir ses clients les avant-bras nus.

Produits utilisables pour l'antisepsie de la bouche (d'après le tableau de Miquel).

1° Parmi les substances entièrement antiseptiques :
   Eau oxygénée. (On l'emploie diluée au 1/3).

2° Parmi les substances très fortement antiseptiques :
   Acide chromique (en attouchements locaux avec le deliquium).
   Iode (en solution alcoolique du Codex ou sous forme d'eau iodée).

3° Parmi les substances fortement antiseptiques :
   Thymol (solution de 2 à 5 p. 100).
   Permanganate de potasse (solution à 1 p. 1000).

4° Parmi les substances modérément antiseptiques :
   Acide borique solution à 40 p. 1000).
   Chloral (solution à 2 p. 100).

On utilise encore avec satisfaction les pyoctannins (violet, jaune, bleu) l'hermophényl, l'oxycyanure de mercure (sol. de 1 à 5 p. 1000) ; le phénosalyl (sol. à 1 p. 100) ; le lysol (sol. de 2 à 5 p. 100) ; le naphtol au 1000e ; la résorcine, (5 p. 100), le formol, le chlorure de zinc à 5 p. 1000, etc. Le chlorate de potasse est peu antiseptique, et son emploi est à délaisser en thérapeutique buccale.

L'antisepsie est la clé de voûte de presque toute la thérapeutique buccale. On aura soin toujours, avant de commencer les lavages, de faire faire un *nettoyage mécanique* ce qui s'obtiendra par un brossage savonneux des dents et des gencives. L'antisepsie buccale sera d'autant plus difficile à réaliser qu'il y aura des lésions dentaires, des racines non obturées et des dépôts tartriques. Chaque fois qu'on en aura la possibilité, c'est par la mise en état de la bouche que l'on commencera l'antisepsie de la bouche.

Aphtes. — Exanthème vésiculeux caractérisé par un petit cercle rougeâtre entourant la vésicule blanchâtre. Rompues, ces vésicules laissent une petite ulcération qui est parfois très douloureuse.

Traitement. — Hygiène gastro-intestinale, benzonaphtol en cachets. Antisepsie buccale ; attouchements au thermocautère, à l'acide sulfurique de Nordhausen, acide trichloracétique, avec la solution pure de formol à 40 0/0 (Dessirier), ou avec nitrate d'argent. M. Fargin-Fayolle a appliqué la méthode de M. Sabouraud au traitement de l'aphte. C'est la méthode des deux crayons : on touche d'abord l'aphte avec un crayon de nitrate d'argent en dépassant un peu la lésion. Immédiatement après, on touche la même zone avec un crayon de zinc. La couleur blanche que lui avait donnée le nitrate d'argent vire immédiatement au noir. Il y a, en effet, double décomposition : AzO^3Ag devient AzO^3H libre, Ag naissant colloïdal et formation de nitrate acide de zinc. Collutoires au borate ou au salicylate de soude. Chez le nourrisson alimentation au sein si possible.

Arsénobenzol. — On a préconisé l'emploi de l'arsénobenzol en thérapeutique bucco-dentaire contre les infections buccales si nombreuses où l'on rencontre des agents spirillaires : dans les cas graves de noma, d'angine de Vincent, d'ostéomyélite du maxillaire inférieur, de leucoplasie on s'adressera plutôt à l'injection intra-veineuse ainsi que l'ont préconisé les auteurs qui se sont occupés de la question. Dans la stomatite mercurielle, les affections spécifiques locales, etc. (Zilz), on utilisera une solution glycérinée à 10 p. 100 (1).

Brûlures de la bouche. — Dans les tentatives de suicide par coup de feu dans la bouche, il y a généralement de graves lésions concomitantes qui font passer le traitement et la brûlure au second plan. Le plus souvent les brûlures sont causées par le thermocautère, l'insufflateur d'air chaud ou des caustiques thérapeutiques ; plus souvent elles sont légères, peu étendues et ne dépassent pas le 3e degré de Dupuytren. Elles ne demandent, aucun soin et on pourra se borner à faire sucer des glaçons.

Lorsqu'on aura affaire à des brûlures dépassant le 3e degré, ce qui est rare, on attendra la chute des escharres et on ordonnera une antisepsie buccale rigoureuse. Lavages abondants et alternés tous les 1/4 d'heure, pendant l'état de veille, avec une solution phéniquée et une solution de chloral. Si la brûlure est due à un caustique chimique (tentative de suicide par empoisonnement, par exemple) on touchera la plaie avec un collutoire antagoniste pour neutraliser l'action du caustique. On s'opposera, autant que possible, au besoin par l'application d'un appareil de prothèse, aux déformations cicatricielles ou aux adhérences vicieuses.

Céphalalgies. — On a noté parfois des céphalalgies dues aux dents, soit *primitivement* par voie réflexe dans

(1) M. Guibaud, L'emploi du 606 en Stomatologie, in *Sud-Est Dentaire*, juillet 1913, p. 206, n° 6.

le cas de lésions dentaires, soit *secondairement* chez les pyophages et les cachectisés par de longues suppurations d'origine dentaires.

Chronologie de l'éruption et de la chute des dents de lait et des dents permanentes. — D'après Tomes, l'éruption des dents de lait se fait de la façon suivante :

DENTS DE LAIT

Les *incisives centrales inférieures* apparaissent entre 6 et 9 mois et leur éruption est suivie d'un repos de 2 à 3 mois.

Les *quatre incisives supérieures*, puis les *incisives latérales inférieures*, et enfin les *quatre premières molaires*.	apparaissent entre 9 et 12 mois et leur éruption est suivie d'un repos de 5 mois.

Les *canines* très nouvelles apparaissent à 18 mois et leur éruption est suivie d'un repos de 6 mois.

Les *quatre secondes molaires* vers la fin de la deuxième année et leur éruption est suivie d'un repos de 3 à 5 ans.

La chute des dents temporaires précède de quelques jours l'éruption des dents permanentes. L'époque de chute de celles-là donne donc l'époque d'éruption de celles-ci. D'après Magitot :

DENTS PERMANENTES

Les *premières molaires inférieures* et *supérieures* apparaissent	à 7 ans
Les *incives centrales inférieures* apparaissent.	à 7 ans
Les *incisives centrales supérieures* apparaissent.	à 7 ans
Les *incisives latérales inférieures* et *supérieures* apparaissent	à 8 ans 1/2
Les *premières prémolaires inférieures* et *supérieures* apparaissent	de 9 à 12 ans
Les *deuxièmes prémolaires inférieures* et *supérieures* apparaissent	à 11 ans

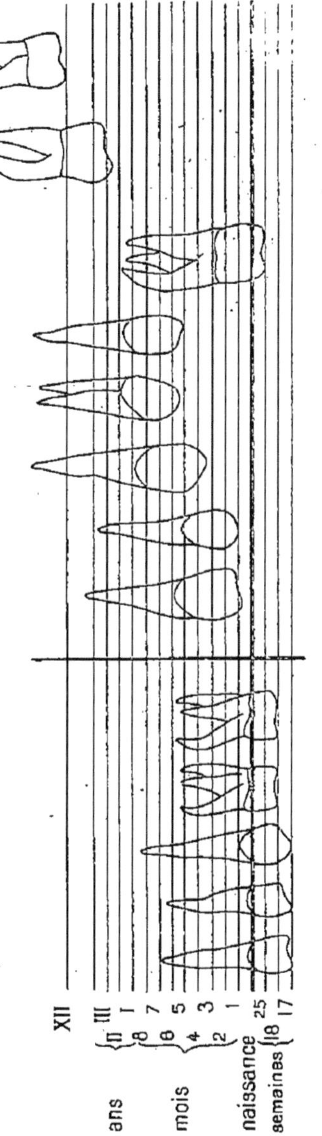

Fig. 134. — Chronologie de la calcification des dents (d'après Redier.)

Les *canines inférieures* et *supérieures* apparaissent. de 11 à 12 ans

Les *deuxièmes molaires inférieures* et *supérieures* apparaissent . de 12 à 13 ans

Les *troisièmes molaires inférieures* et *supérieures* apparaissent. de 19 à 25 ans

La chronologie de calcification du follicule peut être utile à connaître pour le médecin légiste, en lui permettant d'établir l'âge d'une mâchoire de fœtus avec une assez grande approximation. On trouvera des indications complémentaires dans les ouvrages spéciaux.

Coqueluche. — La coqueluche n'intéresse la bouche qu'en ce qu'elle peut provoquer *l'ulcération du frein de la langue* ou *sub-glossite diphtéroïde.* L'ulcération se fait sur les incisives inférieures, par suite des contacts répétés au moment des quintes. Cette ulcération appelle l'emploi de collutoires anesthésiques et d'abondants lavages de la bouche avec un antiseptique faible ou même de l'eau bouillie. En elle-même, cette lésion est bénigne, mais elle peut parfois être le point de départ d'infections graves (phlegmon, etc.).

Déglutition d'appareil dentaire. — La déglutition des appareils dentaires ne s'observe que chez les porteurs de petites pièces et surtout pendant la nuit chez le malade qui, contrairement à la bonne règle, ne les quitte pas. En pareil cas, si l'extraction à la pince œsophagienne paraît possible, on la tentera prudemment, mais on aura soin de se souvenir que les crochets ou lamelles qui hérissent l'appareil peuvent, si l'on ne prend pas les plus grandes précautions, déterminer des plaies graves du conduit gastro-pharyngien. Si on peut la pratiquer, l'œsophagoscopie donnera d'utiles renseignements et souvent même permettra l'extraction. A défaut, on pratiquera l'œsophagotomie externe. En attendant, administration de chloral-morphine. Alimentation liquide, purée, blanc d'œuf, etc. On a aussi proposé un « truc » consistant à faire avaler au malade, dans de la purée de pomme de terre, nombre de petits flocons d'ouate hydrophile qui, s'enroulant autour de l'appareil, peuvent atténuer les saillies dangereuses (Ferrand). Prendre garde à l'occlusion intestinale.

Dent d'Hutchinson. — Un des signes de la triade

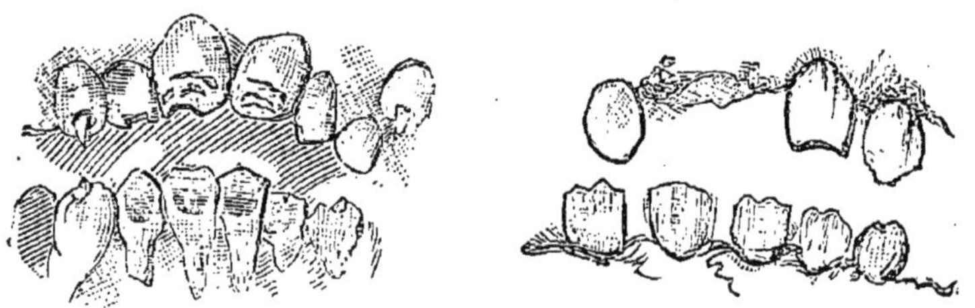

Fig. 135. — Dents d'Hutchinson.

d'Hutchinson. La dent d'Hutchinson est caractérisée par une échancrure en coup d'ongle du bord libre des incisives centrales permanentes qui ont une forme en tournevis, sont érodées et convergentes. Elle ne constitue, à notre avis, une preuve de syphilis héréditaire que lorsqu'elle est accompagnée du restant de la triade : lésions oculaires et auriculaires. Isolée, nous n'en faisons qu'une présomption. (fig. 135).

Epithélioma. — ÉPITHÉLIOMA DE LA LANGUE. — Traitement palliatif : Après le traitement chirurgical ou dans les cas inopérables, lavages abondants et fréquents avec des solutions antiseptiques (thymol, salol, permanganate de potasse, eau oxygénée) pour combattre la fétidité de l'haleine, éviter les infections secondaires surajoutées et prévenir la pneumonie de déglutition. Applications *loco dolenti* de collutoires anesthésiques et de glace.

ÉPITHÉLIOMA DES LÈVRES (cancer des fumeurs). — Il est souvent rencontré chez les vieillards. Ce sont alors des *noli me tangere*. Mais souvent le malade écorche la lésion torpide et alors on conseillera le traitement chirurgical surtout s'il n'y a pas de répercussion ganglionnaire. Antisepsie buccale soignée.

Epulis. — Tumeur des mâchoires à implantation osseuse (ostéo-sarcome) se développant aux dépens des débris paradentaires (Malassez). S'observe surtout au maxillaire inférieur et chez la femme. D'ordinaire elle provoque, s'il ne manque pas de dents à l'endroit où elle évolue, une sensation d'éclatement jusqu'au moment où elle évolue hors de l'os. C'est alors une tumeur, pédiculée le plus souvent. Tantôt c'est un fibrome pur, tantôt du sarcome pur, tantôt, et c'est très fréquent c'est une tumeur mixte : fibro-sarcome.

Traitement. — Excision et curettage très soigneux de la base d'implantation. Prendre garde aux récidives malignes.

Érosion des dents. — ÉROSION MÉCANIQUE. — C'est l'abrasion ou usure mécanique des dents, par contact. Ce peut être parfois l'usure produite par l'emploi abusif de préparations dentifrices mal préparées (Cruet, Miller).

Érosion chimique. — (Frey) [1]. Observée chez les ouvriers de certaines industries (Voy. p. 216), elle s'observe aussi chez les malades dont la salive est à réaction acide ou contient trop de sulfocyanure de potassium (Michaël). Prieswerk [2] aurait rencontré une trypsine fabriquée par les bactéries buccales. Milian [3] incrimine le mercure surtout absorbé sous forme d'huile grise.

Érosion dentaire congénitale. — Erosions en cupules, en nappe, en gradins, en gâteau de miel. Elles sont dues à des troubles de calcification relevant de diverses causes, du rachitisme le plus souvent.

Éruption dentaire précoce. — (Voy. p. 259. *Précocité*).

Éruption dentaire tardive. — Placée sous l'influence de certains états diathésiques (athrepsie, rachitisme, etc.), elle n'a pas d'autre importance que de signaler une calcification défectueuse pouvant faire prévoir une fâcheuse prédisposition aux caries dentaires. On ordonnera les produits riches en phosphate et en carbonate de chaux. Redier a noté que les enfants bien nourris exclusivement au sein ne présentaient pas souvent de retard dans l'éruption (V. *Chronologie*).

Esquilles des mâchoires. — Si, après une extraction ou une fracture, on constate de petites esquilles, on aura intérêt à les enlever. Si les esquilles sont assez volumineuses (au cas d'extraction à la clé, par exemple), on pourra les garder et espérer leur consolidation après coaptation.

Fétidité de l'haleine. — Rechercher son origine. Si elle est d'origine buccale, procéder à la mise en état parfait de la bouche (enlèvement des enduits tartriques ; extraction des dents ou des racines incurables ; guérison

(1) Frey, *Rev. des Mal. de la nutrition*, octobre 1907.

(2) Preiswerck Chompret, Atlas-manuel des maladies des dents. Paris, 1907.

(3) Milian, *Progrès médical*, 6 novembre 1909.

des fistules; etc.). Hygiène quotidienne très soignée. Gargarismes :

Liqueur de Labarraque	70 gr.
Teinture de patchouli	50 —
— benjoin	100 —
Eau bouillie	200 —

Fistules. — Fistules dentaires. — (Voy. p. 62).

Fistules salivaires. — Il s'agit le plus souvent d'une fistule en rapport avec le canal de Sténon. Si elles sont à ouverture buccale elles n'ont pas d'inconvénients. Si elles sont à ouverture cutanée : traitement chirurgical.

Fistules du sinus maxillaire. — Tant qu'elles donnent issue à du pus, traiter la cause et tarir la source de la suppuration. Si elles ne suppurent plus, on ferme la fistule par une petite autoplastie.

Fuliginosités. — On doit combattre la production des fuliginosités chez les malades graves. Râclage de la langue et antisepsie raisonnée de la bouche.

Gingivites et gingivo-stomatites. — Unité des gingivites : infection. L'infection est déterminée, facilitée ou accompagnée d'un certain nombre de causes qui ont fait diviser les stomatites en un certain nombre de classes. Le traitement de toutes les gingivites se résume dans l'antisepsie de la bouche et des dents, et la suppression de la cause.

Gingivite des femmes enceintes. — Elle commence le plus souvent vers le 4e mois pour finir à la fin de la grossesse.

Prophylaxie et traitement. — Hygiène buccale très stricte, poudre dentifrice antiseptique et alcaline, collutoire d'iode, sels de chaux à l'intérieur.

Glossites. — Glossite superficielle aiguë. — Rien de spécial. Étiologie et traitement semblables aux différentes stomatites aiguës. Collutoire au borate de soude.

Glossite exfoliatrice marginée. — (Syn. *eczéma lingual, langue géographique*), siège de prédilection au voisinage du V lingual, surtout en arrière et sur les bords. Petites circonférences à contours polycycliques, à centre déprimé et à périphérie légèrement saillante.

Traitement. — Antisepsie de la bouche et du tube gastro-intestinal. Collutoire à l'hyposulfite de soude (hyposulfite, 4 gr.; glycérine, 50 gr.). Affection très rebelle et sans gravité.

Glossite phlegmoneuse. — Antisepsie et incision.

Glossite dentaire. — Irritation locale produite par une épine dentaire. On rencontre, au niveau de la lésion, souvent une petite induration qu'il ne faut pas prendre pour une gomme. *Traitement:* Suppression de la cause.

Greffes dentaires. — De plusieurs sortes : 1° *Réimplantation.* On doit la pratiquer au cas où une dent saine a été extraite accidentellement ou par erreur. Lavages de l'alvéole à l'eau bouillie, lavages de la dent à l'eau stérilisée, remise en place et ligature aux dents voisines. 2° *Transplantation.* Elle est difficile à pratiquer par suite de la difficulté à trouver un greffon sain. 3° *Implantation.* Préconisée par Amoëdo qui creuse un alvéole artificiel dans le bord alvéolaire pour y placer une dent.

Grippe dentaire. — On a signalé (Roy) des troubles dentaires, des odontalgies d'origines grippales, des deniterlisations pulpaires sans caries, consécutives à une attaque de grippe.

Herpès buccal. — Sur les lèvres, affection bénigne et assez fréquente, surtout chez les sujets atteints d'affections fébriles ou chez les femmes au moment de leurs règles. Sur la langue, où il occupe surtout les bords, cette affection est parfois très douloureuse.

Traitement. — Lavages de la lésion avec du phénosalyl, collutoires au borate de soude.

Impétigo buccal. — Stomatite impétigineuse, compliquant l'impétigo de la face ou de la tête. Lavage soigneux des mains de l'enfant pour éviter les auto-inoculations buccales et autres. Antisepsie buccale, collutoires iodés et à l'acide lactique (Tenneson).

Langue-de-carpe. — Instrument d'extraction composé d'une tige portant à une de ses extrémités une lame en fer de bêche et à l'autre, fixé perpendiculairement, un manche. On introduit la lame entre la dent à enlever et une dent saine, et, prenant point d'appui sur celle-ci, on fait sortir par un mouvement de bascule la dent malade de l'alvéole. Manœuvre qui peut être dangereuse entre des mains inexpérimentées.

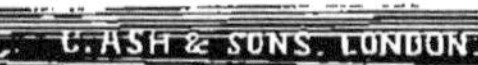

Fig. 136. — Langue de carpe (Mod. de Lécluse).

Légale (Médecine) et Art dentaire. — Nombreux sont les rapports entre l'Art dentaire et la Médecine légale [1]. La calcification plus ou moins complète des follicules dentaires pourra donner d'utiles indications pour déterminer l'âge d'un fœtus. Les fiches personnelles, que la plupart des stomatologistes utilisent aujourd'hui, pourront permettre d'identifier un cadavre ou de le différencier, ainsi qu'il est arrivé lors des terribles catastrophes de l'Opéra-Comique, du Bazar de la Charité, à Paris. De même, des restes de plusieurs corps

(1) Voy. Amoédo, *L'Art dentaire en Médecine légale*. Thèse de Paris, 1898.

d'explorateurs ont pu être identifiés avec certitude lorsqu'on les a retrouvés, de longues années après leur mort.

Au point de vue criminologique, l'état des dents pourra avec intérêt être noté, car s'il est toujours possible à un criminel de se faire enlever une ou plusieurs dents, il ne paraît pas aisé d'en faire « replanter » sans qu'on en trouve trace. Enfin, l'affaire Beckert qui, il y a quelques années, faillit amener la guerre entre le Chili et l'Allemagne, démontre la part importante que l'identification par les dents peut prendre en Médecine légale (1).

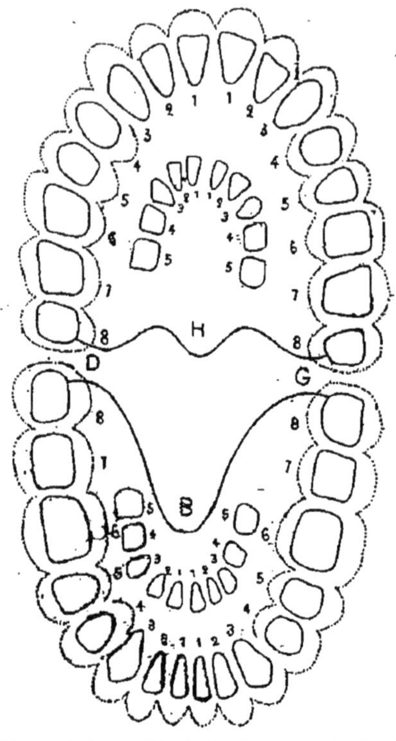

Fig. 137. — Modèle de fiche individuelle en usage dans la plupart des cabinets et cliniques dentaires.

Leucoplasie. — Syn. *leukokératose, psoriasis buccal, plaques des fumeurs.*

(1) Voici la relation de ce cas par le docteur Valenzuela (de Santiago) (*Odontologie*, 1912).

« Le 5 février 1909, un grand incendie éclata dans un des quartiers les plus centraux de Santiago.

« Ce sinistre, qui consuma plusieurs édifices importants, commença par la légation d'Allemagne et parmi les décombres fumants on trouva un cadavre carbonisé ; on affirma que ces restes étaient ceux du chancelier de la légation. Puis, examinant plus attentivement le cadavre et eu égard à d'autres antécédents, on constata qu'il avait été victime d'un coup de poignard, qu'il y avait eu vol et que la victime était bien Guillaume Beckert, chancelier de la légation allemande. Cette constatation fut confirmée par des médecins allemands et chiliens et la justice, sui-

Traitement. — Suppression de toutes les causes d'irritation : alcool et surtout tabac. Antisepsie buccale avec

vant cette déclaration, faisait rechercher l'assassin. Un Chilien qui était domestique de la Légation avait disparu et tout le monde pensa que c'était lui le coupable.

« Le 9 février eut lieu l'enterrement en grande pompe et au milieu d'une foule émue ; et le discours funèbre du ministre d'Allemagne faisant l'éloge de Beckert d'une manière exagérée, passera à la postérité.

« Le pays entier ressentit la honte d'un pareil événement, car ce méfait dépassait de beaucoup les limites d'un assassinat vulgaire et on était amené à cette pensée triste et douloureuse que la population du Chili pouvait ne pas offrir les mêmes garanties que les autres nations civilisées à leurs représentants.

« En cette circonstance si mortifiante pour mon pays, j'allai trouver « le juge chargé de l'instruction de l'affaire et lui dis : « Il se confirme « que le cadavre brûlé est celui de Beckert, mais s'il n'en était pas ainsi, « la patrie et la justice pourraient baisser dans l'estime publique. Je me « trouvais à Paris en 1897, au moment de l'incendie du Bazar de la « Charité de la rue Jean-Goujon, où périrent brûlées tant de nobles « dames de l'aristocratie française et, grâce à l'inspection des dents, « contrôlée par les annotations des dentistes, on put arriver à décou- « vrir l'identité de beaucoup de personnes.

« Permettez-moi d'examiner le crâne et les os maxillaires de ce ca- « davre, car j'estime qu'on n'a pas tout fait à ce sujet. Il est vrai qu'on « a trouvé une bague entre les doigts calcinés et que cette bague où « étaient gravées les initiales de sa femme appartenait à Beckert, « mais aussi elle a pu être mise là intentionnellement dans le but « d'égarer les recherches... »

« Le juge accéda à ma demande, signa une ordonnance m'autorisant à faire cette inspection et toutes recherches que j'estimerais nécessaires pour arriver à découvrir l'identité du cadavre brûlé dans la légation. Une demi-heure avant qu'il fut conduit au cimetière, je pus enlever ce qui restait du crâne et le porter chez moi. Ce fut un travail facile que d'y relever en détail le nombre et la disposition des dents et des racines dans leurs alvéoles respectifs. J'eus soin également d'interroger Mme Beckert sur l'état des dents de son mari, pour savoir si on les lui avait soignées et si on lui avait fait quelques extractions : je cherchai également à apprendre, de la femme de Tapia, le garçon de la légation qu'on accusait, des détails sur les dents de son mari, et avec ces renseignements la lumière se fit immédiatement.

« Les journaux de Santiago du 9 février qui, sur une page, décrivaient les honneurs rendus à Beckert au cimetière, publiaient également en gros caractères et dans des illustrations magnifiques les mâchoires du cadavre brûlé. Elles *avaient toutes leurs dents* et ne portaient pas de traces de travail dentaire. La femme de Beckert, ainsi que le dentiste dont j'avais déjà examiné les livres, témoignèrent qu'on lui

des antiseptiques non irritants (acide borique, chloral, phénosalyl, etc.). On a préconisé le chlorure d'or, la papaïotine (Schwimmer), le bichromate de potasse. Aviérinos recommande le sulfate de cuivre à 20 p. 100. Gaucher, Sergent, l'huile de cade et (Besnier) le baume du Pérou. Eau de Saint-Christau. — Ne pas employer, autant que possible, les mercuriaux ou l'iodure de potassium à l'intérieur. S'il est nécessaire, on les remplacera, dans la limite du possible, par les arsenicaux (hectine, et surtout arsénobenzol) (1). Si le malade porte un appareil de prothèse, on vérifiera qu'il ne soit pas une cause d'irritation par le voisinage des racines non soignées, il sera bon qu'il ne porte son appareil qu'au moment des repas. On pourra lui formuler une pommade au borate de soude dont il enduira l'appareil avant de le mettre dans la bouche. Si c'est possible, il y aura intérêt à faire remplacer l'appareil par des bridges bien étudiés. Le diagnostic est à faire avec : lichen plan ; stomatite nacrée, *alias* stomatite triangulaire commissuraire des fumeurs, glossite hydrargyrique. Le professeur Fournier qualifie la leucoplasie buccale de *cancer siphilo-nicotinique*. Le Professeur Landouzy a nettement établi « la fréquence des stomatites blanches ; le rôle déterminant de la syphilis, le rôle occasionnel du tabac, la nature sémiologique des plaques dites des fumeurs, nature telle que la simple constatation permet de déduire un diagnostic d'importance capitale » (2).

Lèvres. — ABCÈS CHAUD DE LA FIÈVRE. — Incision parallèle au bord labial à la lèvre supérieure. Possibilité de complications septiques méningées.

avait fait plusieurs extractions et des travaux dont quelques-uns en or, entre autres. Le voile tombait complètement : celui qu'on croyait la victime était l'assassin !! »

(1) *Soc. méd. des Hôp.*, 28 avril 1911.

(2) *Revue Médicale*, 27 juin 1907.

Section de la lèvre ou de la langue. — Cet accident est assez fréquent (contusions violentes, plaies d'armes blanches, rasoirs, couteaux, etc.). Il est arrivé que la manœuvre d'instruments dentaires la provoque quelquefois, et le médecin pourra en pareil cas être appelé à intervenir.

Le traitement consistera : 1° A pincer les gros vaisseaux qui saignent ; 2° à absterger et nettoyer la région ; 3° à tordre ou lier les vaisseaux s'il y a lieu ; 4° à jeter un surjet au catgut sur toute la longueur de la muqueuse divisée ; 5° surjet sur la couche musculaire et ne prenant pas la peau si des considérations esthétiques le demandent ; 6° dans ce cas, achever par une fine suture intra-dermique.

Lichen plan. — Affection relativement rare à la bouche. *Traitement* ordinaire des stomatites.

Morsures de la bouche. — Les morsures de la bouche ne sont pas rares. Tantôt c'est une dent qui, ayant une position anormale, congénitale ou acquise, heurte au cours de la mastication la muqueuse des joues et de la langue, et peut provoquer une ulcération rebelle. Il faut alors, ou déplacer la dent par un appareil d'orthodontie, si elle en vaut la peine, ou limer la partie de dent déviée, ou au besoin même enlever la dent elle-même, si les circonstances le commandent. A côté de ces morsures que l'on pourrait appeler chroniques il s'en rencontre d'accidentelles. Les unes sont bénignes, au cours d'un repas par exemple, et elles ne demandent pas un traitement spécial ; les autres sont plus graves, au cours des crises d'éclampsie ou d'épilepsie, par exemple. Elles portent alors tantôt sur la langue, tantôt sur les lèvres.

Traitement. — On réunira les bords de la plaie par suture et on prendra de minutieuses précautions d'antisepsie buccale.

Muguet. — Syn. *Blanchet, stomatite crémeuse.* Due au *saccharomyces albicans,* le dépôt blanchâtre, semblable à de la crème de lait qui se dépose sur la muqueuse est caractérisé par son adhérence à la muqueuse, et sa récidive rapide après enlèvement. Chez les enfants robustes, il ne présente aucun caractère de gravité, mais, il est l'indice d'une mort prochaine, lorsqu'il apparaît chez les vieillards au cours des grandes pyrexies ou des cachexies.

Traitement. — La prophylaxie réside dans l'ébullition du lait, l'hygiène buccale, l'alcalinisation de la bouche. La stomatite étant déclarée, interdiction des aliments sucrés ou saccharifiables, lavages de la bouche à l'eau de Vichy ou de Vals, à l'eau de chaux, collutoires alcalins. Escherish a recommandé l'emploi du *hochet médicamenteux*. Dans un petit sac de fine toile ou de soie, lié avec une ficelle, il enferme 5 ou 6 grammes d'acide borique pulvérulent additionné de 0,20 centgr. de saccharine. L'enfant suce volontiers le sachet qui sert de collutoire permanent.

Nécrose. — *Traitement.* — Supprimer la cause déterminante. Antisepsie buccale très soigneuse. Aider l'élimination des sequestres lorsqu'ils sont assez séparés de l'os sans les extraire.

Noma. — Thermocautérisation profonde, attouchements au nitrate acide de mercure et à la teinture d'iode. Soutenir l'état général en luttant contre l'adynamie et l'infection (sérum, électrargol, Todd, etc.) en attendant l'élimination de l'escharre. On a préconisé l'arsénobenzol, ce traitement étant basé sur les travaux de MM. Zuber et Petit qui font du noma une affection fuso-spirillaire. Fabréga a préconisé le sérum de Roux [1]. Pronostic très grave.

Précocité dans l'éruption des dents. — Il arrive parfois qu'une dent, une incisive surtout, fait éruption chez le nouveau-né dans les premiers jours de la vie, bien avant la date normale d'éruption, ou même que l'enfant vient au monde avec une dent. On cite comme étant né avec une dent Jules César, Richard VI d'Angleterre. Mazarin,

(1) *Arch. de Stom.*, 1909, p. 187.

Louis XIV, Mirabeau, Napoléon et le grand savant Français, Broca. Consulté par les parents ou la nourrice, si la dent est cause de lésion chronique de la langue [cas de Lardier (1) et de Dumas] (2), le médecin devra pratiquer l'extraction de l'organe. Par contre la morsure du mamelon de la nourrice ou de la mère ne sera *jamais* une indication d'extraction. On utilisera les artifices classiques (bout de sein de caoutchouc, etc.)

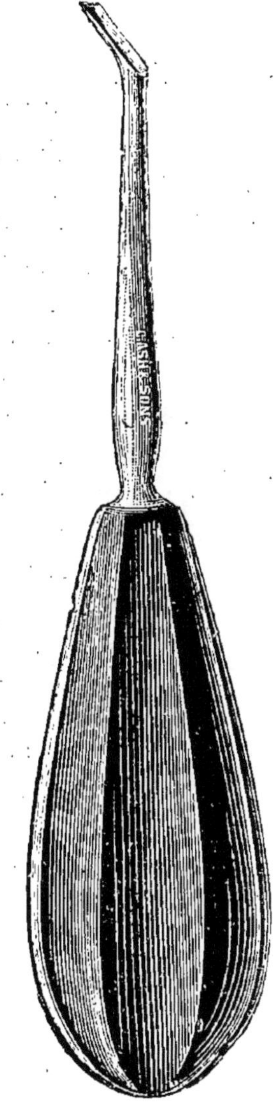

Fig. 138. — Pied-de-biche.

Perlèche. — Syn. *Epidermo-dermite commissurale streptococcique, de Besnier*. Affection buccale infantile très contagieuse, sorte de stomatite due au *streptococcus-buccalis*, localisée aux commissures qu'elle bride, d'où le nom de « Bridou » qu'on lui donne parfois. Le nom de « perlèche », corruption de « pourlèche » qu'on lui donne aussi, vient de ce que l'enfant porte toujours sa langue sur la lésion opaline et fissurée qui constituent la maladie. Le *traitement* est simple, la guérison aussi facile que la récidive. Isoler le petit malade; appliquer des collutoires iodés, alunés, etc. Pour combattre la récidive, on ne donnera à l'enfant que des objets de cuisine (verres, cuillers, etc.) stérilisés, chaque fois qu'il s'en sera servi, par l'ébullition.

(1) LARDIER, *Gaz. obstétricale de Paris*, 20 août 1875.
(2) DUMAS, *Bull. de thérapeutique*, 15 déc. 1875.

Pied de biche. — Instrument d'extraction constitué par une poignée prolongée par une lame placée à 45° à l'extrémité du manche.(fig. 138).

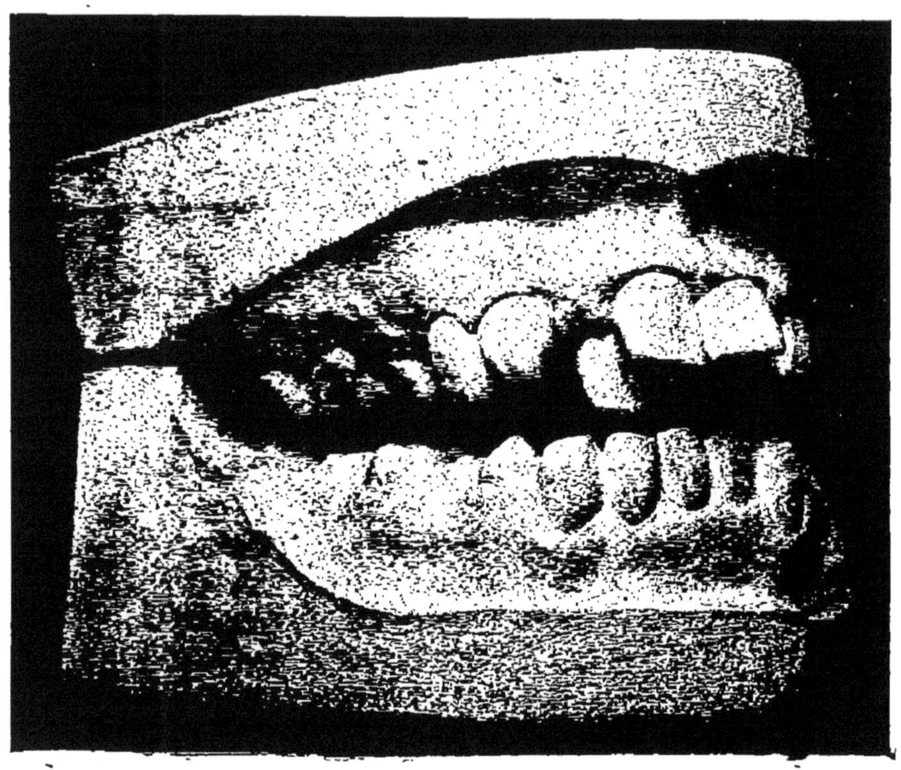

Fig. 139. — Rhumatisme déformant de l'articulation temporo-maxillaire, provoquant une béance inter-dentaire et secondairement des troubles fonctionnels importants.

Ptyalisme gravidique. — Régime lacté (Pinard), laxatifs. Atropine (un demi-milligramme par jour) (Auvard).

Résorption alvéolaire (Voy. p. 321). — Il arrive parfois que chez des sujets jeunes, la résorption alvéolaire se produise à un endroit où il y a encore des dents, ébranlant celles-ci et pouvant en amener la chute. On distinguera la résorption symptomatique d'une lésion du système nerveux central (tabes, par exemple) de la résorption due à la périodontite expulsive ou même simplement de celle due à la présence de tartre au niveau du cul-de-sac gingivo-dentaire. Traitement causal.

Rhumatisme. — Le rhumatisme peut intéresser le stomatologiste en plusieurs circonstances.

Rhumatisme de l'articulation temporo-maxillaire. — Étiologie, symptômes et traitement classiques du rhumatisme aigu et chronique.

Rhumatisme déformant de l'articulation temporo-maxillaire. — Affection rare. L'engrènement interdentaire est détruit et la mastication très difficile, parfois impossible. Le traitement n'est que palliatif. Abrasion chirurgicale des cuspides de façon à tâcher de permettre le broiement des aliments (fig. 139).

Rhumatisme de l'articulation alvéolo-dentaire. — On a signalé des arthrites rhumatismales alvéolo-dentaires jugulées par l'administration de salicylate de soude.

Riga (Maladie de). — Fréquente en Calabre, la maladie de Riga est rare en France. Elle est caractérisée par une ulcération du frein de la langue. Le traitement consiste à exciser la lésion aux ciseaux courbes et à thermocautériser la plaie.

Scorbut. — Scorbut des adultes. — Affection devenue rare aujourd'hui. Le traitement consistera à soutenir l'état général. Changement du régime alimentaire, suppression absolue des conserves, usage de vivres frais. Nettoyage très soigneux des dents et des gencives. Antisepsie buccale rigoureuse, collutoires au cochléaria, attouchements des ulcérations à l'acide chromique.

Scorbut infantile (maladie de Barlow). — On l'observe chez les enfants nourris au lait stérilisé.

Traitement. — « Il ne faut pas priver les enfants d'aliments vivants (Comby). Donner le sein au nourrisson. Comme aliments, le cas échéant 2 à 4 cuillerées à café de purée de pommes de terre, jus d'orange, etc. Après guérison, continuer l'usage du lait frais » [1].

Sialagogues. — Deux classes : 1° les sialagogues directs ou masticatoires : bétel, kawa, mastic, cascarille, galanga, iris, gingembre, pyrèthre, raifort, tabac, etc. ; 2° les sialagogues indirects : pilocarpine, éther, quassine, mercuriaux, antimoniaux, iodures, sels d'or. Utiles dans certaines stomatites et angines, indiqués dans l'asyalorrhée des pyrétiques.

Sinus maxillaire. — EMPYÈME DU SINUS. — 95 fois sur 100 il est d'origine dentaire. Enlever la dent causale, effondrer le plafond alvéolaire pour donner issue au pus. Lavages abondants antiseptiques. Dans l'*antrite chronique*, curettage très soigneux, tamponnements au chlorure de zinc ou à l'acéto-tartrate d'alumine, attouchements à la teinture d'iode, lavages antiseptiques abondants et fréquents pour éviter la pyophagie.

TUMEURS DU SINUS. — Diagnostic difficile au début. Intervention chirurgicale.

Sporotrichose buccale. — La localisation buccale du *sporotrichum Beurmanni* n'a pas encore donné lieu à un grand nombre d'observations. L'ulcère sporotrichosique est tantôt *isolé* et c'est alors une ulcération pultacée, arrondie, grisâtre, arrondie à bords en relief, rouges et tuméfiés, tantôt *généralisée* à toute la muqueuse buccopharyngée. C'est alors une vaste perte de substance en relief, si l'on peut s'exprimer ainsi, d'un gris jaunâtre uniforme. Point caractéristique : les plans sous-jacents ne perdent pas leur conformation anatomique normale et ne perdent rien de leur forme, ni de leur souplesse. Il n'y a pas d'adénopathie correspondante. Le diagnostic est à faire avec la tuberculose (qui érode, détruit la muqueuse sous-jacente, comme

(1) V. *Lyon Médical*, 19 déc. 1908 et COMBY, *in Arch. de méd. des enfants*, oct. 1910.

à l'emporte-pièce), la syphilis (gomme ulcérée). Le diagnostic se tranche par le microscope ; les parasites « ont un aspect fusiforme, ovalaire, un grand nombre paraissent phagocytés, inclus dans des macrophages surtout, exceptionnellement dans des polynucléaires ». Les cultures tranchent également d'une façon absolue le diagnostic hésitant (milieu de Sabouraud). Le pronostic n'est pas sévère. Le traitement ioduré à hautes doses est spécifique (1).

Stomatites (Voy. p. 221). — 1° STOMATITE APHTEUSE (Voy. p. 245);

2° STOMATITE BLENNORRAGIQUE. — La blennorragie buccale a été constatée chez des nouveau-nés; elle peut être consécutive à un coït buccal. Lavages au permanganate de potasse au 1000e.

3° STOMATITE CRÉMEUSE (Voy. p. 258).

STOMATITE ULCÉRO-MEMBRANEUSE. — Syn. : Stomacace, maladie de Bergeron. — Affection contagieuse. Le diagnostic est à faire avec la diphtérie. *Traitement :* isolement du malade. Antisepsie buccale, collutoires iodés et anesthésiques. Dans les cas rebelles, râclage des ulcérations.

4° STOMATITE ÉRUCIQUE, (d'Artault). — Affection saisonnière (de mai à août) due à l'ingestion de fruits infectés par des chenilles (liporis chrysorrhea) d'où le nom de l'affection (erucca, chenille). Elle présente des zones inflammatoires un peu surélevées au-dessus de la muqueuse sur lesquelles on constate de petites ulcérations peu sensibles, comparables à des aphtes. Pas de fièvre, pas de retentissement ganglionnaire. *Traitement :* antisepsie buccale. Collutoires phéniqués.

(1) Voy. de BEURMANN et GOUGEROT *Bull. soc. méd. des Hôp.*, 7 juin 1901, p. 786, et *Traité de Medecine*, de BROUARDEL, GILBERT, THOINOT, *Maladies parasitaires* ; LETULLE et DEBRET, *Bull. soc. méd. des Hôp.*, mars 1908 ; LETULLE, *Presse Médicale*, 18 mars 1908.

5° Stomatite scorbutique (Voy. p. 262).

6° Stomatite sporotrichosique (Voy. Sporotrichose).

Syphilis buccale. — A côté du traitement général classique, on fera un traitement local qui consistera en des lavages antiseptiques avec des agents non irritants. C'est le seul cas où il soit avantageux d'employer le bichlorure de mercure pour les lavages de la bouche. Mais on aura soin de faire auparavant nettoyer soigneusement la bouche du malade avec la brosse et du savon ; on lui fera ensuite laver la bouche à l'eau oxygénée, puis immédiatement après on fera faire un bain de bouche avec une solution de sublimé au 1000e, collutoires à l'arsénobenzol. Hygiène buccale rigoureuse pour prévenir l'apparition de l'hydrargyrisme buccal (Voy. p. 220).

Tabes. — On a vu (p. 281) les effets possibles des trophonévroses vis à vis des dents ou provoquées par les dents. Les tabétiques perdent leurs dents par un mécanisme analogue. Cependant Galippe considère l'odontoptose tabétique et le mal perforant buccal comme une aggravation de la périodontite expulsive évoluant sur un terrain glycosurique. L'ostéoporose tabétique évolue vers la perforation palatine et la résorption des crêtes alvéolaires. La caractéristique de l'odontoptose tabétique est la rapidité de la chute de l'organe. En quelques jours, le malade, sans douleur, cueille une ou plusieurs de ses dents ; il n'est pas rare d'ailleurs de ne pas trouver d'écoulement gingival pyorhéique. Coloration normale de la fibro-muqueuse, pas d'ulcération le plus souvent. On retrouve les signes classiques du tabes (signe d'Argyll-Robertson, modification des réflexes, algies fulgurantes, etc.), Robin et Chompret situent la lésion centrale dans la substance gélatineuse de Rolando amenant la dégénérescence des fibres sensitives et sympathiques du trijumeau. *Traitement:* Celui du tabes en général. Marinesco, (de Budapest), a eu d'heureux résultats par l'arsénobenzol. *Localement :* Hygiène buccale rigoureuse. On devra formellement s'abstenir d'appareil prothétique adhérant par succion (P. Marie) [1]. La succion élastique serait même suffisante chez un tabétique en puissance pour provoquer la lésion tropho-nerveuse et amener une perforation. Cependant, il y a un grand nombre de cas où la nécessité s'imposera d'un appareil de prothèse dentaire. On emploiera alors les appareils moulés ou coulés (Izard), pas de crochet et pas de ressort ou du moins les plus faibles. Cet appareil, non seulement ne sera *jamais* gardé la nuit, ainsi qu'il doit en être vis-à-vis de tous les appareils de prothèse, mais encore ne sera utilisé que le moins possible, seulement au moment des repas, par exemple, ou pendant la durée d'une visite, d'une audience, etc.

Traumatismes des dents. — TRAUMATISME LÉGER ACCIDENTEL : Le plus souvent, il n'a pas de conséquence pathologique.

TRAUMATISME LÉGER, MAIS CHRONIQUE (couturières, emballeurs, tapissiers, joueurs de trompette, souffleurs de verre, etc.). — Il peut provoquer la mortification pulpaire.

TRAUMATISME VIOLENT ACCIDENTEL. — Il peut provoquer soit la mortification pulpaire qui ne se constatera que longtemps après soit seulement et immédiatement un peu de périodontite aiguë facilement traitée, par des applications gingivales révulsives. Si le traumatisme a été assez violent pour faire sortir la dent de l'alvéole, remettre l'organe en place (à plus forte raison ne pas l'ôter, s'il n'est qu'ébranlé) et le maintenir par une ligature. Si le traumatisme a fracturé la dent en la laissant en place, deux cas peuvent se produire : 1° *la cavité pulpaire n'a pas été*

(1) Pierre MARIE, Maux perforants chez deux tabétiques, dus au port d'un dentier (*Revue Neurologique*, 30 mai 1905). Voir aussi POTEAU. Nécrose étendue du maxillaire inférieur d'origine tabétique (*Odontologie*, mai 1906, p. 440).

CHALIER, *Lyon Médical*, 1908, p. 1154.

ouverte : égaliser la surface de fracture à la lime, supprimer la sensibilité au contact par un attouchement au thermocautère au rouge vif; 2° *la cavité pulpaire a été ouverte :* agir dans ce cas comme pour un troisième degré (Voy. p. 53); si la couronne a été entièrement fracturée au niveau du collet, détruire la pulpe et fermer le canal avec de la gutta-percha ou du ciment à l'eugénate de zinc, en attendant que le spécialiste puisse utiliser la racine pour remplacer la dent fracturée par une couronne artificielle (Voy. p. 314).

Tuberculose buccale. — Curettage des lésions suivi d'applications au chlorure de zinc, à l'acide lactique, à l'acide phénique pur. Lavages abondants et fréquents pour éviter la déglutition de produits septiques qui pourraient provoquer des infections spécifiques en d'autres points du tube digestif. Pour cette même raison, on ordonnera une antisepsie soignée de la bouche des tuberculeux pulmonaires (Voy. p. 234).

Varices buccales. — *Traitement général.* — Les varices, qui peuvent se rencontrer dans la bouche, se développent aux dépens des veines ranines. Si elles deviennent gênantes, intervention chirurgicale. Au cas d'hémorragie, pincement entre les doigts. L'intervention peut être indiquée chez certains nerveux ou psychiques, que la vue répétée du sang suggestionne en les faisant se croire atteints de tuberculose.

Vis à racines. — Instrument d'extraction constitué par

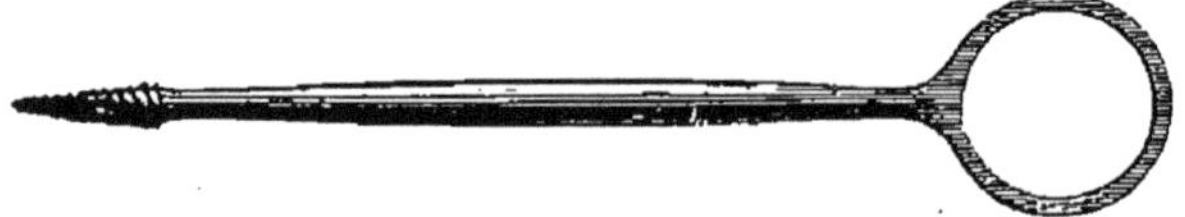

Fig. 140. — Vis à racines.

une tige d'acier d'environ 0,08 centimètres taraudée à l'une de ses extrémités, terminée à l'autre par un anneau.

On fixe la vis, par rotation, dans le canal radiculaire et on exerce un effort de traction en passant au travers de l'anneau une tige solide de métal (fig. 140).

Whartonnite. — Affection inflammatoire du canal de Warton qui peut exister seule ou accompagner une *sous-maxillite,* affection de la glande sous-maxillaire analogue à la parotidite.

Zona buccal. — Herpès zoster limité à la face muqueuse des joues, de la langue, etc. Le zona du trijumeau peut intéresser la langue (zona lingual), ou le maxillaire supérieur et, dans ce cas, on peut constater la chute des dents.

Traitement des symptômes. Antipyrétiques, quinine, antipyrine, etc. ; contre la douleur, on a recommandé la teinture de gelsemium sempervivens, l'antipyrine, la belladone, la jusquiame. Sur les vésicules, applications d'un mélange de sous-nitrate de bismuth, 5 gr. amidon, 10 gr. (Lyon).

TROISIÈME PARTIE

TITRE PREMIER

RELATIONS DE CAUSES A EFFETS entre l'appareil dentaire et l'état général et inversement

CHAPITRE PREMIER

LE MILIEU BUCCAL

I. — LA FLORE BUCCALE (POLYMICROBISME BUCCAL)

La cavité buccale du nouveau-né, au moment de sa naissance, est parfaitement aseptique, mais presque immédiatement les sécrétions vaginales, les lochies, l'air atmosphérique, les aliments ne tardent pas à l'ensemencer abondamment. A partir de ce moment, il paraît à peu près impossible de réaliser à nouveau l'asepsie absolue de la bouche, bactériologiquement parlant. Aussi est-ce avec juste raison qu'on a pu dire : « Il n'y a pas de foyer intrinsèque aussi important que la bouche, et pour la qualité des microbes qu'il renferme et pour la situation qu'il leur fournit » (Netter).

La flore buccale est en effet d'une richesse remarquable et nous la résumerons schématiquement dans le tableau suivant :

Classification des principaux éléments de la flore buccale

Microbes.

I. — *M. non pathogènes.*

A. FERMENTS (ENZYMES).

1. B. Amylobacter (Fritz).
2. B. Amylozyme (Perdrix).
3. B. Butyricus (Fritz).
4. B. Orthobutyricus (Grimbert).
5. Ferment lactique (Pasteur).
6. Ferment acétique (Pasteur). Etc., etc., etc.;

B. SAPROPHYTES PROPREMENT DITS.

1. Cocci atmosphériques.
2. Micrococcus lactericeus (Freund).
3. B. Subtilis.
4. B. Mesentericus vulgatus.
5. B. Mesentericus ruber.
6. B. Mesentericus niger.
7. B. Violaceus.
8. Prodigiosus.
9. Bacterium thermo.
10. Enterocoque.
11. Proteus vulgaris.
12. Leptothrix buccalis innominata.
13. Leptothrix maxima buccalis (Robin).
14. Iodococcus racemosa.
15. Iodococcus vaginatus.
16. Iodococcus magnus.
17. Iodococcus parus.
18. Spirillum sputigenum [vibrio rugula) (Clarke)].
19. Spirillus thyrogenum.
20. Spirochœte dentium.
21. Colibacille.
22. B. Tremulus. Etc., etc., etc.;

II. — *M. pathogènes.*

C. ACCIDENTELS.

1. Staphylococcus pyogenes aureus.
2. — — albus.
3. — — citreus.
4. B. Pyocyaneus.
5. Streptococcus pyogenes (Widal et Bezançon).
6. B. Lacticus.
7. B. Tuberculosis (de Koch).
8. Pneumocoque (de Talamon-Fränkel).
9. Pneumobacille (de Friedlander).
10. Spirochœte pâle (de Schaudinn).
11. Cocco-bacille de l'influenza.
12. Méningocoque (de Weichselbaum).
13. B. Typhique (Eberth).
14. B. de la diphtérie (Lœffler).
15. Vibrion cholérique.
16. B. de Nicolaïer.
17. Vibrion septique.
18. B. Charbonneuse (Davaine et Pasteur).
19. Spirille de Finkler et Prior.
20. B. de Pfeiffer. Etc., etc., etc.;

D. SPÉCIFIQUES DE CERTAINES AFFECTIONS BUCCALES.

1. Micrococcus pyogenes gingiv. (Miller).
2. B. Necrophorus (Plügge).
3. B. Dentalis viridans.
4. B. Pulpœ pyogenes.
5. B. de la septicémie salivaire.
6. B. Crassus sputigenum (Kreinbohm).
7. Streptococcus dentalis (Dellevil).
8. B. Buccalis musciferens (Miller).
9. Coccus Brizou (Roux).
10. Microcoque tetragène.
11. — tetragenes subflavus (Besson).
12. — tetragenes variabilis (Strenberg).
13. — tetragenes ventriculis (Medocca).
14. — concentricus (de Schenck).
15. B. Fusiforme (de Vincent).
16. Spirille de l'angine de Vincent.
17. Cladothrix putridogènes (Vespreüy).
18. B. Stomato-fétidus (Fisher). Etc., etc., etc.;

Classification des principaux éléments de la flore buccale

(Suite).

E. MICROBES DITS : SPÉCIFIQUES DE LA CARIE DENTAIRE.		Un grand nombre de microbes désignés par leurs descripteurs au moyen de lettres grecques.
Moisissures . . .	*F.*	1. Penicillium glaucum. 2. Mucor mucedo. 3. Rhizopus nigricaus. 4. Aspergillus niger. Etc., etc.
Parasites. . . .	*G.*	1. Oïdium albicans. 2. Saccharomyces anginœ (Troisier et Achalme). 3. Amœba gingivalis (Gross). 4. Amœba buccalis (Sternberg). 5. Entamœba buccalis (Leyden et Lowenthal). 6. Amœba coli (Verdun et Bruyant). Etc., etc.
Eléments anatomiques normaux	*H.*	1. Diastase amylolytique. 2. Elements phagocytaires. Etc., etc.
Produits chimiques résultant de la désassimilation de ces microorganismes. . . .	*I.*	ACIDES : Lactique. Acétique. Butyrique. Valerianique. Formique. Etc., etc. GAZ : Hydrogène sulfuré. Hydrogène. Carbure d'hydrogène. Mercaptane ($C^4H^6S^2$). Etc., etc.

La flore buccale est si abondante qu'il n'est pas possible, à l'heure actuelle, d'en donner une liste même à peu près exacte. C'est pourquoi le tableau annexé ici est fort incomplet et ne comporte que les microorganismes qui se rencontrent le plus souvent et qui sont cause d'affections bien connues. Il n'est pas possible non plus d'indiquer les associations microbiennes si nombreuses dans la bouche.

Adoptant une classification plus en rapport avec la clinique, nous diviserons les microorganismes de la bouche de la façon suivante :

MICROORGANISMES BUCCAUX :	*a.* dont la présence est ou peut être concomitante avec l'état de santé réel ou apparent.	α. Constants = A, B, F, du tableau précédent. β. Fréquents = C, D, E, G.
	b. dont la présence est préalable, concomitante ou consécutive à l'état de maladie générale.	Éléments numérotés 7, 8, 9, 10, 11, 12, 13, 14, 15, 16, 17, 18, 19 de la classe C du tableau précédent. 1 du tableau G.

1° **Éléments microbiens dont la présence est simultanée avec l'état de santé réel ou apparent.** — On en reconnaît deux groupes.

a. Éléments constants. — Comme éléments constants ceux qui constituent les classes A. B. E. F. H. du tableau.

Les actions de ces microorganismes sont assez variées.

Bacillus amylobacter, anaérobie, intervertit le sucre, donne de l'alcool et de l'acide butyrique; *B. Butyricus* fait fermenter la glycérine et peut donner avec le sucre de l'acide butyrique; *B. amylozyme* attaque les sucres et donne de l'acide acétique et de l'acide butyrique; *B. orthobutyrique,* anaérobie donne de l'alcool butyrique normal, de l'acide butyrique, acétique et carbonique, de l'hydrogène; le *ferment lactique,* anaérobie fait fermenter le lait ainsi que l'indique son nom, et de plus attaque tous les sucres connus. Il donne naissance à des acides, intervertit le saccharose, attaque et réduit la liqueur de Fehling. *Mycoderma aceti* transforme l'alcool en acide acétique, attaque les sucres et donne de l'acide glucosique.

Parmi les microbes saprophytes, *Bacillus subtilis* décompose les albuminoïdes en dégageant une odeur cadavérique; *Bacillus mesentericus vulgatus, ruber, niger,* dont les spores résistent à 150° de chaleur sèche, attaquent énergiquement les matières sucrées et amylacées sans fermentation et sans dégagement gazeux, mais avec dégagement d'odeurs désagréables dues aux acides acétiques et surtout valérianiques. Ils dissolvent les matières albuminoïdes et secrètent de nombreuses diastases (sucrase, caséase, amylase, trypsine, etc.) Le *B. thermo* est un agent très actif de fermentation et le *Proteus vulgaris* est un agent très actif de putréfaction qui attaque lentement les albuminoïdes et à peine les sucres. Enfin le *leptothrix racemosa* est un agent actif de la décalcification de l'émail.

2° *Éléments inconstants.* — Éléments fréquemment

rencontrés dans la bouche pendant l'état de santé. Ce groupe comporte les classes C, D, E, G, du tableau I. Fréquemment, on trouve dans la bouche des microbes pathogènes qui y vivent à l'état saprophyte. Parmi eux, on trouve à peu près constamment le *colibacille*, le *staphylocoque, pyogène doré, blanc jaune*, et le *streptocoque pyogène*, le même que celui de l'érysipèle ; le *pneumocoque*, le *pneumobacille* ont été rencontrés 50 fois sur 100 dans la bouche d'individus sains (Grimbert, Roger, etc.). Le *bacille de Koch* peut se rencontrer dans la salive sans qu'il vienne pour cela du poumon. Enfin, en temps d'épidémie par exemple on trouve presque toujours, sans qu'ils déterminent des troubles le *bacille d'Éberth* ; le *bacille de Lœffler* ; le *cocco-bacille de l'influenza ; le diplocoque de la méningite cérébro-spinale ; le vibrion cholérique* et son acolyte le bacille de *Finkler et Prior*.

2° **Éléments microbiens dont la présence dans la bouche est préalable, simultanée ou consécutive à l'état de maladie générale.** — Dans ce groupe rentrent les éléments numérotés 8, 9, 10, 11, 12, 13, 14, 15, 16, 17, 18, 19, 20 du tableau C, 1 du tableau G et dans cet essai de classification nous ne pouvons pas indiquer les nombreuses symbioses ou associations microbiennes qui sont très fréquentes dans le milieu buccal.

La connaissance de la présence de ces agents constitue, on le conçoit, une précieuse ressource pour la prophylaxie d'un grand nombre d'affections.

Microbes de la Carie Dentaire. — Les microbes de la carie dentaire ont été recherchés et étudiés par Vignal, Galippe, Miller, Choquet, etc. Pour les rechercher, ils flambaient une dent cariée, la cassaient et faisaient des ensemencements avec les fragments internes. Les espèces obtenues, au nombre d'une trentaine, sont très variées. Ils ont utilisé pour leur appellation les lettres de l'alphabet grec et il serait ici sans intérêt que nous en fassions une plus longue étude.

Le milieu buccal. Son équilibre biologique. — A côté de cette abondante flore buccale, il faut nécessairement placer leurs nombreux produits de désassimilation. Nous citerons surtout des gaz (hydrogène sulfuré; carbures d'hydrogène, surtout du mercaptan ($C^4H^6S^2$); acide carbonique; acide lactique, acides acétique, butyrique, valérianique, formique, etc.).

La flore buccale est placée dans des conditions de parfaite culture intensive. Les microbes y trouvent l'humidité, l'alcalinité du milieu, des matières nutritives abondantes et variées, les débris alimentaires et les débris épithéliaux, la température constante, l'obscurité relative et l'abondance d'air pour les aérobies; pour les anaérobies, l'abri contre l'oxygène dans les espaces interdentaires, les orifices glandulaires, les cavités dentaires ou canaux radiculaires, etc. On peut se demander par quel surprenant privilège des espèces microbiennes, notoirement connues pour être éminemment pathogènes, peuvent ainsi vivre d'une façon continue dans la bouche d'individus sains sans provoquer chez leur porteur les plus grands troubles, car, les micoorganismes de la bouche ne perdent pas leurs propriétés nocives en y demeurant. On sait qu'on a souvent étudié le pouvoir virulent de la salive humaine (complications fréquentes des plaies faites par des balles mâchées) et qu'on a même déterminé un coefficient de toxicité. C'est qu'à côté de ces agents en *imminence de virulence* existe un appareil très développé qui tend à les supprimer ou au moins à les contenir. La réunion de ces deux systèmes d'attaque et de défense constitue le *milieu buccal.*

Nous avons vu ce qu'était le système d'attaque.

Le système de défense est constitué par la *salive,* les *mouvements* dont la cavité buccale est le siège et l'action de l'*appareil lympho-ganglionnaire buccal et para-buccal.* (Sanarelli, Lermoyez).

La *salive,* dépourvue d'action bactéricide d'après quelques auteurs (Galippe, Clairmont, Miller), possèderait, d'après quelques autres (Sanarelli, Lermoyez), une action antiseptique attribuée soit au sulfocyanure de potassium, soit aux éléments leucocytaires qu'on y rencontre très souvent. Quoiqu'il en soit, il est parfaitement démontré que la salive est douée d'un pouvoir chimiotactique positif (1) et on peut supposer qu'elle possède peut-être aussi des alexines.

Dans tous les cas, elle possède certainement, par sa réaction alcaline, le pouvoir de neutraliser les produits acides d'élaboration microorganique créant ainsi un milieu moins favorable à leur développement.

Les *mouvements,* dont le siège se trouve dans la cavité buccale, jouent un rôle incontestable pour lutter contre le polymicrobisme buccal. Les mouvements de la langue pendant l'élocution diluent les microbes avec la salive ; pendant les mouvements de mastication, les aliments frottant fortement contre les dents et les muqueuses enlèvent les dépôts et les enduits où se tiennent les microbes qui en fin de compte sont déglutis, digérés et détruits.

Enfin et surtout l'*appareil lympho-ganglionnaire bucco-pharyngé* (cercle lymphatique du pharynx) organise la défense phagocytaire et oppose à l'infection tout un système ganglionnaire parfaitement disposé.

De cette lutte constante entre les éléments offensifs et défensifs résulte donc un *statu quo* équilibré, désigné par Lebedinsky sous le nom *d'équilibre biologique du milieu buccal.*

Deux lois servent de conclusion aux travaux de cet auteur.

(1) HUGENSCHMIDT, Thèse de Paris, 1896.

1° *L'équilibre biologique du milieu buccal est en rapport direct avec l'équilibre général de notre économie. Que la balance de l'équilibre général penche d'un côté, l'équilibre buccal en souffrira et cette absence d'équilibre se manifestera par différentes lésions de la cavité buccale et de ses annexes.*

2° *L'équilibre général de notre organisme est en rapport direct avec l'équilibre biologique du milieu buccal. Que la balance de l'équilibre buccal penche d'un côté, l'équilibre général en souffrira et cette absence d'équilibre se traduira par différents troubles généraux ayant leur point de départ dans la cavité buccale* (1).

II. — INFLUENCE DE L'ÉTAT GÉNÉRAL SUR LE SYSTÈME BUCCO-DENTAIRE

On comprend combien facilement sur un terrain prédisposé, la rupture de l'équilibre biologique pourra provoquer de lésions. Le *terrain* est constitué par l'âge, le sexe, la constitution, l'hérédité, les causes physiologiques (grossesse, lactation), ou pathologiques (pyrexies, affections chroniques). L'état pathologique général, surtout s'il est chronique (diathèses), aura toujours sa répercussion sur le milieu buccal et sur les dents sous forme de stomato-gingivites ou de lésions dentaires.

Celles-ci seront fonction de 4 causes :

1° *L'affaiblissement des moyens de défense normaux*, d'où exaltation de virulence microbienne, dépôts tartriques plus abondants qui faciliteront à leur tour le développement des micoorganismes ;

2° *Les troubles circulatoires locaux :* (gingivite, stomatite catarrhale) ;

3° *Les troubles de sécrétion* dyssyalorrhée ou perver-

(1) Gaillard et Nogué, Traité de Stomatologie, t. V., p. 344.

sion, même asialorrhée, d'où diminution de la défense organique naturelle (chimiotactisme défensif) ;

4° *Les troubles de nutrition de la dent :* décalcification ou hypercalcification, atrophie ligamentaire. Les travaux récents laissent entrevoir l'action possible des glandes à sécrétion interne.

Cruet résume dans le tableau suivant les maladies qui ont toujours leur retentissement sur l'appareil bucco-dentaire.

Intoxications		Hydrargyrisme.	
		Phosphorisme.	
		Saturnisme.	
		Alcoolisme.	
Maladies infectieuses	*Aiguës*	Fièvre typhoïde.	
		Grippe.	
		Fièvres éruptives.	Scarlatine.
			Rougeole.
			Variole.
		Diphtérie.	
		Érysipèle.	
	Chroniques	Maladies vénériennes.	
		Tuberculose.	
Dystrophies et dyscrasies		Diabète.	
		Albuminurie et urémie.	
		Rhumatisme.	
		Goutte.	
		Chlorose et anémie.	
		Scorbut.	
		Purpura.	
		Tabès.	
Diathèses		Arthritisme.	
		Scrofule.	

La mortification de la pulpe dentaire peut s'observer dans un grand nombre de cas où elle semble spontanée et où elle est sous la dépendance de l'état général (1).

(1) V. Jossu, Thèse de Paris, 1908.

A. *Les troubles buccaux.* — Les troubles buccaux, secondaires à un état général mauvais ou même seulement moins bon, sont proportionnels à celui-ci et seront variables de gravité depuis la petite stomatite érythémateuse qui peut passer inaperçue, jusqu'au noma ou la stomatite ulcéreuse accompagnée ou non de nécrose plus ou moins étendue. Nous devons essentiellement rappeler ici les idées actuelles sur l'unité des gingivo-stomatites. Toutes les gingivites, regardées autrefois comme spécifiques (mercurielles, plombiques, scorbutiques etc.), ne sont que des stomatites simples sur lesquelles viennent se manifester les signes spécifiques (liserés, par exemple) indiquant l'intoxication générale. Elles ont été justement dénommées *affections toxi-septiques de la bouche* (Cruet), *affections toxi-infectieuses* (Achard et Faure). C'est ainsi que la stomatite des femmes enceintes procède du même mécanisme et que l'antisepsie raisonnée en préviendra l'apparition de même qu'elle en constituera le principal traitement. En outre, certaines affections peuvent avoir une action directe et spécifique sur la muqueuse buccale. On a voulu décrire chez les typhiques une *gingivite dothénientérique* [Revillod (1), Devic (2)], une *stomatite grippale* caractérisée par un énanthème bulleux contenant le bacille de Tissier [Montfort et Fortineau (3), Kopilinsky (4)]. La gingivo-stomatite, accompagnée de desquamation, évoluant assez souvent avec l'angine du début de la *scarlatine* et l'énanthème palatin concomitant avec les lésions buccales de la *rougeole* ont été décrits (signe de Koplik). La sécrétion salivaire est notablement diminuée dans la *parotidite ourlienne* et cette dyssyalie permet parfois la

(1) Revillod, Thèse de Paris, 1889. *Province médicale*, 1895.
(2) Boulay, *La Clinique*, 29 mai 1910.
(3) Stomatite au cours de la grippe (*Soc. Académique de Nantes*, 1906).
(4) Kopilinsky, *Semaine Médicale*, 1901.

propagation de l'infection de la parotide aux glandes sublinguales ou sous-maxillaires. De plus, on se souviendra que la salive est un émonctoire de certains poisons et que ceux des auto-intoxications sont souvent éliminés par elles. Rien d'étonnant à ce que la muqueuse buccale en ressente le contre-coup. Dans la *variole,* la bouche n'est pas épargnée par l'éruption vésiculeuse ainsi que dans la *varicelle.* Au cours de l'*érysipèle* et de la *diphtérie,* l'infection gagne très souvent la cavité buccale.

Chez les tuberculeux, G. Petit [1] a décrit une *stomatite aiguë tuberculeuse* et les ulcérations tuberculeuses de la bouche ne sont pas rares. Chez les *brightiques,* les gingivo-stomatites sont fréquentes. La stomatite des *urémiques* [2] et les ulcérations qui l'accompagnent sont bien en relation directe avec l'auto-intoxication.

Tous les médecins connaissent l'état décoloré des gencives dans l'*anémie* et la *chlorose,* dans le *scorbut* et dans le *purpura.* En outre des états pathologiques que nous venons de signaler rapidement, il y a lieu de noter que *certaines interventions chirurgicales,* par suite du choc porté à l'économie toute entière par l'anesthésie, l'intervention ou la fièvre concomitante, tendent à agir de la même façon sur l'appareil oro-masticateur des opérés et nous avons vu (p. 235) combien est importante, chez ces malades, la pratique d'une hygiène bucco-dentaire rationnelle.

La *syphilis* a une répercussion constante sur l'appareil bucco-dentaire (parfois chancre, presque toujours plaques muqueuses et souvent ulcérations tertiaires) et on a décrit une forme buccale de la *blennorragie.*

B. **Les troubles dentaires.** — Les troubles secondaires à un état général défectueux sont constants.

(1) *Revue Int. de la tuberculose,* 1903.
(2) Barié, *Archives générales de Médecine,* 1889.

Dès la vie intra-utérine, les causes pathologiques survenant au cours de la gestation chez la mère (éclampsie, auto-intoxications gravidiques, albuminurie, tuberculose, pyrexies, alcoolisme et surtout syphilis) ou, un peu plus tard, au cours de l'évolution dentaire après la naissance impriment, dès la formation des organes dentaires, des stigmates et des troubles dystrophiques qui incontestablement sont des causes prédisposantes locales de lésions diverses. En tous cas, ils marquent d'un sceau indélébile la trace des troubles d'évolution, de nutrition ou de calcification. Son évolution achevée, la dent n'est pas davantage isolée du restant de l'organisme, et son paquet vasculo-nerveux pulpaire, autant que son ligament alvéolo-dentaire et la salive sont en constants et très intimes rapports avec le restant de l'économie.

On connaît les troubles, les retards d'éruption des dents chez les enfants mal surveillés au point de vue digestif. La rupture de l'état de santé générale se répercute au niveau des dents par des troubles de la nutrition intra-dentaire. le plus souvent par de la décalcification, des lésions pulpaires soit aiguës, soit chroniques, soit encore simultanées de la pulpe et de l'articulation. Toutes ces lésions aboutissent à rendre plus facile l'éclosion de la carie, surtout à la faveur des troubles concomitants de la muqueuse, du milieu buccal et des tissus dentaires, ou peuvent même aboutir à la chute de l'organe (périodontite expulsive, chez les brightiques et les glycosuriques ; odontoptose, chez les tabétiques, par exemple). Les *rhumatisants*, les *goutteux*, dont les dents très dures sont si difficiles à trépaner et à extraire, présentent tous le reflet de leur discrasie sur les dents. Parfois même on observe des lésions pulpaires survenues directement par voie sanguine ou nerveuse. Des mortifications pulpaires, des phlébites, des infections ont été observées (Capdepont, Hugenschmit, Chompret) et ces faits se produisent surtout avant ou après les infections générales (fièvre typhoïde, grippe, par exemple).

Sous le nom de *troubles tropho-infectieux* (1), Chompret a réuni toutes les lésions buccales où se retrouve l'influence du système nerveux. Ces troubles se rencontrent surtout chez les névropathes (paralysie générale, tabes, etc.) et les neuro-arthritiques. Il résume ces troubles dans le tableau suivant :

1° Troubles tropho-infectieux buccaux :

OSSEUX :	Atrophie des maxillaires	totale. / partielle.
	Hypertrophie des maxillaires	totale. / partielle.
	Ramollissement.	
	Fractures spontanées.	
	Nécroses (mal perforant buccal).	
ARTICULAIRES :	Désorientations dentaires	congénitales. / acquises.
	Pyorrhée alvéolaire.	
MUSCULAIRES :	Troubles linguaux fonctionnels	contractures. / convulsions. / tremblements. / paralysie.
	Atrophie linguale	totale. / hémi-atrophie.
	Amyotrophie labiale.	
MUQUEUX :	Erythèmes.	
	Bulles, Zona.	
	Desquamation.	
	Hypertrophie papillaire.	
	Sclérose dermique.	
	Pigmentation.	
	Purpura, Hémorragies.	

(1) Voy. A. MARIE et W. B. PIETKIEWICZ, Essais d'études des troubles trophiques bucco-dentaires (*Communication au deuxième Congrès français de Stomatologie. Rev. de Stom.*, 1912, p. 64).

Glandulaires :
- Lithiase buccale.
- Sialorrhée.
- Dépôts tartriques.

Dentaires :
- Anomalies numériques. Absence congénitale.
- Anomalie de forme et de structure. { Atrophie. / Erosions.
- Usure { totale. / partielle. } abrasions.
- Déminéralisations.
- Fractures spontanées.

2° Troubles tropho-infectieux d'origine buccale.

Œdèmes. Pseudo-phlegmons.
Contractures douloureuses. Trismus.
Tic douloureux.
Paralysies faciales.
Pelade.
Troubles oculaires.
Troubles auriculaires.
Affections dites de dentition.

Quant aux troubles de la fonction pulpaire et en dehors des pulpites idiopathiques ou par voie endogène comme on en a signalé dans la fièvre typhoïde, par exemple, le plus grave, en tant que facteur étiologique important de la carie dentaire, c'est la décalcification. On sait que la diminution du « coefficient de densité » se rencontre dans un très grand nombre d'affections, les unes aiguës (pyrexies, intoxications : mercure, phosphore, plomb, etc., diminution de la résistance générale de l'organisme sous une cause quelconque : surmenage plus ou moins prolongé, etc.), les autres chroniques (ostéomalacie, rachitisme, syphilis, hérédo-syphilis, anémie, chloro-anémie, affections nerveuses, paralysie générale progressive, syringomyélie, sclérose en plaque, maladie d'Aran-Duchenne, notamment) et dans les maladies par ralentissement de la nutrition.

Dans le même ordre d'idées, quatre affections, extrêmement communes, doivent être signalées à part comme étant une cause fréquente de déminéralisation dentaire intense : la *grossesse* et l'*allaitement* d'une part, la *neurasthénie* et la *tuberculose* de l'autre. Les auteurs classiques signalent la fréquence des névralgies « dentaires » pendant la grossesse, on en conçoit aisément l'origine à présent. Dans la tuberculose notamment (phtisie dentaire, de Frey), la déminéralisation est si constante que lorsqu'un malade se présente à la consultation du stomatologiste, avec de la décalcification et des caries multiples ayant évolué rapidement et en peu de temps, le praticien doit faire ou faire faire immédiatement des recherches, du côté des poumons notamment. Dans un grand nombre de cas, il rendra au malade l'immense service de lui déceler l'existence de lésions bacillaires à leur début, c'est à dire à la période de leur parfaite curabilité.

Indépendamment de l'action directe que l'état pathologique général impose au système dentaire, il peut encore de diverses manières avoir une influence indirecte.

C'est ainsi que, dans le *diabète,* la salive, diminuée d'ailleurs en quantité, peut contenir du sucre qui lui donne par fermentation une réaction acide, d'où caries multiples siégeant de préférence au collet des dents en même temps que l'on constate des lésions de polyarthrite expulsive dont on rapporte pour la plus grande part la cause à la dyscrasie.

De même au cours de la grossesse, les vomissements viennent par leur acidité augmenter les chances de lésions dentaires. De même aussi dans beaucoup de dyspepsies, il y a des régurgitations acides, parfois même par voie réflexe une augmentation de salivation qui, dans bien des cas, donne une réaction acide. De sorte qu'en matière de dyspepsies, nous nous trouvons en présence d'un cercle vicieux :

1° Le délabrement de la denture amorce le plus souvent des troubles gastro-intestinaux par suite de l'état de dénutrition générale ;

2° L'exaltation de virulence du milieu buccal ajoute ses mauvais effets aux actions nocives qui s'exercent sur les dents.

Il en résulte que la thérapeutique des dents et la thérapeutique du tube digestif d'un pareil malade ne sont pas possibles successivement ou indépendamment l'un de l'autre et que l'intervention simultanée et concertée du stomatologiste doit se faire de pair avec celle du gastro-thérapeute, à peine de voir une lésion réamorcer l'autre ou ordonner un traitement qui, s'il peut être utile pour l'estomac, peut être nocif pour les dents ou inversement, ou mieux encore d'instituer deux traitements opposés ; par exemple le traitement de Ferrier d'une part et une cure de petit-lait d'autre part.

On comprend combien est nécessaire la collaboration constante du spécialiste et du médecin général et on déduit nettement la nécessité d'études médicales très étendues pour l'exercice de l'art dentaire, qu'elles soient sanctionnées par un titre ou par un autre.

Du simple exposé que nous venons de faire on conçoit également combien il est utile que ces notions soient connues des médecins praticiens. Dans la thérapeutique des maladies en général ils ont le devoir impérieux de tenir compte de l'appareil dentaire, d'abord pour ne pas lui nuire, ensuite pour le protéger, enfin pour l'aider à prendre part dans la lutte qu'il soutient automatiquement contre la maladie qui l'atteint aussi gravement et au même titre que n'importe quel autre système de l'économie.

Nous sommes donc conduits à admettre que l'équilibre biologique du milieu buccal (et de l'état de santé de nos dents) est en rapport direct avec l'équilibre général de otre économie et nous sommes fondés à accepter totalement la loi II de Lebedinsky :

« Que la balance de l'équilibre général penche d'un ôté, l'équilibre buccal et la santé des dents en souffriront t cette absence d'équilibre se manifestera par différentes ésions de la cavité buccale et de ses annexes. »

II. — INFLUENCE DE L'APPAREIL BUCCO-DENTAIRE SUR L'ÉTAT GÉNÉRAL

Nous avons exposé ce qu'était le milieu buccal et ce que ebedinsky appelle l'équilibre biologique de ce milieu Voy. p. 274).

Sitôt qu'une lésion dentaire existe, le milieu buccal noral est toujours lésé et les troubles bucco-dentaires ont ujours une répercussion sur l'économie générale. « Si la upart des maladies retentissent sur la bouche, cette vité, à son tour, par les conditions particulières du ilieu qu'elle réalise, n'est pas sans influence sur leur éveloppement et même sur leur production ; et ce double pect de la question prend un vif intérêt puisqu'il indique séparables à de multiples points de vue un grand nombre maladies générales et certaines manifestations de la uche, pouvant s'engendrer par les mêmes causes » ruet).

Les altérations des dents peuvent agir sur l'économie : par omission ; 2° par action.

Par omission. — Ce seront tous les troubles digestifs rigine mécanique.

La plupart des aliments, surtout les végétaux, sont ourés d'une enveloppe qui doit être broyée pour que les s digestifs puissent agir sur eux. « Cet acte préparae, écrivait Oudet, est tellement important qu'il ne rait s'exercer incomplètement sans que des dérangents plus ou moins grands ne surviennent dans les fonctions digestives. Si, dans l'état de santé, cette influence se fait souvent sentir, que sera-ce donc lorsque l'estomac ou les intestins seront le siège de quelque altération? Les substances alimentaires, parvenant à ces organes sans avoir reçu dans la bouche les modifications nécessaires, excitent de leur part, un surcroît d'activité qui augmente nécessairement leur état morbide; je ne saurais donc trop appeler l'attention des médecins sur la nécessité de prendre en grande considération la manière dont s'accomplit la mastication chez les personnes atteintes d'affections des voies digestives. »

Les expériences de Réaumur et de Spallanzani sont trop connues pour qu'on les rappelle seulement ici et il est vraiment extraordinaire de constater que les ouvrages, même récents, traitant des troubles gastro-intestinaux, semblent n'accorder qu'une importance tout à fait secondaire à l'état de la cavité buccale.

« Tout individu qui mâche incomplètement par suite du mauvais état de ses dents (absence partielle ou totale; impotence fonctionnelle d'un côté de la mâchoire consécutive à une lésion dentaire : pulpite, périodontite, etc.), ou de sa muqueuse buccale, ou par suite de précipitation est à peu près infailliblement dyspeptique » (Durand-Fardel).

A côté de cette cause directe d'altération de l'état général, les altérations des dents constituent également un danger à raison de la solution de continuité qu'elles constituent dans la clôture de l'organisme par l'appareil cutanéo-muqueux.

On connaît le rôle important que joue la carie dentaire comme porte d'entrée d'infections graves; l'actinomycose et le phosphorisme par exemple. Guyot (1) fait de l'arthritisme une affection parasitaire et Galippe a toujours ren-

(1) Guyot, L'arthritisme, maladie générale microbienne et transmissible, Paris, 1905, 2e éd.

contré ce microorganisme (l'entérocoque) dans la bouche des malades atteints de pyorrhée alvéolo-dentaire et l'a souvent trouvé dans la bouche d'individus sains. On sait

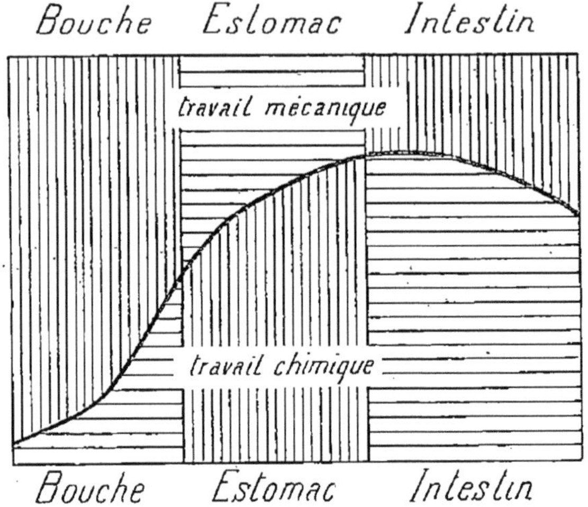

Fig. 141. — Schéma de Mora.

que c'est par une carie dentaire, comme porte d'entrée que, pénètrent les microorganismes de la trop fréquente et implacable angine de Ludwig, la sporotrichose peut emprunter cette voie et la tuberculose l'utilise très souvent (1).

Chez les enfants qu'il a examinés, Stark (de Munich) a trouvé du bacille tuberculeux dans 25 0/0 des ganglions lymphatiques et dans les dents correspondantes qui paraissaient avoir provoqué ces adénites. On conçoit l'importance que prennent au point de vue prophylactique l'obturation ou l'extraction de toutes les dents ou racines malades et on ne pourra être taxé d'exagération si on rappelle aux malades l'aphorisme classique : « Toute solution de continuité

(1) A. Möller, L'hygiène buccale et la tuberculose pulmonaire (*Münch. med. Wochenschrift*, 11 janvier 1910 ; *Sem. Méd.*, 18 mai 1910).

dans l'organisme est une porte d'entrée ouverte à la mort, « même si cette solution de continuité siège sur une dent ».

Par action. — Où l'état pathologique de l'appareil bucco-dentaire étend ses effets plus ou moins nocifs d'une façon déplorable, évidente, et banale, c'est *par action*. Cette action est *d'ordre infectieux*.

La septicité buccale. — Les perturbations que provoquent dans l'organisme les lésions dentaires portent évidemment tout d'abord sur la bouche et, en particulier, sur les gencives et les gingivo-stomatites érythémateuses simples plus ou moins étendues ne manquent jamais. Sur elles viennent se greffer l'exaltation de virulence microbienne due à l'absorption de produits toxiques (phosphore, plomb, mercure, arsenic, etc.); secondairement à l'infection bucco-dentaire paraît l'adénite dans le territoire lymphatique correspondant. La forme peut en être plus ou moins grave et aller jusqu'à l'adéno-phlegmon circonscrit ou diffus. Dans certains cas, surtout lorsque le point de départ de l'infection siège vers la région incisive, on peut voir des accidents de septicémie généralisée aiguë de la septicémie lymphatique, de la pyohémie ou de la thrombo-phlébite par l'intermédiaire de la veine ophtalmique, et la mort survenir. De semblables cas sont heureusement assez rares.

Beaucoup plus fréquents sont les lésions osseuses (ostéites, ostéomyélites), les abcès s'ouvrant vers la peau, le phlegmon diffus du plancher sublingual. On note aussi, par voie ascendante, l'infection des conduits salivaires ou même des glandes (parotidites post-opératoires), de la trompe d'Eustache (otites), du larynx (angine dentaire). « Il est de notion courante, dans le monde stomatologique, d'attribuer la plupart des lésions inflammatoires de la région cervico-faciale à une origine dentaire » (Lebedinsky).

Les *fusées purulentes*, d'origine dentaire, étendent parfois fort loin leur action (cas de Mahé : fistule dentaire à ouverture sous-claviculaire), des fusées purulentes peuvent parfois s'ouvrir dans le médiastin ou sur le sternum cas de Landete, (*Rev. de Stom.*, 1912, p. 42) cas de Prudhomme.

Les *troubles digestifs* sont presque constants. En 1869, Chassaignac établit le cadre de la *cachexie buccale* dans son *Traité de la suppuration* (1). Richet cite des cas de septicémie consécutifs à des suppurations buccales et les dénomme *intoxication putride* (*Société de Chirurgie*, 1865). Guéneau de Mussy parle d'un vieillard entré à l'hôpital dans un état de cachexie profonde et se plaignant d'une diarrhée rebelle vieille de douze ans. Ses gencives, fongueuses, entouraient des débris radiculaires abcédés. On fit l'évulsion de ces derniers, on couvrit les gencives de teinture d'iode pendant qu'on lui donnait un peu de bismuth et une quinzaine de jours après le malade était guéri (2).

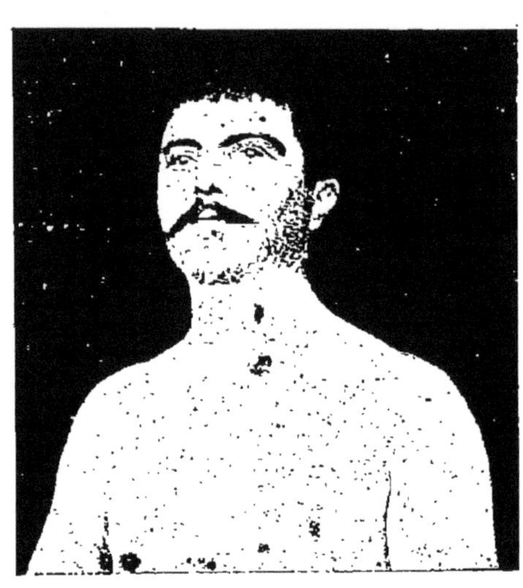

Fig. 142. — Fistule d'origine dentaire sous-hyoïdienne latérale et inférieure (Prudhomme).

(1) Chassaignac, Traité de la suppuration (*Cachexie buccale*), 1859.
(2) Nous devons à l'amabilité de M. le Dr Lecomte, professeur à l'Ecole d'Application du Service de Santé des troupes coloniales les deux faits cliniques inédits suivants que nous nous bornons à transcrire ici, en le priant d'accepter nos remerciements.

Septicémie d'origine bucco-dentaire. — Un homme de 39 ans, fonctionnaire, grand, vigoureux, se plaint de troubles gastro-intestinaux (inappétence, bouche amère, digestions difficiles, diarrhée), d'un amaigrissement progressif (une dizaine de kilog., depuis deux mois), et d'une diminution considérable des forces, ces deux derniers symptômes hors de proportion avec le degré de troubles digestifs que présente le malade. Ceux-ci d'ailleurs ne s'améliorent pas malgré le régime. Sommeil mauvais, inaptitude au travail.

Etat général médiocre. Teint terreux, anémie, légère teinte subictérique des conjonctives. Rien de particulier à la palpation de l'intestin. Le foie, sans être très gros, déborde. Appareils pulmonaire, circulatoire et rénal normaux.

Mais la bouche est en très mauvais état. L'haleine est mauvaise la langue très saburale. Quelques dents manquent, plusieurs, sont cariées, quelques-unes sont réduites à l'état de chicot. Gencives gonflées, fongueuses, laissant sourdre du pus que le malade déglutit inconsciemment. Je pense à une septicémie d'origine bucco-dentaire et j'ordonne, avant toute chose, la mise en état de la bouche qui est entreprise aussitôt, puis j'institue un régime et un traitement très simples. En trois semaines, l'amélioration générale est frappante et parallèle à celle des lésions bucco-dentaires : le teint s'éclaircit, le malade engraisse, reprend des forces, de l'activité, le sommeil et l'appétit reviennent, la diarrhée diminue, puis disparaît (1908, Lecomte).

Péricardite suppurée, consécutive à une septicémie d'origine bucco-dentaire et mort. — Un homme de 64 ans, ferblantier, déclare en août 1911 que depuis quelques semaines il a une perte des forces et de l'appétit. Sommeil mauvais sans symptômes objectifs nets autres qu'un peu d'induration du sommet droit. Parfois, le soir, petite élévation de température : 37°5 ; 37°8. Ni albumine, ni sucre dans les urines. Mais la langue est sale et il existe une gingivite très marquée avec dépôt abondant de tartre. Les dents sont déchaussées, les gencives sont boursouflées, fongueuses et saignantes, pyorrhée notable. A noter que le malade a eu, il y a quelques années, de l'intoxication saturnine, mais actuellement le liseré de Burton n'est pas net. On trouve, dans la région sus-hyoïdienne gauche, une petite tumeur fluctuante (démontrée ultérieurement purulente par la ponction), de grosseur d'un œuf de pigeon, légèrement sensible au palper et qui représente un abcès consécutif probablement à une adénite. Je prescris l'évacuation de l'abcès, le nettoyage des dents, des soins antiseptiques de la bouche et un traitement dirigé à la fois contre l'intoxication bucco-dentaire et le saturnisme : lait, eau de Vittel, électuaire au soufre, etc.

Légère amélioration à la suite. Mais au bout de quelques jours le malade est pris d'un hoquet incoercible en même temps que la faiblesse s'accentue. L'examen révèle les signes d'une péricardite avec épanchement, hoquet par compression du phrénique, dyspnée, pouls petit, irrégulier, augmentation considérable de la matité cardiaque qui revêt une forme triangulaire à base inférieure, disparition du choc cardiaque, éloignement très prononcé des bruits du cœur. En même temps, on constate dans la région supéro-postérieure du sommet droit un souffle très localisé qui semble sous la dépendance d'un infarctus. Température : 38°2. Je pose le diagnostic de péricardite suppurée consécutive à une septicémie d'origine bucco-dentaire et, devant la gravité des accidents, je conseille la péricardotomie, seule capable selon moi de sauver le malade. L'opération n'est pas acceptée. Le malade succombe deux jours après. Pas d'autopsie.

Des observations semblables sont très loin d'être rares. W. Hunter, en 1900, décrit la *gastrite septique d'origine buccale* (1). J. et C. Tellier présentent plusieurs observations de *septicémies buccales* à formes graves amenant des terminaisons variables depuis la dyspepsie jusqu'à la mort, ou au moins un état d'anémie grave (2). Jullien Tellier (de Lyon) résume les travaux dans son magistral mémoire et étudie la *septicité bucco-dentaire* (3), en estimant avec juste raison que les travaux antérieurs n'ont pas été remarqués comme il convenait. La thèse de Ferré (4) est parfaitement documentée sur le sujet qui nous occupe.

On s'explique facilement bien des accidents survenant chez des malades qui, à la suite de la toxicité buccale, présentent, à part les troubles gastro-intestinaux, d'autres troubles qui sont la conséquence directe de l'absorption par le torrent circulatoire d'éléments toxi-septiques puisés dans le contenu intestinal. Ces malades ont généralement

(1) Oral septis as a cause of septic gastritis (*Practitionner*, 1900).

(2) Voy. Ch. Sabatier, Thèse de Lyon, 1903. — Lejars, Clinique chirurgicale de la Pitié (Cachexie dentaire, 1895). — Sebileau, Différentes formes de la septicémie buccale (*Odontologie*, 1901).

(3) Jullien Tellier, La septicité bucco-dentaire et ses conséquences. (*Compte-rendu du Congrès de l'Association française pour l'avancement des Sciences*, 1906).

(4) H. Ferré, De certaines infections secondaires d'origine buccale. Thèse de Paris, 1906.

une coloration jaunâtre de la peau de la face, le teint subictérique, des maux de tête, de l'anorexie (Lebedinsky). Des neurasthéniques dyspeptiques ont été guéris par la suppression de la cause dentaire (Lebedinsky, Dreyfus, Lecomte, etc., etc.).

Enfin les troubles buccaux proprement dits peuvent aussi avoir un retentissement sur l'état général. C'est ainsi que Galippe et Brissaud (1) ont observé des septicémies avec endocardite ou méningite succéder à une vulgaire stomatite catarrhale.

Entre les mains d'un médecin spécialiste des maladies d'estomac, convaincu de l'*énorme importance* de l'état buccal dans l'étiologie et la thérapeutique de ces affections, nous l'avons vu assez souvent obtenir des cures merveilleuses d'anciennes dyspepsies par la simple suppression de tout traitement et surtout de tous médicaments qui parfois entretenaient les troubles et le conseil donné au malade, en y insistant d'une façon toute spéciale, de faire mettre sa bouche en état.

On a présenté des cas où l'origine dentaire était absolument certaine bien qu'elle ne puisse vraiment pas être soupçonnée.

Dans une observation de Barden (2), (névralgies scapulaire et de la cuisse rebelles à tout traitement), l'extraction d'une dent lésée ayant dû être pratiquée, les douleurs cédèrent rapidement. Dans un autre cas, une carie pénétrante de la 2e G. M. I. avait provoqué de la compression de la jugulaire qui, elle-même, était cause d'un œdème du bras incompréhensible.

La plupart des pneumonies sont dues à la présence dans la bouche du pneumocoque, que Grimbert a trouvé 50 fois sur 100 dans la bouche de gens bien portants et qui pro-

(1) *Progrès médical*, 1895.
(2) *Société Odontologique de France*, Séance du 24 juillet 1906.

voque l'infection broncho-pulmonaire à la faveur d'une défaillance passagère de l'organisme (Netter, Widal, Roger, Bezançon et Griffon).

Des cas d'empyèmes pleuraux et péricardiaques ont été signalés ayant pour cause des suppurations buccales (Godille, Rickman, etc).

D'après Airfrecht, la tuberculose pulmonaire serait toujours à porte d'entrée buccale. Pour certains auteurs, plusieurs fièvres éruptives auraient leur origine dans la bouche (rougeole, scarlatine, grippe, diphtérie, méningite cérébro-spinale). Lebedinsky a posé la question des *rapports probables* de certains cancers du tube digestif et la scepticité buccale. Pour sa part, il a observé deux malades soignés pour *dyspepsie nerveuse*, atteints de pyorrhée rebelle et dont l'un mourut de cancer de l'estomac à 30 ans et l'autre à 40 ans d'un cancer de l'intestin. L'appendice lui-même, amygdale intestinale, ne peut-il pas être lui-même infecté par le même mécanisme ? Il semblerait que l'on puisse répondre par l'affirmative, puisque on en a signalé (Merdlen) deux cas après une crise d'amygdalite et Jaboulay un autre chez un médecin après infection d'une dent de sagesse. Gilbert et Lereboullet pensent que le rhumatisme articulaire aigu a son origine en un point du tube digestif ou de ses annexes. Ce point d'entrée peut se trouver dans la bouche.

Le système circulatoire peut être intéressé. On a noté de *l'endocardite, de la péricardite* (Lecomte), consécutives à des stomatites et la *myocardite* secondaire à la diphtérie est bien connue.

Le système nerveux n'échappe pas aux lésions qui prennent leur source dans l'appareil dentaire : *la plupart des névralgies,* le *tic douloureux de la face, la paralysie faciale* (Redier), même un certain nombre de paralysies dites *a frigore,* enfin et surtout *la pelade* (Jacquet, Pechin). Au sujet de la pelade, l'accord n'est pas unanime pour donner une origine dentaire à *tous* les cas de pelade ; il n'en demeure pas moins qu'elle est *très souvent* d'origine dentaire et que l'examen des dents et les soins donnés à celles-ci doivent *toujours* constituer le début du traitement, quel qu'il soit. Ajoutons que les lésions dentaires susceptibles d'avoir une répercussion trophique sur le cuir chevelu ou la face ne sont pas forcément accompagnées d'algies ou de grands délabrements de la dent, mais au contraire de petites lésions à leur début que seul un examen méthodique et méticuleux peut faire découvrir. C'est en 1897 que Jacquet commença ses recherches sur le retentissement plus ou moins éloigné qu'une irritation localisée peut exercer en modifiant les fonctions des tissus où ces irritations se répercutent (1). Il rappelle les travaux de Brown-Séquard (2) : et pose les conclusions suivantes (3) : « Un grand nombre de phénomènes pathologiques très divers ont pour cause une excitation banale qui peut être identique pour des troubles différents ou différente pour des troubles identiques ; il faut, dans ce cas, transférer la notion de spécificit de l'action pathogène qui est banale aux tissus et organes qu'elle actionne et qui, eux, sont différenciés. » Jacquet, remarquant ensuite la grande fréquence des cas où l'irritation partait de la région gingivo-dentaire, signale la très grande importance de l'examen

(1) L. Jacquet, Hémi-hyperesthésie névro-musculaire avec hémiparaxie et hémi-anesthésie sensitive sensorielle du même côté gauche (*Bull. de la Soc. méd. des Hôpitaux*, 1897, p. 70). — Hémi-hyperesthésie névro-musculaire chez un arthro-blennorragique (*Soc. méd. des Hôp.*, 1898, p. 590). — Hémi-hyperesthésie névro-musculaire, avec transfert (*Soc. méd. des hôpitaux*, 1899, p. 452). — Contribution à l'étude pathogénique de l'herpès vulgaire. Vienne, 1900. — Article « Troubles de la sensibilité » in Pratique dermatologique, t. IV, p. 330.

(2) Brown-Sequart, Recherches expérimentales sur l'inhibition et la dynamogénie. (*Gaz. hebdomadaire de méd.* 1882, nos 345 et 346).

(3) L. Jacquet, Angine, pelade, névralgie occipitale (*Soc. méd. des Hôpitaux*, 25 avril 1904). — Lebar, Th. Paris, 1906.

de cette zone pour découvrir l'origine d'un grand nombre de lésions éloignées (1):

Prurit; hyperesthésie; névralgies; troubles vaso-moteurs; troubles secrétoires; troubles trophiques (pelade, herpès, zona, eczéma); troubles auriculaires; troubles oculaires (larmoiement); troubles passagers de l'accom-

(1) L. Jacquet, Nature et traitement de la pelade (*Ann. de Dermatologie et de Syphiligraphie*, mai, juin, août, sep. 1900). — Pelade et lésions dentaires (*Soc. de Dermatologie et Syphiligraphie*, nov. 1900). — Rapports de la pelade avec les lésions dentaires (*Presse médicale*, 10 nov. 1900). — Relations entre la pelade, l'agénésie pilaire, la calvitie, les lésions dentaires. Urologie de la pelade (*Soc. de Dermat. et Syph.*, 7 fév. 1901). — Troubles du chimisme sanguin et urinaire (Coll. Dr Portes) (*Ann. de Dermat. et Syph.*, mars 1901). — Pathogénie de la pelade (*Soc. de Dermat. et Syphiligraphie*, 2 mai 1901). — Pelade à point de départ gingival (*Soc. fran. de Dermatologie et Syphiligraphie*, 6 février 1902). — Des sommations peladogènes (*Soc. méd. des Hôpitaux*, 7 mars 1902). — Nature et traitement de la pelade. La pelade d'origine dentaire (*Ann. de dermat. et syph.*, fév.-mars, 1902). — La pelade, sa pathogénie (*Soc. de Dermatologie et Syph.*, juin, 1902). — Angine pré-peladique; éruption de la dent de sagesse inférieure gauche; syndrome néo-dentaire et pelade auriculaire gauche (*Soc. méd. des Hôp.*, juillet 1902). — Echec de cent tentatives d'inoculation peladique (*Acad. de médecine*, 8 décembre 1903). — Angine, pelade et névralgie occipitale (*Bull. Soc. méd. des Hôp.*, 29 avril 1904). — Rapport sur la « petite épidémie peladique » de MM. Gaucher et Lacapère (*Soc. de Dermatologie*, 3 nov. 1904). — Zona dorsal droit avec hémi-heperesthésie droite, consécutive à une poussée éruptive de la dent de sagesse inférieure droite (*Soc. méd. des Hôpitaux*, 1904).

Jacquet et Cramer, Essais sur les réactions organiques d'origine gingivo-dentaire (*Congrès de stomatologie*, 1907). — Jacquet, Sur l'angine d'origine dentaire (*Bull. Soc. Internat.*, p. 110, 1905). — Jacquet et Cramer, Zona ophtalmique d'origine dentaire (*Odontologie*, 30 sep. 1905).

Voy. aussi : Cramer, Etude sur les relations entre l'irritation gingivo-dentaire et l'eczéma régional de l'adulte (*Congrès de l'Association Française pour l'avancement des sciences*, 1908).

Rousseau-Decelle, Sur la pelade d'origine dentaire (*Soc. méd. des Hôp.*, 15 janvier 1909).

Rousseau-Decelle, Répercussions cutanées au cours d'une évolution tardive des canines supérieures (*Rev. de Stomat.*, janvier 1909).

Barden, Répercussion cutanée des irritations gingivo-dentaires (*Congrès de Genève*, 1906).

modation (mydriase unilatérale, strabisme, blépharospasme, etc.) ; troubles pharyngiens (angine) ; troubles articulaires ; etc.

IV. — INDICATIONS PRATIQUES QUI DÉCOULENT DE LA CONNAISSANCE DE CES RAPPORTS

Les chapitres qui précèdent ne seraient pas à leur place dans un ouvrage comme celui-ci s'ils n'étaient pas nécessaires à la compréhension d'un chapitre ayant un but directement pratique. Combien de fois avons-nous vu des adénites sous-maxillaires d'ordre strictement dentaire être qualifiées de tuberculeuses, alors que la suppression de la cause dentaire suffisait à les guérir ! Combien de malades porteurs d'otalgies ont été copieusement douchés et insufflés alors que l'extraction opportune d'une racine ou le traitement d'une pulpe malade les guérissait aussitôt ! L'asepsie de la bouche ne devrait-elle pas être faite comme temps préalable important de toute intervention chirurgicale ? Comment concevoir qu'un chirurgien apporte tant de soin à la stérilisation préopératoire et qu'il néglige formellement le microbisme buccal alors qu'il devrait le surveiller et en exiger strictement l'asepsie avant toute autre chose ? Et lorsqu'il s'agit d'une opération portant sur la bouche elle-même (langue, maxillaires, gorge) de même que lorsqu'il s'agit d'une intervention portant sur l'estomac ou l'intestin (gastro-entérostomie, par exemple) ? N'est-il pas classique de donner à certains malades des aliments stérilisés, du lait notamment et quelle stupéfaction est ressentie lorsqu'on constate l'état de septicité de la bouche des malades à qui ces aliments sont destinés !

Les douleurs dites *névralgiques* sont 90 fois au moins sur 100 d'origine dentaire.

Que cette origine soit ou non apparente, le stomatologiste en trouvera presque toujours la cause dentaire. Au lieu de cela combien de névralgies sont exactement diagnostiquées ? On abreuve les malades de médicaments ou on les laisse s'intoxiquer par toute une pharmacopée empirique et la cause dentaire passe méconnue ou n'est supprimée que par hasard (1).

(1) Voy. CAUMARTIN, Des dents considérées comme voie d'infection et d'intoxication générale (*Premier Congrès français de stomatologie*, 1907).

TITRE II

CE QUE BEAUCOUP DE GENS DU MONDE CONNAISSENT D'ODONTOSTOMATOLOGIE et ce qu'il n'est pas permis au médecin non spécialiste d'ignorer sur ce sujet.

CHAPITRE PREMIER

APERÇU GÉNÉRAL DE LA DENTISTERIE OPÉRATOIRE

On désigne sous le nom de *dentisterie opératoire* toutes les manœuvres thérapeutiques appliquées directement aux dents.

La dentisterie opératoire comprend les différentes opérations que le chirurgien dentiste est appelé à exécuter sur les dents c'est-à-dire :

1° Le lavage antiseptique de la bouche, l'examen et le nettoyage des dents ;

2° L'antisepsie de l'opérateur et du matériel opératoire ;

3° Le traitement des caries dentaires et de leurs complications ;

4° La restauration partielle des dents cariées par les différents procédés d'obturation et d'aurification;

5° La restauration totale des dents par les couronnes artificielles ;

6° La restauration et le remplacement d'une série de dents, par les appareils à pont (bridge work) ;
7° Les limages, résections et extractions des dents ;
8° La greffe dentaire (réimplantation, transplantation, implantation) ;
9° Le traitement de la pyorrhée alvéolaire.

Nous avons vu (p. 72) comment se faisaient le lavage et l'examen des dents. La manière de procéder à l'antisepsie du matériel opératoire et de l'opérateur n'est pas à enseigner aux lecteurs de ce livre et nous avons donné, au fur et à mesure, les indications particulières qui pouvaient être nécessaires pour certains instruments très spéciaux et non employés en thérapeutique générale.

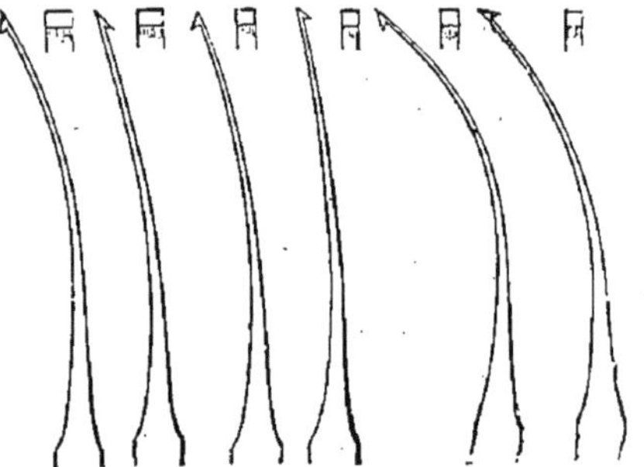

Fig. 143. — Instruments pour enlever le tartre dentaire radiculaire.

Nous voulons, en quelques mots succincts, indiquer ici, en dehors de toute idée magistrale, la façon de procéder aux différentes opérations de Dentisterie opératoire dont nous ne nous sommes pas déjà antérieurement occupés.

I. — NETTOYAGE DE LA BOUCHE

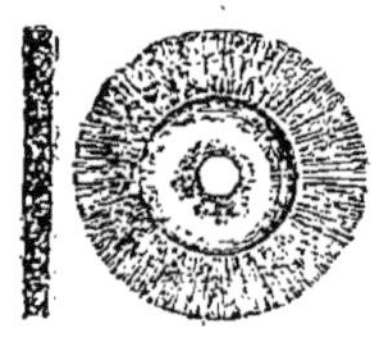

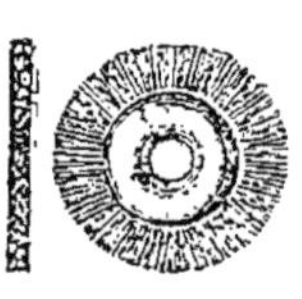

Fig. 144. — Brosses circulaires pour le brossage rotatif.

Le nettoyage de la bouche comporte : l'ablation du tartre et des enduits bucco-dentaires, l'extraction des racines ou des dents incurables, le traitement et la guérison des lésions muqueuses qui peuvent se rencontrer dans la bouche. Le tartre coronaire doit être enlevé tout d'abord, ainsi qu'il est dit au chapitre traitant de cette question (Voy. p. 112).

Le spécialiste enlève ensuite au moyen d'instruments spéciaux (fig. 143) les enduits intra-articulaires (*curettage inter-alvéolo-dentaire*). Le tartre étant ruginé, il ôte les enduits et les particules de tartre, trop fines pour pouvoir être enlevées avec les instruments, au moyen du brossage effectué avec des brosses rotatives (fig. 144) ou des tiges de bois tendre ou des cupules de caoutchouc chargées d'une pâte convenable: Cette pâte est constituée par :

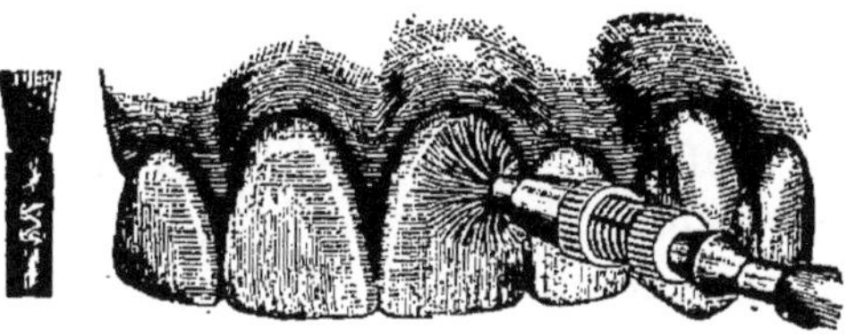

Fig. 145. — Brosses pinceaux en action pour enlever les petit débris tartriques qui auraient pu échapper aux instruments.

Eau oxygénée . . . . } *ãa*
Glycérine . . . . }
Ponce pulvérisée et tamisée, q. s. pour pâte.

II. — TRAITEMENT MÉTHODIQUE DES LÉSIONS DENTAIRES ET DE LEURS COMPLICATIONS

a. **Traitement des caries du premier degré.** — Selon que la lésion est *superficielle* ou *profonde*, le praticien la traite par *résection* ou par *obturation*.

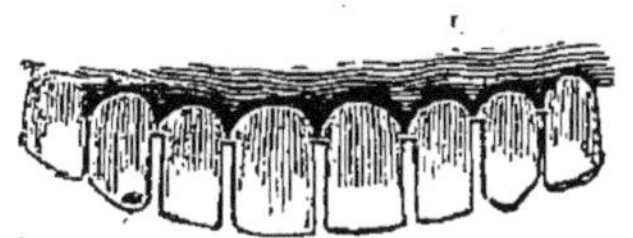

Fig. 146. — Résultats obtenus par le limage.

Nous verrons plus loin comment on traite les caries du second degré. Le traitement des caries profondes du premier degré est semblable.

Lorsque le premier degré est superficiel, on peut effectuer le *limage*. Cette opération, autrefois très en honneur et utilisée fort souvent à titre prophylactique, est assez rarement utilisée de nos jours au point de vue thérapeutique.

Pour la pratiquer, on utilise des limes plates, en rubans, des disques d'acier ou de cuivre chargés d'émeri, des disques de papier de verre et des polissoirs variés. On use l'émail jusqu'à ce que la lésion soit enlevée et on polit ensuite avec soin la zone réséquée (fig. 146).

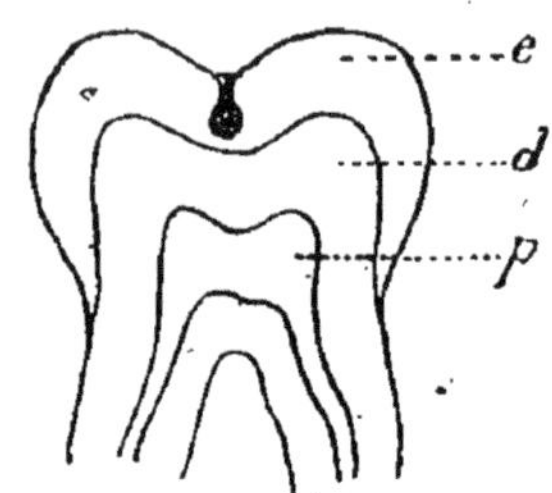

Fig. 147. — Carie du 1er degré s'étendant en profondeur.

e, Email ; — *d*, dentine ; — *p*, pulpe (Godon).

Les lésions de ce genre doivent être traitées par obturation.

b. **Traitement de la carie du second degré.** — Le traitement des caries du second degré consiste à enlever, soit à la curette, soit à la fraise, tout le tissu dentinaire altéré par l'infiltration des agents microbiens ou de leurs produits. La résection étant faite totalement — ce qui se voit d'une part et ce qui s'entend d'autre part, au son que rend la curette tranchant dans le tissu sain (cri dentinaire) — on taille, aux

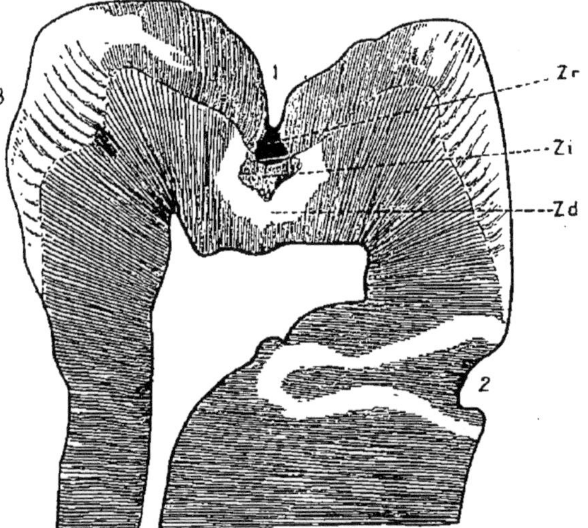

Fig. 148. — Carie de l'émail et de l'ivoire (2e degré).

En 1, on voit très distinctement les trois zones : Zp, zone de ramollissement ; — Zi, zone d'invasion ; Zd, zone de défense. En 2, il y a une seconde carie simple où les zones d'invasion et de défense, sont également très nettes ; en 3, un petit faisceau de canalicules colorés en brun indice d'une troisième carie qui n'est pas comprise dans la coupe (d'après Redier, Lamarre, éd.).

dépens de la dentine, une cavité d'une forme déterminée en vue de l'obturation. Au cours du curettage dentinaire, on a souvent à combattre des phénomènes douloureux dus à la section des fibrilles de Tomes. Depuis l'absence de douleur totale due à la destruction pathologique des fibrilles jusqu'à l'hyperesthésie capable d'empêcher le curettage d'être effectué sans des manœuvres anesthésiques préalables, tous les degrés de sensibilité s'observent. Toute la gamme des procédés d'anesthésie sont alors employés depuis la légèreté manuelle de l'opérateur et l'emploi d'instruments bien affilés jusqu'aux injections anesthésiques, hypodermiques ou intra-osseuses.

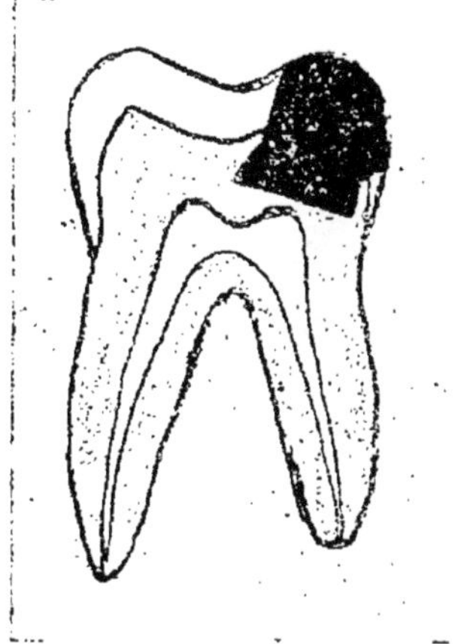

Fig. 149. — Schéma montrant une dent atteinte de carie non pénétrante guérie et obturée.

Les tissus altérés ont été reséqués, une cavité de forme rétentive a été taillée dans la dentine ; les bords d'émail préparés et une obturation mise en place pour reconstituer la portion d'organe disparue.

Avant de procéder à l'obturation, on s'efforce de réaliser une asepsie aussi complète que possible de la cavité. Pour cela on a soin dès l'abord d'exclure la salive. Cette manœuvre est réalisée par l'application de la *digue*. On désigne ainsi un champ opératoire stérile et imperméable constitué par une feuille de caoutchouc mince qui, étendue sur l'orifice buccal, laisse passer, à travers un trou plus petit que cette dent, seulement la dent à opérer, afin que le caoutchouc exerce une pression circulaire autour de l'organe pour empêcher l'écoulement ou même le suintement de la salive. Cette digue est tenue en place par des crochets ou *clamps* ou des ligatures au fil de soie. On complète la stérilisation de la cavité à obturer par des applications topiques antiseptiques à base d'essences, après déshydratation complète à l'air chaud et à l'alcool absolu.

c. **Traitement de la carie du troisième degré.** — Nous

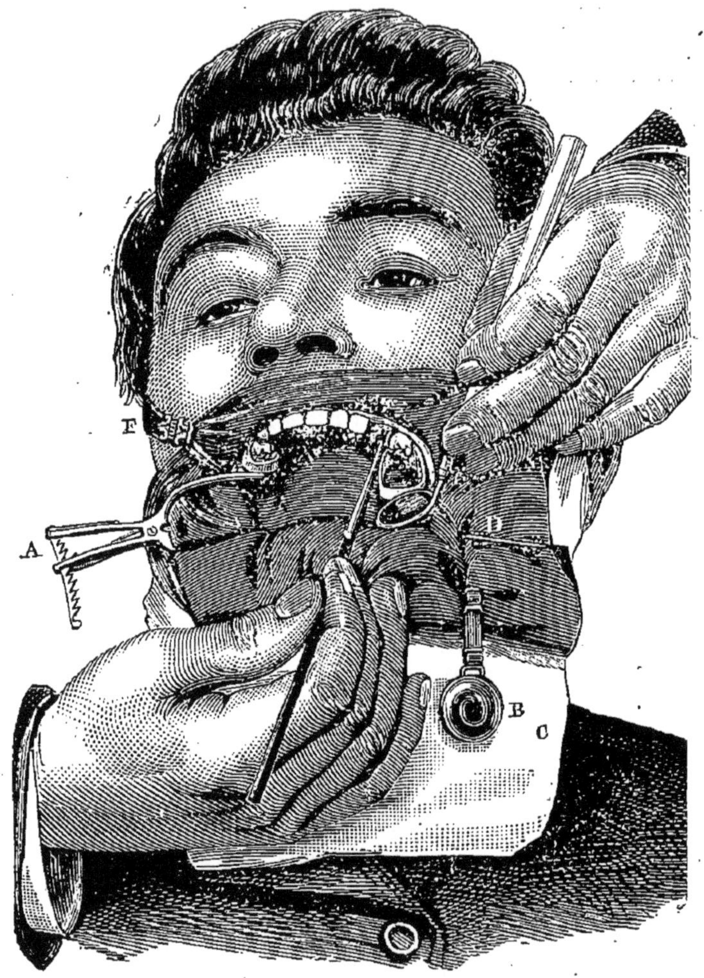

Fig. 150. — Application du champ opératoire imperméable ou digue.

avons vu ce qu'était un troisième degré et étudié rapidement la pathogénie et le traitement de la pulpite aiguë. Lorsqu'une pulpe a été le siège de phénomènes inflammatoires de tant soit peu d'importance, l'extirpation de la pulpe ou *pulpectomie* s'impose et c'est cette opération qui constitue le traitement des caries du troisième degré.

La pulpectomie, (1) s'adressant toujours à une pulpe encore douée de sensibilité, doit toujours être précédée de manœuvres anesthésiques ou escarrotiques ayant pour but d'en permettre l'extirpation indolore. Parmi les médicaments employés pour utiliser la méthode escarrotique, les stomatologistes s'adressent surtout à l'acide arsénieux porphyrisé, parfois à l'acide phénique ou à la créosote. Après un ou plusieurs pansements de ces substances, on peut procéder à l'extraction de la pulpe camérale et des filets radiculaires. Parmi les méthodes anesthésiques, on utilise surtout celles qui, par les anesthésiques locaux, donnent une anesthésie assez longue et assez profonde pour permettre la pulpectomie. La cocaïne, en application locale suivie de compression méthodique, donne de très bons résultats. Les injections anesthésiques intra-gingivale de cocaïne, d'eucaïne, de novocaïne, etc., sont également très en faveur.

La pulpectomie proprement dite est effectuée au moyen d'équarrissoirs, de sondes lisses ou d'extirpateurs barbelés et notamment des tire-nerfs de Donaldson.

Witzel a préconisé l'*amputation de la pulpe*. Cette opération consiste à réséquer toute la portion camérale de la pulpe et à laisser subsister les filets radiculaires sous une obturation appropriée.

Sous le nom de *méthode sclérogène*, divers auteurs ont préconisé également la momification de la pulpe, après dévitalisation, par des applications médicamenteuses con-

(1) Cette opération a été pratiquée pour la première fois par un dentiste français nommé A. Delmont. Il l'a décrite dans un travail paru en 1824 et intitulé : *Mémoire sur un nouveau procédé pour détruire le cordon dentaire.*

venables (formol, tryoxyméthylène, tanin, etc.) Ce procédé ne peut constituer à notre avis qu'un pis aller et ne peut à nos yeux être érigé en méthode classique.

Toutes ces méthodes ont d'ailleurs pour but de simplifier les manœuvres délicates de la pulpectomie classique. Elles peuvent trouver leur emploi dans certains cas déterminés, mais il est incontestable que la pulpectomie demeure la méthode de choix pour le traitement du troisième degré.

Sitôt que l'extirpation des filets et de la masse pulpaire est effectuée, on les remplace par une substance imputrescible tendant à combler la cavité créée par l'opération. Certains auteurs emploient des tiges de métal (or, argent, plomb, étain), d'autres du ciment, d'autres de la paraffine antiseptique, d'autres enfin — et nous sommes de ceux là — portent dans les canaux sur une mèche d'ouate d'amiante un mélange pâteux antiseptique à base d'oxyde de zinc ou d'ektogan.

d. **Traitement des caries du quatrième degré.** — Le traitement de la carie pénétrante du quatrième degré peut se résumer en un seul mot : antisepsie.

Cette antisepsie, plus ou moins facile à pratiquer, sera demandée à différents moyens : mécaniques, physiques, chimiques, etc. Si la dent n'est pas le siège de phénomènes

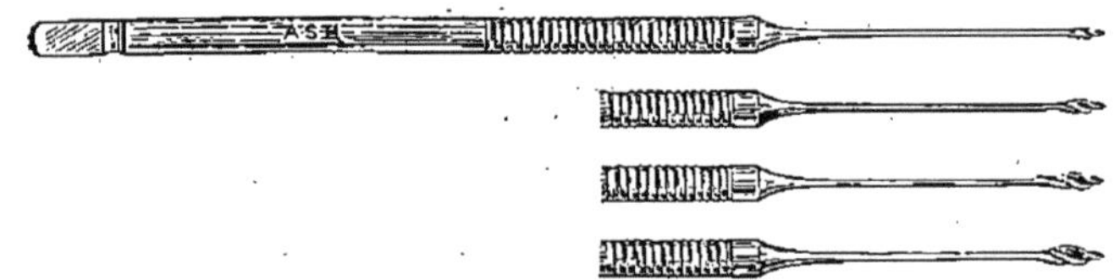

Fig. 151. — Fraises pour canaux.

inflammatoires concomitants, le spécialiste enlève tous les débris nécrotiques susceptibles d'être enlevés par les moyens mécaniques. Il pratique le curettage complet de la cavité coronaire pathologique et ouvre largement la chambre pulpaire. S'il y a de l'inflammation péridentaire, on se borne à faire une thérapeutique de symptômes et ce n'est qu'une fois que les phénomènes inflammatoires ont cédé que l'on commence le traitement proprement dit.

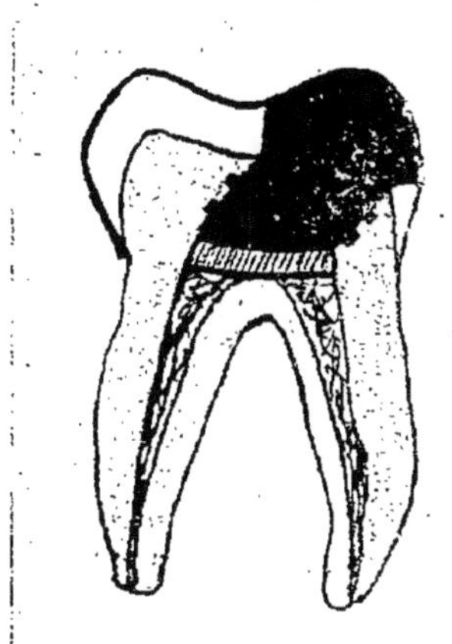

Fig. 152. — Schéma montrant une dent atteinte de carie pénétrante traitée et obturée.

La cavité pulpaire et les canaux ont été évidés et stérilisés, puis remplis avec une masse antiseptique qui a été maintenue en place et protégée par une couche de gutta-percha ou de ciment. Par dessus l'obturation maintenue par des crans de rétention.

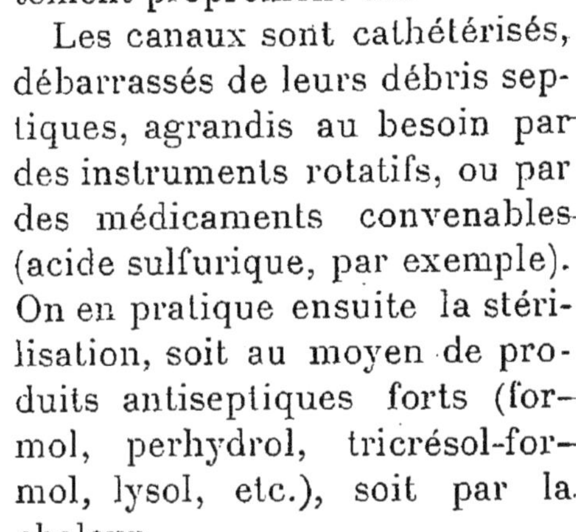

Les canaux sont cathétérisés, débarrassés de leurs débris septiques, agrandis au besoin par des instruments rotatifs, ou par des médicaments convenables (acide sulfurique, par exemple). On en pratique ensuite la stérilisation, soit au moyen de produits antiseptiques forts (formol, perhydrol, tricrésol-formol, lysol, etc.), soit par la chaleur.

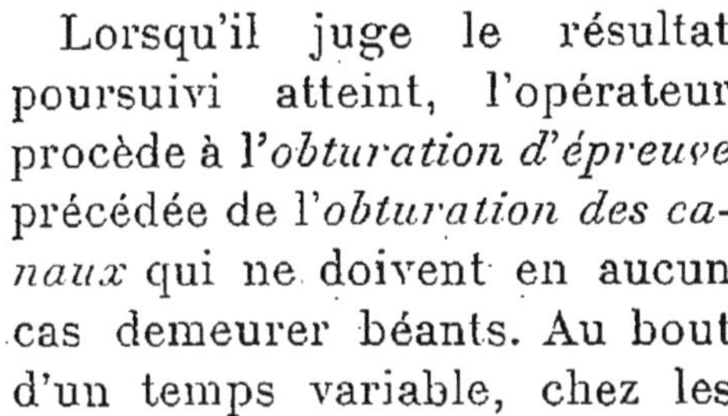

Lorsqu'il juge le résultat poursuivi atteint, l'opérateur procède à l'*obturation d'épreuve* précédée de l'*obturation des canaux* qui ne doivent en aucun cas demeurer béants. Au bout d'un temps variable, chez les femmes autant que possible après une période menstruelle, si la dent n'a pas donné de signes d'infection, on procède à l'obturation définitive.

III. — OBTURATION DES DENTS

La dent étant *traitée*, le spécialiste doit alors, mais alors seulement, procéder à son *obturation*. Cette obturation a un double but : 1° rétablir les contacts supprimés par la lésion ou par l'intervention opératoire ; 2° supprimer le plus parfaitement possible la cavité où fatalement les microorganismes et les débris alimentaires retenus constitueraient une amorce et provoqueraient infailliblement une nouvelle poussée de la carie. L'obturation de la dent a donc pour objet : 1° de *rétablir l'intégralité des fonctions* ; 2° de *maintenir les résultats acquis par le traitement.*

On comprend qu'il est de la plus haute importance que l'obturation soit correctement pratiquée et qu'un éclectisme judicieux préside au choix de la substance d'obturation.

Il serait erroné de supposer qu'une seule substance d'obturation soit suffisante pour répondre à tous les cas. Nous allons rapidement énumérer les substances qui sont employées pour obturer les dents, signaler au passage leurs avantages et leurs inconvénients réciproques, leurs indications et leurs contre-indications.

Les méthodes d'obturation des dents peuvent se diviser en trois groupes :

A. Obturation par substances plastiques ;

B. Obturations mixtes ;

D. Obturation par incrustation et scellement.

a. **Obturation par substances plastiques.** — Les principales substances utilisées sont : la gutta-percha, les ciments dentaires, les amalgames.

Gutta-percha. — La gutta-percha n'est jamais utilisée pure pour l'obturation des dents. Le suc de l'*Isonandra-gutta* (Sapotacées) est longuement broyé avec du verre pilé et de l'oxyde de zinc, le plus souvent. Le mélange est fait dans des proportions variables, selon les fabricants, et le commerce la vend prête à être employée sous le nom de pâte Hill, de Gilbert, de Jacob, etc.

Avantages. — Très facilement maniable, elle adhère parfaitement bien aux cavités qu'elle obture hermétiquement. Absolument insoluble dans la salive, elle peut, dans les endroits soustraits à l'attrition, durer de longues années. On s'en sert pour soustraire la pulpe aux influences thermiques qu'elle intercepte parfaitement.

Ciments. — Les ciments dentaires, imaginés en 1853 par un chimiste français nommé Sorrel, sont vendus dans le commerce en deux flacons, l'un de poudre, l'autre de liquide. La poudre est le plus souvent à base d'oxyde de zinc ou de cuivre mêlé à du verre porphyrisé et le liquide est soit du chlorure de zinc, soit de l'acide phosphorique à consistance sirupeuse.

Par leur mélange sur une plaque de verre jusqu'à obtention d'une pâte de la consistance du mastic de vitrier, cette pâte devient le siège d'une réaction chimique dont le résultat est la formation d'un composé très dur. L'obturation de ciment est donc un bloc d'oxychlorure ou d'oxyphosphate de zinc.

Inconvénients. — Le principal inconvénient des ciments est leur peu de durée. Cette durée est variable selon les bouches, la réaction du milieu buccal, l'attrition exercée sur l'obturation, etc. Elle varie dans de grandes limites, de 6 mois à 10 ans. Mais la moyenne de durée d'une bonne obturation de ciment est d'environ 2 ans.

Avantages. — Les principaux avantages sont : la couleur très satisfaisante au point de vue esthétique, l'absence de contraction et de dilatation, et surtout l'adhérence parfaite aux bords de la cavité.

Amalgames. — Un lingot de différents métaux (argent, étain, platine, cuivre, etc.) en proportions variables selon les marques des fabriques est limé ou raboté finement et cette limaille ou ces copeaux sont vendus en flacons colorés et hermétiquement bouchés. Cette limaille, par broyage dans un mortier avec du mercure métallique, forme une pâte qui, au bout d'un temps variable, selon les proportions des métaux alliés, devient très dure et homogène. Malheureusement ce changement de consistance est fatalement accompagné d'un changement d'état moléculaire se traduisant toujours par de l'augmentation ou de la diminution de volume de la masse d'obturation. Si la proportion ou le choix des métaux est tel que la solidification se fasse avec un degré quelconque de dilatation, on conçoit qu'un pareil amalgame est inutilisable car il provoquerait fatalement la fracture de la plupart des parois cavitaires où il serait appuyé. On est donc obligé d'employer des alliages sans expansion et ayant, par conséquent, un peu de rétraction et cette rétraction est ramenée à son minimum par un choix judicieux des métaux composant le lingot à limer.

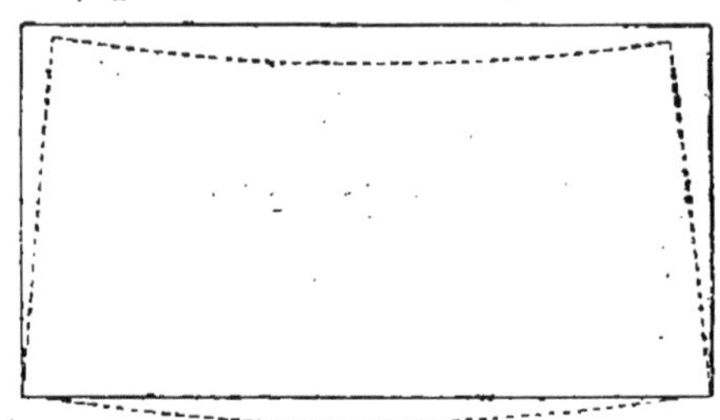

Fig. 153. — Diagramme montrant la rétraction moléculaire des amalgames employés dans l'obturation des dents.

Quoi qu'il en soit, dès quelques heures après son application dans une cavité dentaire, on peut constater au micromètre un sillon périphérique plus ou moins grand qui peut être — et qui est trop souvent — le point de départ d'une récidive de la carie qui a nécessité la première obturation. Cette rétraction paraît se poursuivre d'ailleurs pendant plusieurs années.

Avantages. — La plasticité de l'amalgame rend son maniement facile et en permet l'emploi dans des cavités difficiles à aborder et où on ne pourrait pas édifier une aurification satisfaisante. Sa durée est en tout cas de beaucoup supérieure à celle des ciments et, en fait, c'est la substance d'obturation qui à elle seule est plus employée que toutes les autres réunies (le ciment excepté).

Inconvénients. — La contractilité de l'amalgame l'empêche d'être la substance d'obturation idéale. De plus, les métaux qui le constituent s'oxydent presque tous plus ou moins et il arrive parfois que les obturations d'amalgame deviennent absolument noires et transmettent, par imprégnation, cette coloration aux tissus dentaires sous-jacents, ce qui en contre-indique l'emploi dans les dents antérieures. Enfin, on peut lui reprocher sa conductibilité thermique et électrique qui l'empêche dans certains cas de protéger parfaitement la pulpe.

Amalgame de cuivre. — L'amalgame de cuivre (Amalgame de Sullivan) est particulièrement indiqué dans les dents d'enfants, en dépit de la couleur noire intense qu'il prend et qu'il peut leur communiquer, cette couleur noire étant due à l'imprégnation de la dentine par des sels cupriques fortement antiseptiques. Cette imprégnation aurait pour effet d'éviter les chances de récidive. Pour notre part, nous l'employons très souvent avec satisfaction.

Étain. — L'étain est parfois employé pour l'obturation des dents avec d'excellents résultats. Malheureusement son emploi reste réservé à un petit nombre de cavités, triturantes par exemple, qui en appellent l'emploi. On l'utilise en feuilles très minces, roulées en forme de rubans qui, placés dans une cavité spécialement préparée, y sont écrasés, soit au fouloir à main, soit au maillet.

b. **Obturation par aurification.** — De toutes les substances pour l'obturation des dents « l'or se rapproche le plus de la substance idéale » (Andrieu).

L'aurification se fait avec deux genres d'or : l'*or adhésif* et l'*or mou.*

Aurification à l'or adhésif. — Le procédé d'obturation par l'or est basé sur ce principe que l'or pur et bien sec possède la propriété de se souder à lui-même à froid, sous l'influence d'un martelage ou d'une pression assez forte, exactement comme le fer se soude à lui-même lorsqu'il est martelé après avoir été chauffé au rouge. Cette propriété est accrue par l'exposition du métal aux vapeurs ammoniacales.

L'or à obturations dentaires est préparé sous la forme

spongieuse ou encore sous forme de feuilles. Ces feuilles sont vendues telles quelles ou encore roulées en cylindres de grosseurs variées.

La dent dûment traitée au préalable (curettage cavitaire, pulpectomie, antisepsie intra-dentaire, obturation des canaux, etc.), la cavité à obturer est préparée en vue de l'aurification. Cette préparation consiste à donner à la cavité, qui doit être close, une forme classique appropriée à chaque cas. Cette préparation et la forme à donner à la cavité constituent l'une des grandes difficultés de l'aurification. Ceci fait, l'aurification proprement dite commence, la dent ayant été, bien entendu, mise à l'abri de toute humidité et convenablement protégée, par le placement du champ imperméable, par exemple. L'or, morceau par morceau, est fixé dans la cavité, écrasé, foulé et martelé dans un certain ordre et dans une certaine direction. Un autre fragment d'or est ensuite porté sur le premier et s'y fixe par condensation convenable et ainsi de suite jusqu'à ce que la cavité pathologique soit parfaitement comblée. Au cours de l'opération, les morceaux de métal sont chauffés sur des appareils spéciaux (fig. 154) afin de le déshydrater parfaitement et comprimés soit avec des fouloirs à mains, soit au moyen de maillets spéciaux.

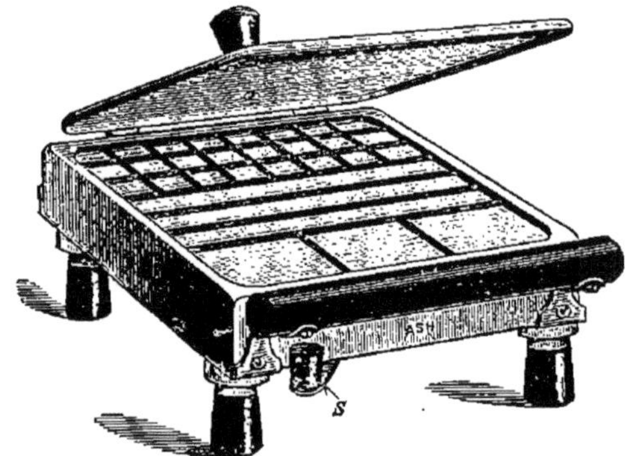

Fig. 154. — Chauffeur d'or électrique.

Aurification à l'or non adhésif ou or mou. — On l'utilise en pliant les feuilles d'or en rubans ou cylindres et on le dispose de telle façon que les parois cavitaires le

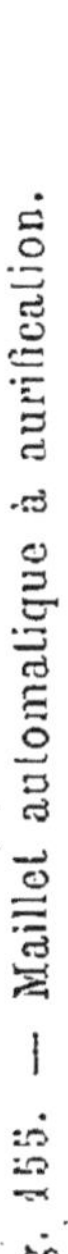
Fig. 155. — Maillet automatique à aurification.

retiennent en place une fois qu'est obtenue une bonne homogénéité de toute la masse métallique.

Avantages de la méthode d'obturation des dents par l'aurification. — L'obturation une fois achevée, l'or ne change pas de forme et n'a ni rétraction, ni expansion. Les bords de l'obturation peuvent donc être parfaitement affrontés avec les bords de la cavité d'autant plus, qu'avant le martelage ou le foulage condensateur, il est très souple et épouse parfaitement bien les moindres détails de la cavité. Sa résistance à l'attrition est très grande et il est réfractaire à l'action des liquides buccaux, quelle qu'en soit la réaction.

Inconvénients. — La couleur du métal est désagréable. De plus, il ne peut pas être employé dans tous les cas. C'est ainsi que dans les cavités à bords faibles, dans les dents où l'émail n'est pas soutenu par une épaisseur suffisante de dentine saine, il ne peut pas être employé après préparation correcte de la cavité à obturer. De même, dans les cavités d'accès difficile, de grandes difficultés présidant aux efforts faits en vue d'une bonne condensation, on devra en rejeter l'emploi.

Ce mode d'obturation peut être considéré comme le critérium de l'habileté manuelle du stomatologiste et n'est à la portée que des meilleurs d'entre eux. Il ne faut pas perdre de vue que si, bien faite, l'aurification est pour les dents la substance d'obturation susceptible de donner les meilleurs résultats, une aurification mal faite est la pire des obturations et qu'il vaut beaucoup mieux une bonne obturation de ciment ou d'amalgame qu'une aurification mal assise ou mal condensée.

C. **Obturations mixtes.** — Comme on a pu le voir, les différentes méthodes d'obturation des dents présentent toutes des indications et des contre-indications très nettes. On a essayé et on utilise souvent une méthode qui, participant simultanément de plusieurs autres, rejette ou retient dans des proportions variées les avantages ou les inconvénients des méthodes participantes utilisées seules.

C'est ainsi, par exemple, qu'une pulpe très proche sera protégée de l'action caustique du ciment ou des sensations thermiques, que transmettrait une obturation d'amalgame, par l'apposition dans le fond de la cavité d'une couche de gutta-percha. De même, on a cherché à pallier le défaut inhérent à la contraction des amalgames en tapissant la cavité à obturer avec du ciment et en foulant l'amalgame pendant que ce ciment est encore mou, etc.

D. **Obturation par incrustation.** — On peut considérer ce procédé d'obturation comme un procédé mixte. Les principaux corps le plus souvent utilisés pour l'incrustation sont : le verre, la porcelaine et l'or.

Incrustation de verre et de porcelaine. — La cavité de la dent est préparée selon des principes classiques bien arrêtés. Ceci fait, on prend l'empreinte de la cavité au moyen d'une mince feuille de platine qui est refoulée dans la cavité de façon à en épouser les moindres contours. Puis au moyen de fours spéciaux on fond, dans cette sorte de petite casserole, le verre ou le kaolin préalablement, finement tamisés. On obtient ainsi un bloc qui, débarrassé de la feuille de platine, présente une forme exactement semblable à la cavité. On fait sur l'un et dans l'autre des sillons de rétention et l' « inlay » est fixé par scellement. Parfois, au lieu de fondre un bloc de porcelaine, on adapte, dans la cavité préparée à un calibre convenable au moyen de fraises spéciales, des blocs prêts à l'avance et calibrés à une grosseur correspondant à celle de la fraise employée (méthodes de Dall, de Robin).

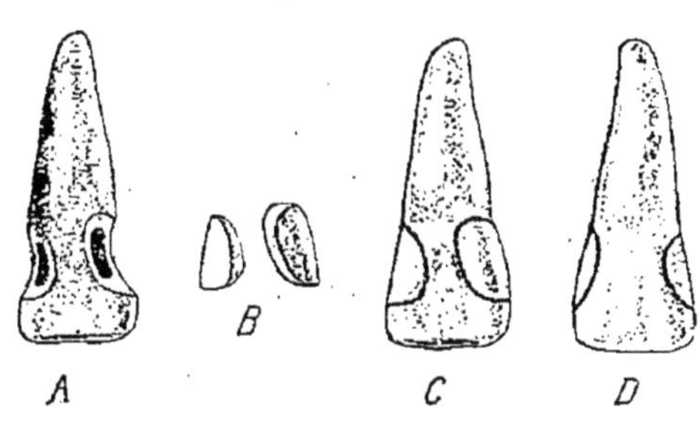

Fig. 156. — Obturation des dents par incrustation.

A. Cavités préparées en vue de l'obturation ; — B, Blocs (or, verre, porcelaine, etc.) prêt à être scellés ; — C. Dent obturée avec des blocs d'incrustation (face postérieure) ; — D, Même dent (face antérieure).

Les blocs destinés aux incrustations métalliques se préparent d'une façon analogue. La cavité étant prête, on l'obture avec de la cire noircie par l'incorporation de noir de fumée. Ce bloc en cire est ensuite noyé dans un mélange en terre réfractaire et le tout est chauffé au rouge blanc, la cire fond puis brûle et, dans la cavité qu'elle a laissée, on coule de l'or en fusion. Ce bloc d'or est, comme les blocs de porcelaine, fixé par scellement (fig. 154).

IV. — RESTAURATION DES DENTS

Quelle que soit l'habileté du praticien, il se trouve des cas où il y a impossibilité matérielle ou contre-indication à obturer une dent dont la couronne est presque entièrement détruite par la carie. Dans ce cas, la restauration totale de la dent s'impose. Cette restauration s'effectue au moyen de *couronnes*.

Les couronnes sont de 3 sortes :

1° *Les couronnes en métal ;*
2° *Les couronnes en porcelaine ;*
3° *Les couronnes mixtes.*

Couronnes en métal.—Par des procédés de laboratoire, dans le détail desquels nous n'avons pas à nous étendre ici, on peut, sur une racine de dent dont toute la couronne est détruite par la carie ou réséquée par le chirurgien, fixer une couronne semblable en métal (fig. 157).

C'est une reproduction exacte de la couronne détruite. Le plus souvent c'est au moyen de l'or que l'on construit ces couronnes qui sont ensuite scellées sur la racine après préparation convenable. Cette méthode est excellente et permet de conserver des racines qui sans cela ne seraient justiciables que de l'extraction (fig. 160).

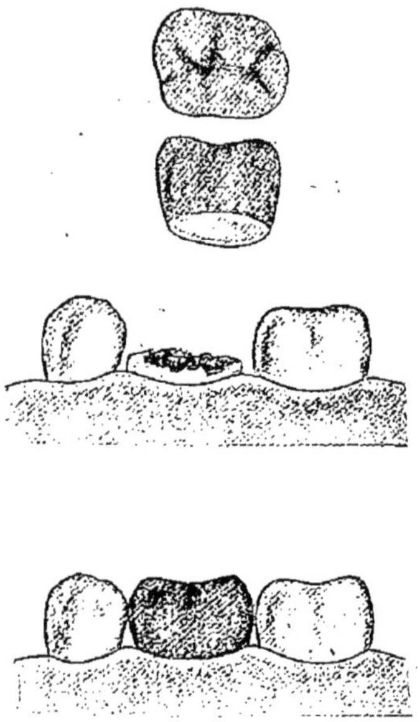

A

B

C

Fig. 157 à 159. — Restauration d'une dent par une couronne métallique.

A, Couronne d'or prête à être scellée ; — B, Racine traitée et préparée pour recevoir la couronne : — C, Couronne scellée et mise en place.

Malheureusement la couleur de l'or est un obstacle à l'emploi constant de la méthode. Pour les incisives notamment on cherche, chaque fois que cela est possible, à utiliser une méthode plus esthétique. Pour cela, on utilise des couronnes en porcelaine.

Couronnes en porcelaine. — Les fabricants vendent des couronnes en porcelaine ayant tous les caractères anatomiques des dents naturelles. Ces dents sont percées d'une cavité où vient se sceller l'extrémité d'un tenon dont l'autre extrémité est scellée dans le canal radiculaire. Les figures 157 à 159 feront mieux comprendre, que toutes les descriptions, les différents modèles de couronnes de porcelaine et la façon de les fixer. On désigne improprement les *dents à tenons* sous le nom de *dents à pivot*. Ces couronnes peuvent être aussi préparées de toutes pièces par le praticien en contreplaquant une dent minérale à dentier ou en la construisant en porcelaine à l'aide du four électrique.

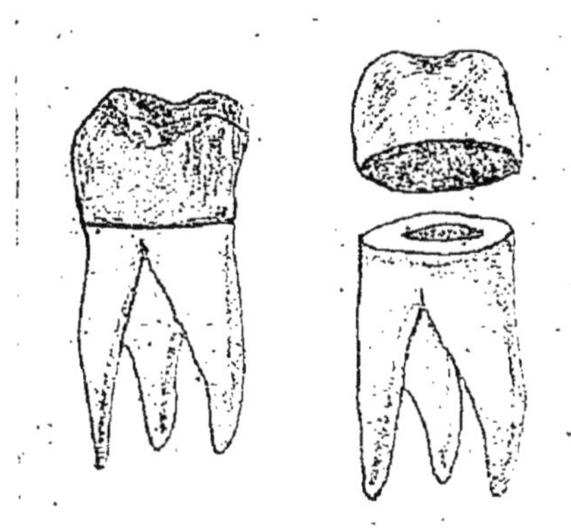

Fig. 160. — Restauration complète de la partie coronaire d'une dent par une couronne métallique.

Couronnes mixtes. — Souvent, pour des considérations techniques que le stomatologiste apprécie, on allie les deux méthodes et on utilise simultanément dans une même couronne le métal et la porcelaine. Ici encore, étant donné le but de cet ouvrage, nous nous bornerons à renvoyer à la figure 162 qui éclairera suffisamment le lecteur.

On voit combien nombreux sont les procédés employés en Dentisterie opératoire. Un sage opportunisme doit présider au choix de leur emploi. C'est au praticien à guider le malade dans son choix et à le lui imposer au besoin.

Une légende concernant les soins dentaires doit être combattue. Assez souvent, des jeunes filles anémiques ou chlorotiques, des dyspeptiques graves, des tuberculeux ne se font pas soigner leur denture délabrée « parce qu'ils sont trop faibles ». Parfois le médecin, consulté sur l'opportunité de ce soin, émet la même opinion et remet ce soin à plus tard. Cette prohibition est formellement hérétique et n'aurait sa raison d'être que si les dents devaient être traitées d'une façon uniforme. Mais il n'en est rien. Quand un malade, dans les conditions précitées, va voir le stomatologiste, celui-ci, appréciant son état, au besoin après consultation préalable avec le médecin traitant, se borne à faire le strict nécessaire pour arrêter la progression des

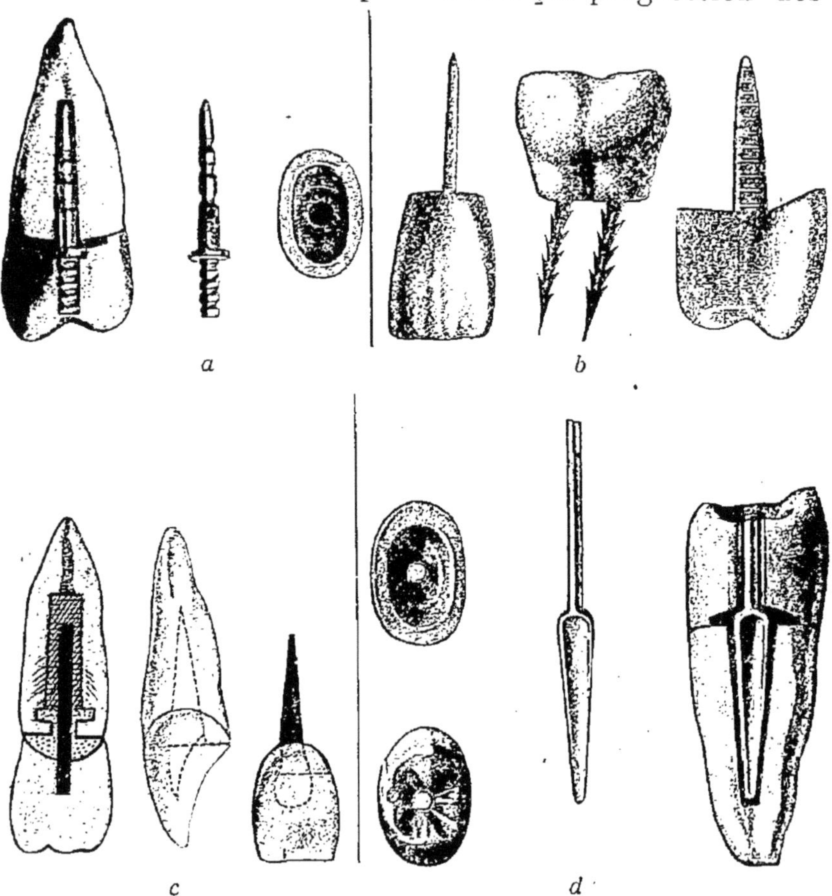

Fig. 161. — Divers types de couronnes en porcelaine.

a, Couronne de Davis ; — *b*, Couronne de Logan ; — *c*, Couronne de Brouw ; — *d*, Couronne de Mountford (P.-C.).

lésions. C'est ainsi qu'il se bornera à faire des obturations provisoires à la gutta-percha ou à l'eugénate de zinc, quitte à les remplacer plus tard, l'état général et par suite le terrain s'étant modifié, par des obturations définitives. L'abstention de ces soins provisoires peut amener la ruine d'une denture, à la faveur de la diminution de résistance du milieu buccal. La « faiblesse », loin de contre-indiquer les soins dentaires, les appelle au contraire,

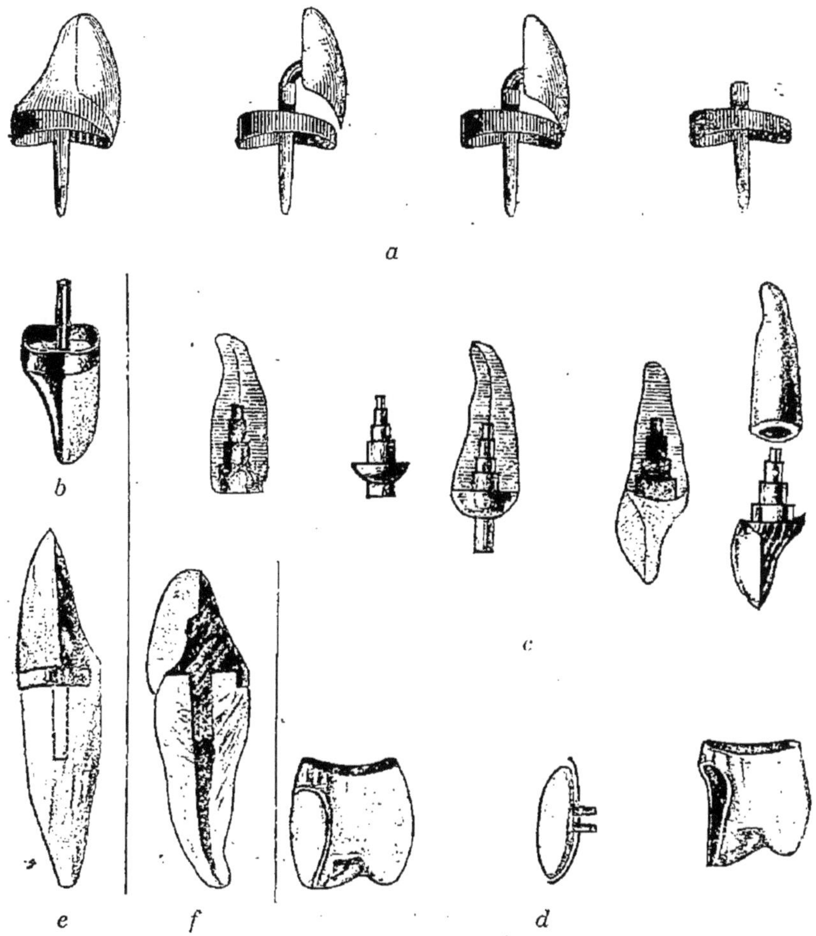

Fig. 162. — Divers types de couronnes mixtes.

a, Couronne mixte à collier ; — *b*, Dent à tenon (dite « à pivot ») ; *c*, Couronne de Low ; — *d*, Couronne mixte fenestrée ; — *e*, Couronne de Büttner en place ; — *f*. La même en coupe (P.-C.).

sauf dans quelques très rares cas que le spécialiste appréciera et où il s'abstiendra spontanément lui-même, s'il y a lieu. En tout état de cause, son avis devra être demandé chaque fois que ce sera possible.

A propos des expressions employées en dentisterie opératoire, il est bon qu'un médecin n'emploie pas devant ses malades des mots inexacts ou impropres. On ne doit pas parler de *plombage*, on doit dire *obturation*, car depuis longtemps on ne se sert plus de plomb pour fermer les dents. Le *mastic* n'est employé que par les vitriers [à moins qu'on ne veuille parler du suc du *Pistacia lentiscus* (Térébinthacée)] et n'a pas d'application en Dentisterie opératoire où l'on n'utilise pour obturer les dents que du « ciment ». Enfin, les dents ne contiennent pas un *nerf* mais un ensemble anatomique qu'on appelle *pulpe*. Ce nerf, on ne le *tue* pas, on le *dévitalise*. Les mots ou expressions *tuer le nerf, mastic, plombage*, etc., ne doivent pas entrer dans la nomenclature scientifique et leur usage doit rester confiné dans la langue populaire.

CHAPITRE II

PROTHÈSE DENTAIRE

Le remplacement des dents constitue la prothèse dentaire. La limite est difficile à tracer qui sépare le territoire de la prothèse dentaire de celui de la dentisterie opératoire. Souvent, la même intervention chevauche sur les deux parties. Il en est ainsi, par exemple, lorsqu'on procède à l'application d'une couronne ou d'un pont. Ne peut-on pas aller jusqu'à considérer qu'une obturation de dent est une prothèse puisqu'on cherche, par cette opération, à remplacer par l'art une fraction d'organe enlevée par la maladie (1)?

(1) Une connaissance superficielle des différentes méthodes prothétiques est indispensable pour le médecin praticien non spécialiste. Combien de fois les clients demandent-ils un renseignement à leur mé-

Préparation de la bouche. — Avant de procéder au remplacement des dents, il est de toute nécessité que la bouche ait reçu au préalable les soins nécessaires à sa mise en parfait état. Les racines incurables doivent être enlevées, les racines que l'on veut conserver doivent être guéries, obturées et les dents doivent être débarrassées du tartre qu'elles pourraient supporter. Quelques praticiens, se rencontrent encore aujourd'hui qui consentent à poser des appareils sur des racines non traitées et ouvertes. Cette conduite est formellement critiquable et ne saurait s'excuser en aucun cas. Certains dentistes tiennent à conserver les racines des incisives et des canines supérieures pour éviter la déformation due à la résorption alvéolaire. Si ces racines sont soignées, guéries, obturées, il n'y a aucun inconvénient à agir ainsi, mais si on est obligé de les ôter, rien n'est plus simple de combler la dépression avec de la fausse gencive.

decin qui est complètement ignorant de la question. Possédant ces connaissances, il pourra répondre à son malade et terminer l'entretien en lui disant : « Maintenant, voilà ce que l'on fait. Mais les indications, le choix, l'application de ces méthodes sont extrêmement difficiles et dépendent d'un grand nombre de facteurs que le spécialiste seul peut apprécier : il est indispensable que vous alliez le consulter pour avoir un avis compétent ».

De même, le fait suivant montrera combien la connaissance très superficielle de ces questions est nécessaire au médecin.

Je me souviens d'avoir vu un jour un interne, d'ailleurs fort distingué, qui s'était chargé d'assister un de nos Maitres à l'occasion d'une importante opération abdominale. Chargé de l'anesthésie, il voulut s'assurer — conformément à une très sage pratique — que la malade ne portait point de pièce dentaire. Or, voyant briller quelque chose au fond d'une arcade, il fit ouvrir la bouche de la malade pour ôter ce quelque chose qui, pensait-il, aurait pu s'avaler. Il plongea ses doigts dans la bouche sans parvenir à ses fins. La malade, étrangère et parlant très peu le français, protestait véhémentement : « Bridge ! disait-elle, Bridge ! Bridge ! » N'arrivant pas à ôter cette pièce qui l'inquiétait, l'anesthésiste me pria de voir pourquoi elle tenait si fort. Jusque-là, la scène m'avait échappé. J'examinai la pièce en question, et au premier coup d'œil, je vis que c'était un fort beau pont fixe, parfaitement fait et scellé.

Le temps qu'il est nécessaire de laisser s'écouler entre l'extraction des dernières racines et la prise des empreintes est fort variable. Le praticien aura à l'évaluer pour chaque cas. En principe, il faudrait attendre la complète résorption des bords alvéolaires et ce travail demande de 6 mois à 2 ans. Dans beaucoup de cas on pourra appliquer un appareil peu de temps après les dernières extractions ou même immédiatement après. Lorsqu'il s'agit d'un appareil de grande étendue et après un grand nombre d'extractions on pourra avec avantage, chaque fois que la situation pécuniaire du malade le permettra, procéder tout d'abord, le lendemain de la dernière extraction, par exemple, à l'application d'un appareil provisoire. Quelques mois après, on pourra procéder à l'application de l'appareil définitif et l'appareil provisoire sera alors remonté sur le modèle qui a servi à faire l'appareil définitif, ce qui permet au malade d'avoir un appareil de rechange pour le cas où un accident se produirait dans l'appareil définitif. Quoi qu'il en soit, l'*extraction des racines incurables est indispensable.*

Tous les médecins ont pu voir des personnes porteuses d'appareils dentaires appliqués sur des racines non soignées, ils ont pu se rendre compte de l'odeur désagréable que les plus grands soins de propreté apportés à ces appareils ne sauraient supprimer et de l'inflammation palatine qui dessine sur les muqueuses des contours de l'appareil. Cette phlogose *(palatite)* est encore plus nette chez les personnes ne retirant pas leur appareil la nuit. On a même voulu en faire une maladie dite « du caoutchouc » (1) (Eilersten). Ces cas se rencontrent le plus souvent chez des malades qui, attirés par la réclame et l'annonce de soins à bas prix, se sont confiés aux soins des tenanciers

(1) Voy. G. Mahé, Existe-t-il une stomatite provoquée par les dentiers en caoutchouc ? (*Presse Médicale*, 1906, p. 60).

de certains bazars dentaires. Ces tristes praticiens trouvent évidemment plus simple et plus avantageux de réséquer des couronnes d'un coup de pince coupante et d'appliquer sans autre forme de procès, et dans le délai le plus bref, un appareil plus ou moins quelconque plutôt que de procéder à des cathétérismes répétés, à des traitements de 4e degré plus ou moins longs, à des cures de fistules rebelles et à des obturations radiculaires. Cette méthode est malheureusement trop souvent utilisée par un trop grand nombre de praticiens. Comment un dentiste consciencieux dont le nom n'est pas imposé pourra-t-il lutter dans ces conditions?

Le médecin général aura le devoir d'expliquer à ses malades que les soins des dents demandent d'être justement rémunérés pour pouvoir être consciencieusement pratiqués et il devra les mettre soigneusement en garde contre toutes les officines à réclame tapageuse et à bas prix où se pratique cette thérapeutique particulière.

Il n'y a aucune réserve à garder vis-à-vis des charlatans modernes qui trônent dans les boutiques de ce genre, que malheureusement presque toutes les villes de France possèdent aujourd'hui et cette affirmation est vraie, quelle que soit l'authenticité du diplôme qui couvre leur directeur. Ce serait se faire une idée et une application fausse de la déontologie que de ne pas protéger les malades contre leur mercantilisme, de même que ce serait s'en rendre moralement complice de leur accorder le bénéfice d'une indulgence qu'ils ne méritent pas.

Construction des appareils de prothèse. — ***Prise des empreintes.*** — Pour construire les appareils, le prothésiste travaille sur des modèles de plâtre qui reproduisent exactement les contours les plus fins de la région des mâchoires où s'appuiera l'appareil.

L'introduction en France de la prise des empreintes date de 1887 et est due à Maggiolo. L'importance de cette invention fut considérable car jusqu'alors les appareils étaient construits d'après des mesures métriques et des

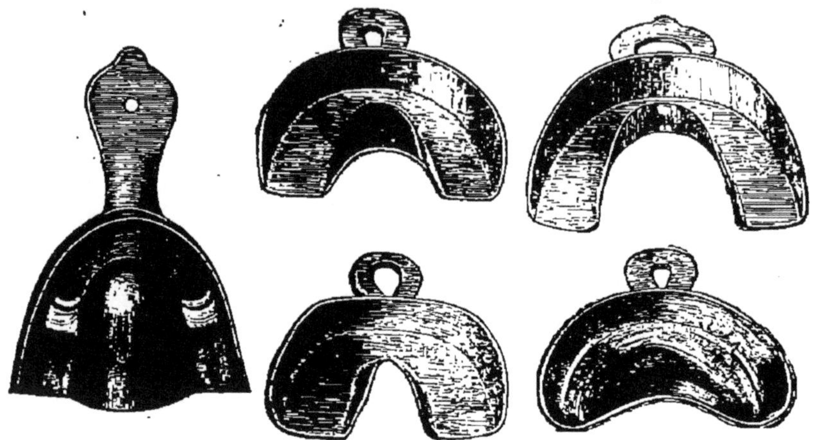

Fig. 163 à 167. — Différents modèles de porte-empreintes.

profils découpés dans du carton et on peut juger de l'approximation très relative qui présidait à l'application de la pièce.

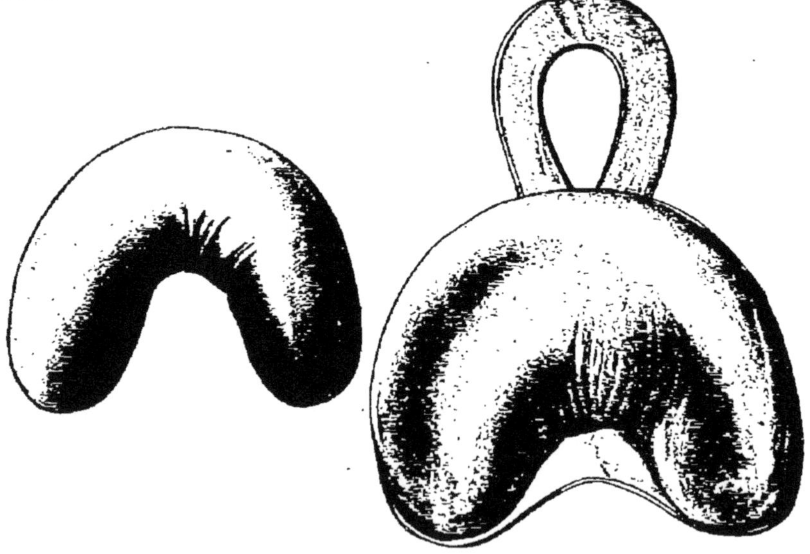

Fig. 168 et 169. — Prise d'empreinte par substance plastique.
Boudin de Stents prêt à être mis dans le porte-empreinte ; — Porte-empreinte armé prêt à être utilisé.

Aujourd'hui, pour obtenir un moulage buccal, on se sert d'appareils spéciaux dits « porte-empreintes ». On désigne ainsi une sorte de gouttière en métal nickelé dans laquelle

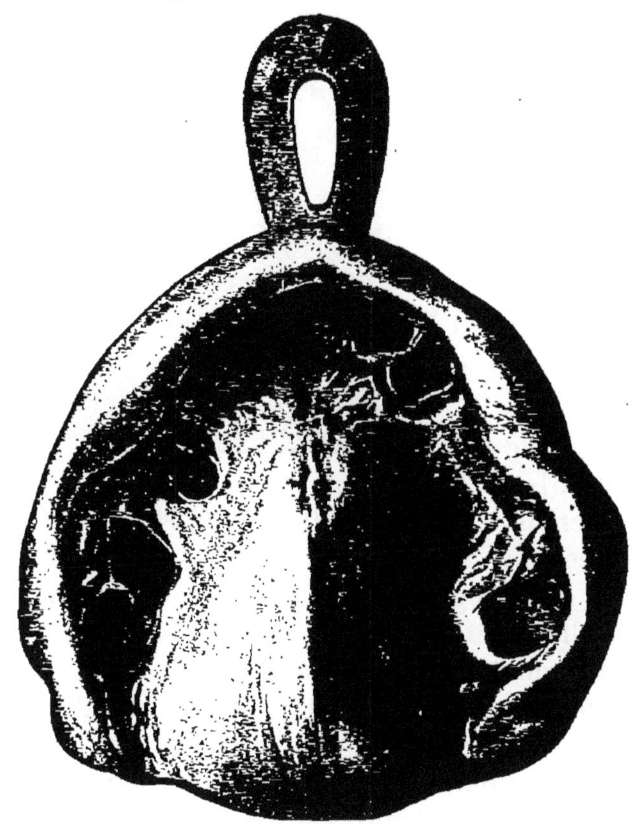

Fig. 170. — Prise des empreintes.
Empreinte négative obtenue avec une substance plastique.

se place la substance plastique qui sert à obtenir le moulage (fig. 163 à 167).

Les substances plastiques le plus souvent employées sont : la cire, la gutta-percha, le plâtre et des mélanges de cire, de résine, de paraffine, etc., qui, spécialisées, sont vendues dans le commerce sous le nom de Stents, Godiva, etc.

Ces substances, sauf le plâtre, qui s'utilise en le gâchant pour activer la prise avec une solution de sulfate de potasse à 30 pour 1000, sont ramollies dans de l'eau chaude. Devenues plastiques, elles sont placées dans un porte-empreinte convenablement choisi et portées au contact de la région à mouler. Au bout d'un instant très court elles sont devenues assez dures pour être retirées sans déformation (fig. 168 à 170).

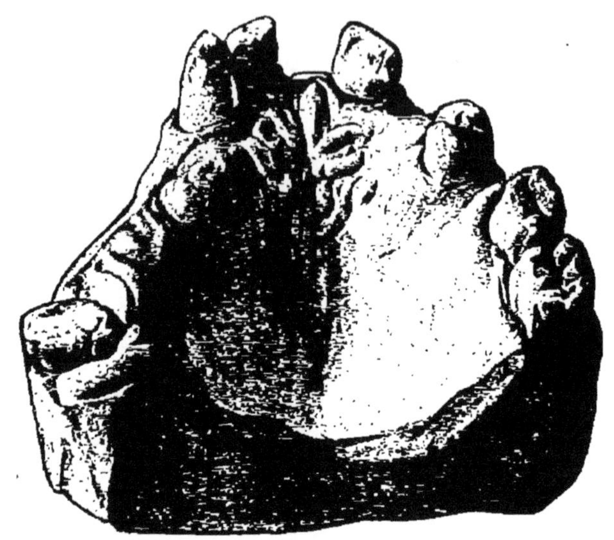

Fig. 171. — Modèle positif obtenu en coulant du plâtre dans l'empreinte négative.

Coulée de l'empreinte. — On procède ensuite à la *coulée* de l'empreinte. Pour cela on verse dans le moule négatif une bouillie claire de plâtre bien gâché. Celui-ci devenu dur, l'empreinte est détachée et on a obtenu une reproduction exacte de la bouche à restaurer. C'est sur ce *modèle,* que l'on durcit par l'ébullition dans une solution saturée d'alun, que se construira l'appareil (fig. 171).

Rapports d'engrènement. — Les empreintes étant coulées, on ne peut s'en servir qu'après avoir repéré leur position réciproque dans la bouche afin de pouvoir tenir compte de la façon dont s'engrènent les dents antagonistes. Ce temps, appelé « prise de l'engrènement » ou de « l'articulé », est effectué de la façon suivante :

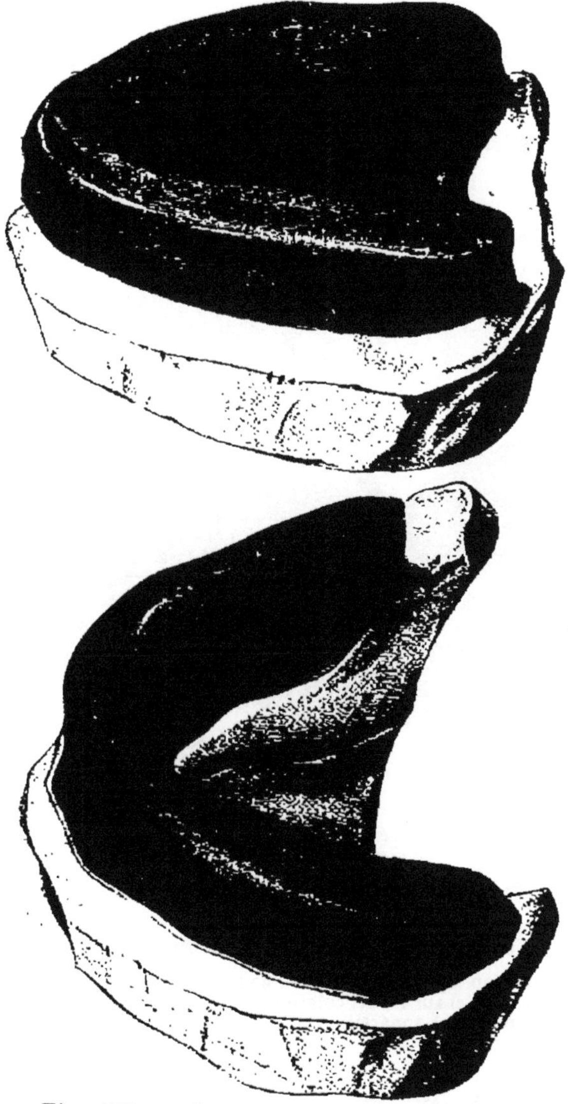

Fig. 172 et 173. — Cires d'engrènement ou d'articulation.

Les endroits où des dents manquent sont munis d'un fort boudin de cire.

Un boudin de cire est placé dans la bouche du patient qui, en mordant, y laisse l'empreinte de ses dents. La cire, ou *cire d'articulation*, est soigneusement enlevée et reportée sur les modèles qui sont alors fixés dans une position invariable par leur scellement sur les branches d'appareils spéciaux dits « articulateurs ». Ces appareils ont pour but d'imiter le plus exactement possible les mouvements de l'articulation temporo-maxillaire.

Ce n'est qu'à ce moment qu'on peut entreprendre la confection de l'appareil.

Substances entrant dans la construction de l'appareil. — **Dents.** — A l'origine de la prothèse dentaire, les plus beaux appareils étaient en ivoire sculpté.

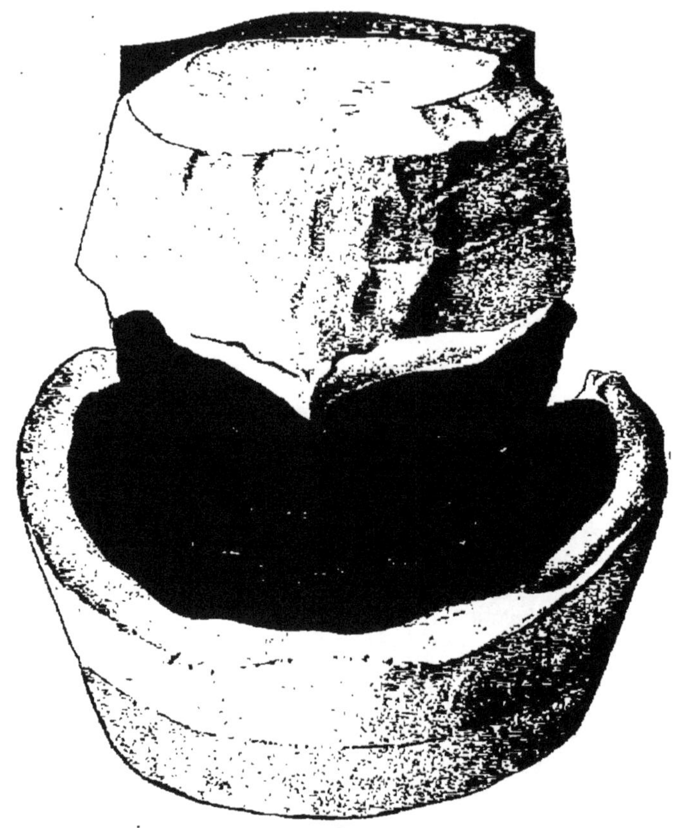

Fig. 174. — Repérage de l'engrènement inter-dentaire.

Les deux cires d'articulation ayant été mises en bouche et réparées, on les rapporte sur les modèles et on fixe ceux-ci sur l'« articulation ». On voit, du haut de la figure, dépasser le bord postérieur de cet appareil.

Dans un bloc bien homogène d'ivoire d'hippopotame on taillait à la lime et à la gouge, d'après des mesures métriques et des profils de carton découpés, un appareil où la fausse gencive, les dents et la plaque base étaient tirées du même bloc, puis colorées.

On faisait aussi des appareils en métal repoussé au mar-

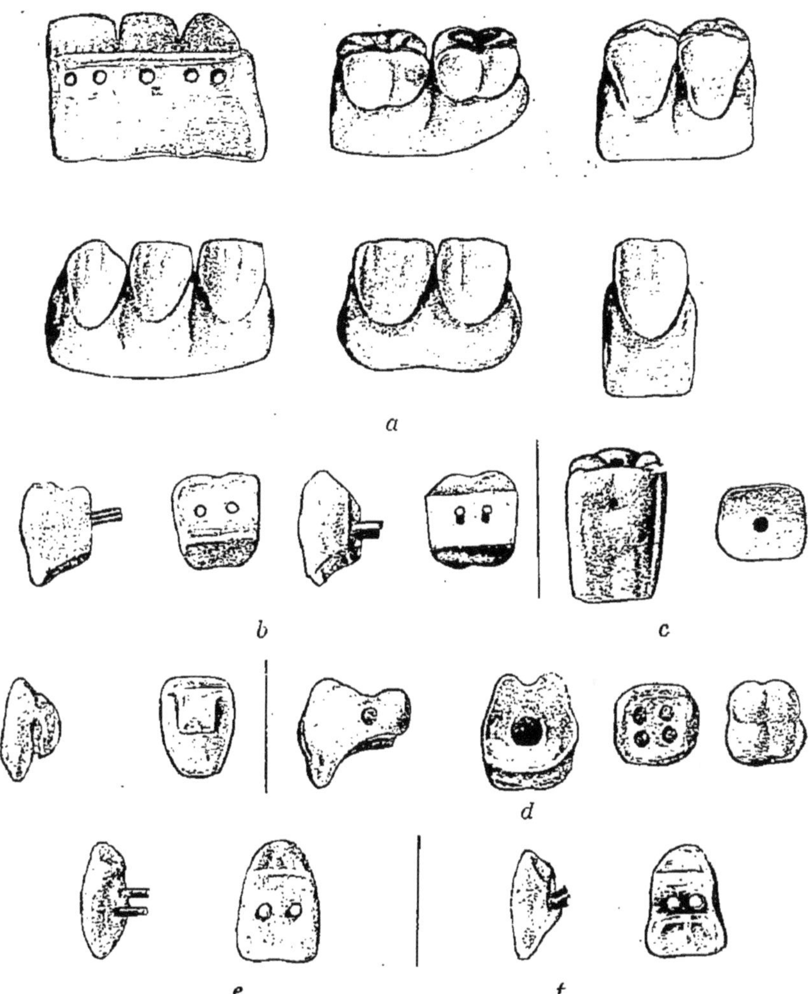

Fig. 175. — Divers types de dents artificielles utilisées en prothèse dentaire.

a, Dents à gencives, à crampons métalliques (platine) ; — *b*, Dents fortes pour être soudées sur des appareils métalliques ; — *c*, Dents à tube ; — *d*, Dents diatoriques sans crampons, et canaux cruciaux ; — *e*, Dents plates ; — *f*, Dents à talon (P.-C.).

teau. Les métaux employés étaient l'or ou même le plus souvent le platine, car ce dernier métal était loin de coûter aussi cher qu'aujourd'hui. Sur ces appareils on fixait des dents humaines que l'on achetait aux garçons d'amphithéâtre. C'est de cette époque éloignée que date la légende, encore en cours de nos jours dans le public, qui veut que les dentiers soient faits « avec des dents de morts ». Il était, on le conçoit, difficile de se procurer les dents nécessaires pour tous les appareils, surtout en tenant compte de la variété, des formes, des tailles et des couleurs. En 1774, Duchâteau, pharmacien à Saint-Germain-en-Laye, imagina de faire des dents de porcelaine. Aujourd'hui cette industrie est très importante et occupe des milliers d'ouvriers en Amérique et en Angleterre. Dans ces dernières années, en France, le Dr Robin a eu l'heureuse idée d'acclimater cette industrie qui libérerait les dentistes français de la tutelle étrangère qu'ils ont subie jusqu'à présent.

Les dents utilisées sont de plusieurs genres, mais toutes sont constituées par des faces trituro-externes et un moyen de rétention : crampons de platine, tubes, canaux cruciaux, etc. On désigne les différentes espèces de dents par leur procédé de rétention : dents à tube, dents diatoriques, dents à crampons, blocs sectionnels, etc. (fig. 175).

La très immense majorité des dents employées aujourd'hui sont donc des dents de porcelaine et *jamais* des dents de mort. Dans quelques très rares cas, on peut employer les dents que le sujet lui-même a perdu par maladie ou traumatisme ou des dents d'ivoire ou de métal, mais de toute façon ces dents doivent être fixées sur une armature ou *base*.

Bases. — La base des appareils dentaires actuels est le caoutchouc vulcanisé ou l'or. On peut aussi utiliser l'étain, l'aluminium, le platine. Le *choix de la base dépend de considérations cliniques* que le spécialiste doit apprécier. Le caoutchouc vulcanisé des appareils dentaires, encore dénommé vulcanite, coralite, est désigné dans l'industrie sous le nom d'ébonite ou caoutchouc durci.

L'application du caoutchouc durci à la prothèse dentaire date de 1854 et est due à deux dentistes français Nink et Vinderlingue.

Le suc de l'arbre à caoutchouc, convenablement épuré et préparé, est mêlé avec du soufre en fleur, puis coloré par l'incorporation de produits chimiques variables avec la couleur à obtenir. C'est ainsi que le noir de fumée est employé pour préparer le caoutchouc noir, l'oxyde de zinc pour le caoutchouc blanc, le vermillon pour le caoutchouc rouge. Le caoutchouc rose est obtenu par le mélange des deux derniers. Le commerce vend le caoutchouc dentaire non vulcanisé sous forme de lames souples épaisses d'un millimètre et enveloppées de toile gommée.

Confection d'un appareil en caoutchouc. — Nous avons vu que, la bouche étant convenablement préparée, on prenait l'empreinte des mâchoires, que leurs rapports d'engrènement réciproque étaient établis et arrêtés par le montage sur l'articulateur.

Ajustage des dents. — Au moyen de modèles-types on a choisi dans les collections du commerce des dents appropriées à l'appareil à établir. On a tenu compte de la forme, de la taille, de la teinte, des rapports des mâchoires, de l'appareil à établir, etc. Mais, malgré le soin apporté à leur choix, ces dents ont besoin d'être exactement mises au contact des gencives ou des dents voisines. C'est « l'ajustage » des dents qui s'effectue par usure au moyen de petites meules de corindon ou de carborindon montées sur un appareil spécial (tour) lequel peut être mû soit par une pédale, soit par l'électricité (fig. 184).

Montage de l'appareil. — Ceci fait, l'appareil est achevé *en cire*, les crochets de rétention en métal ou en caoutchouc mis en place. L'appareil a alors la forme définitive qu'il aura quand il sera achevé.

Investissement. — On sépare alors délicatement l'appareil de cire du modèle, en ayant le plus grand soin de

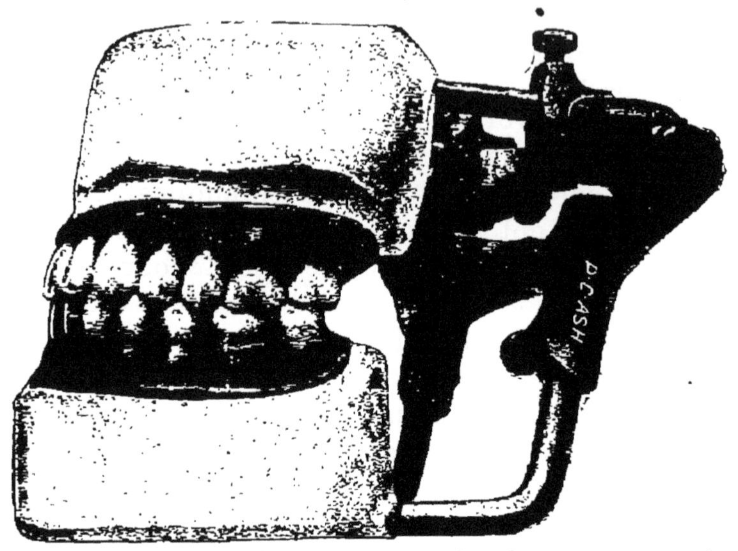

Fig. 176. — L'appareil, achevé en cire, tel qu'il sera dans sa forme définitive a été essayé et est prêt pour être mis dans le plâtre d'investissement.

ne pas déformer la cire. A ce moment, on choisit une boîte

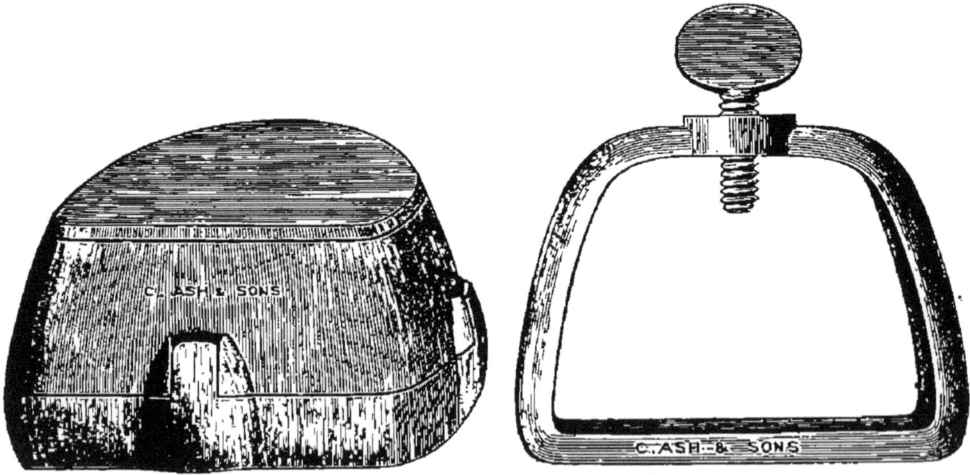

Fig. 177 et 178. — Boîte de fonte ou de bronze appelée « moufle » utilisée pour la confection des appareils dentaires.

de forme spéciale appelée « mouffle » et de grandeur appropriée. Le mouffle, qui est en fonte ou en bronze, est constitué de 3 parties séparables. Dans la partie inférieure où on a versé une bouillie de plâtre claire et sans bulle, on

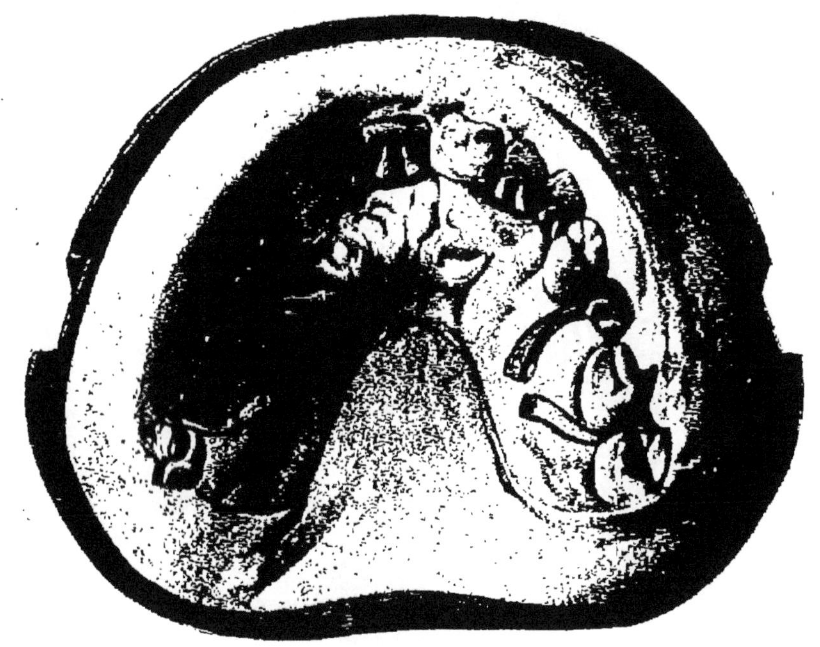

Fig. 179. — Confection d'un appareil en caoutchouc.

La pièce finie en cire a été noyée dans une bouillie de plâtre fluide, puis celui-ci devenu dur a été ouvert de façon à découvrir la cire. On l'a ébouillantée et les dents et les crochets sont seuls restés dans le vide laissé par le départ de la cire.

place l'appareil en cire de telle sorte que seule sa face inférieure soit prise dans le plâtre. Le plâtre étant devenu dur, on en huile largement la surface unie, on coiffe le mouffle de sa seconde partie, on achève de le remplir avec de la bouillie de plâtre et on le ferme. On comprend que l'appareil est à ce moment complètement pris dans un bloc de plâtre. Il s'agit maintenant de remplacer la cire par du caoutchouc.

Bourrage. — Cette opération appelée « bourrage » s'exécute de la façon suivante. L'huile, qu'on a étendue entre les deux parties de plâtre, a empêché leur adhérence. On peut donc ouvrir le mouffle en le séparant par son milieu

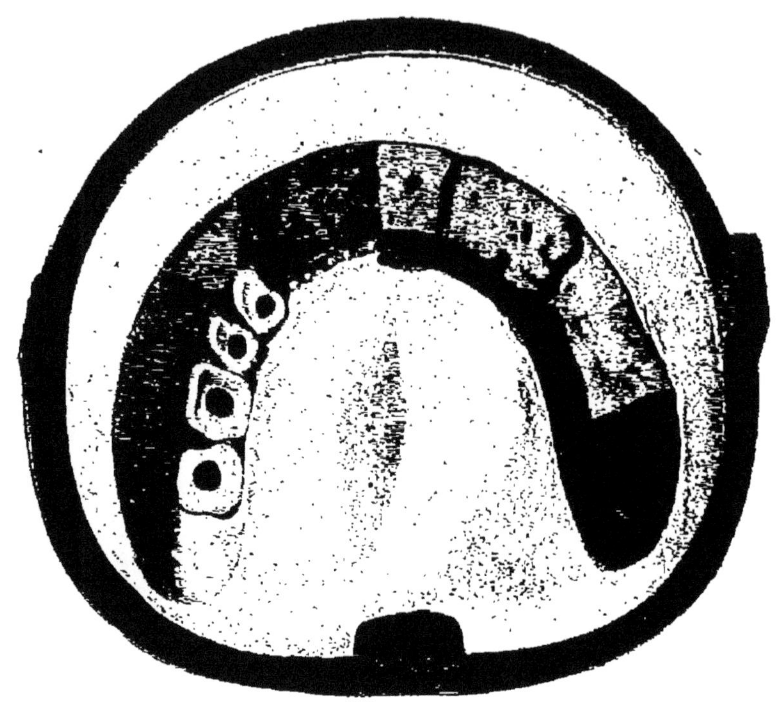

Fig. 180. — Confection d'un appareil dentaire en caoutchouc.
Le vide laissé par le départ de la cire ébouillantée est rempli par des morceaux de caoutchouc mais fortement serrés (Bourrage) (P.-C.).

et on a sous les yeux l'appareil en cire. Le mouffle et sa contre-partie sont placés dans l'eau bouillante, la cire fond et laisse à sa place un vide (fig. 179).

Le caoutchouc préparé, coupé en triangle et chauffé sur un réchaud spécial, est alors introduit, au moyen d'une spatule et d'une pince, morceau par morceau dans les plus petites anfractuosités du vide créé. On a soin d'en mettre un léger excès, puis on referme le mouffle que l'on maintient serré par des coins ou par une vis (fig. 180).

Vulcanisation. — Le mouffle est ensuite placé dans un autoclave très résistant où s'effectue la vulcanisa-

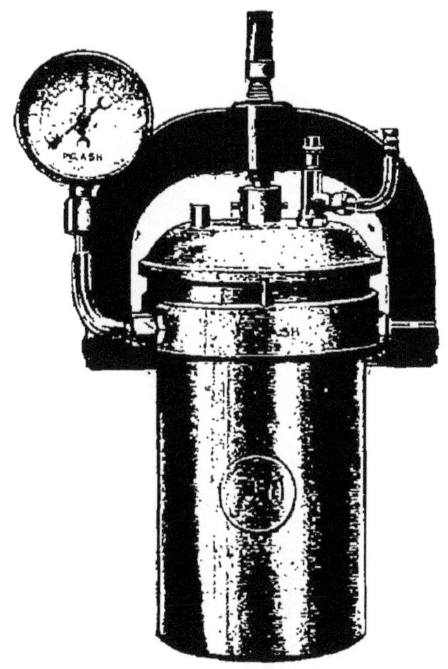

Fig. 181. — Autoclave avec manomètre régulateur, pour la vulcanisation du caoutchouc.

tion. Sous la pression de 6 kilogs et à 160° centigrades l'opération est continuée pendant 100 minutes. Au début de la vulcanisation le caoutchouc se ramollit, tous les morceaux se fusionnent en même temps que la masse pâteuse pénètre avec force dans les moindres recoins de la cavité laissée par la cire. Bientôt la réaction chimique s'effectuant, le caoutchouc se fige en quelque sorte, et devient dur et homogène par formation de sulfure de caoutchouc.

Ebarbage et polissage. — Le mouffle sorti de l'autoclave et refroidi à l'eau froide est ouvert, le plâtre est enlevé et l'appareil est obtenu. Mais à ce moment il est encore brut. Des fusées de caoutchouc pâteux sont solidifiées et le hérissent de toutes parts. Au moyen de limes, de scies, de gouges, on le taille, on le réduit, on le

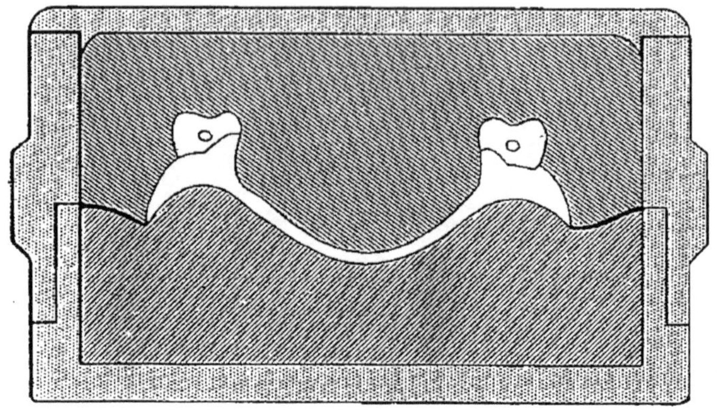

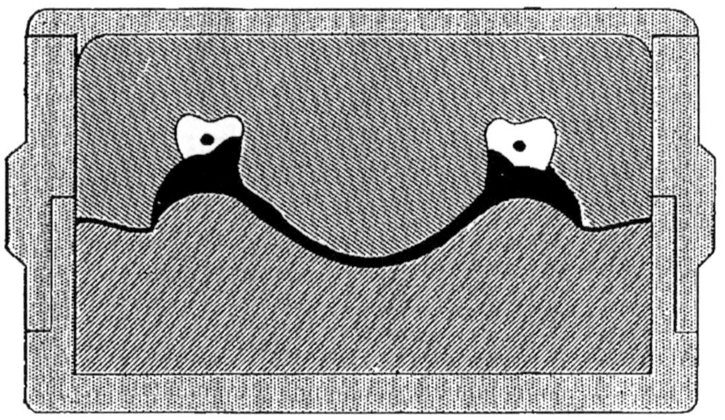

Fig. 182 et 183. — Confection d'une pièce dentaire en caoutchouc.

A, La pièce exécutée en cire a été noyée dans le plâtre. Celui-ci durci, le moufle a été ouvert et plongé dans l'eau bouillante. La cire a fondu et a laissé un creux. — B, Le creux laissé par le départ de la cire a été comblé par du caoutchouc, le moufle refermé et placé dans l'autoclave afin que la vulcanisation s'y effectuant fige le caoutchouc dans sa forme définitive.

sculpte, on le râcle et on l'essaye de temps en temps sur le modèle. C'est l'« ébarbage ». Lorsqu'il s'y adapte exactement on le polit avec une machine rotative portant des brosses de formes variées et on donne à l'appareil un beau brillant poli qui est nécessaire pour éviter la rétention des matières alimentaires et faciliter le nettoyage.

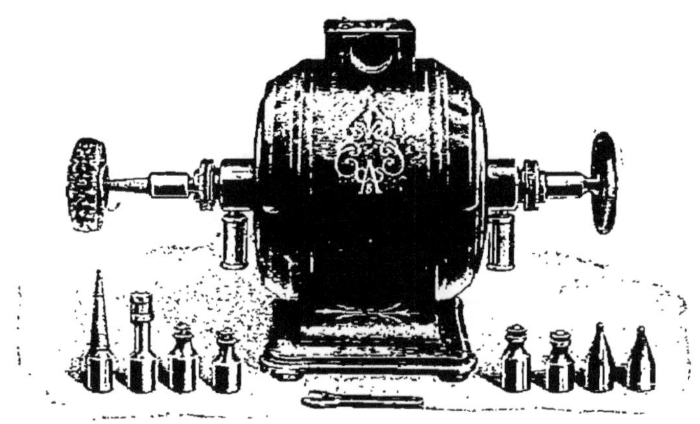

Fig. 184. — Tour de laboratoire pour préparer la dent artificielle et pour les appareils prothétiques (Ash).

Confection d'un appareil en métal. — Comme pour l'appareil en caoutchouc, les dents convenablement choisies sont tout d'abord ajustées, puis contreplaquées si elles doivent être soudées.

La plaque base est ensuite établie soit par *emboutissage*, soit par *coulée*.

Pour établir une plaque par emboutissage, on reproduit, avec du zinc, le modèle en plâtre de la bouche. Puis on coule sur ce modèle en zinc, du plomb. Une plaque d'or est ensuite écrasée entre le zinc et le plomb soit au marteau, soit à la presse hydraulique (fig. 190).

Pour établir une plaque par coulée, on établit la plaque en cire mince, on y fixe une tige de métal et on noie le tout dans un mélange de terres réfractaires. On chauffe au rouge blanc, et la cire ayant brûlé laisse un vide que l'on remplit avec de l'or en fusion. Puis, la plaque base étant établie, on y fixe les dents ajustées, soit par sou-

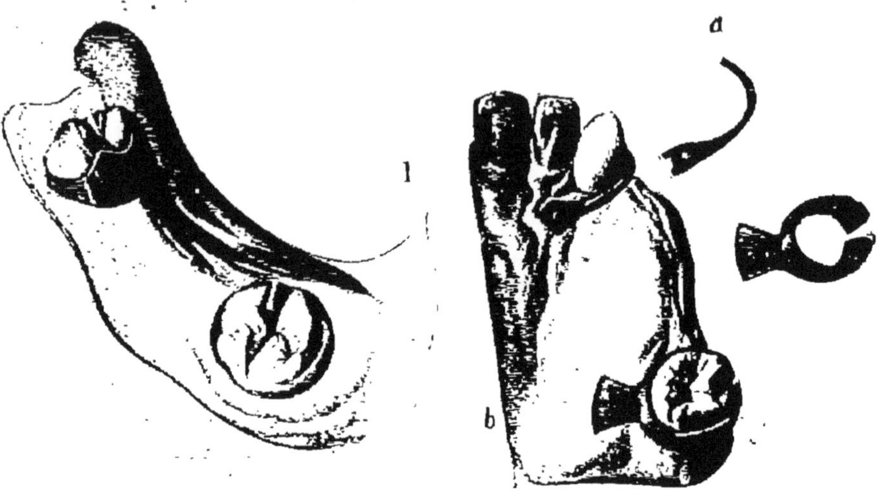

Fig. 185 et 186. — Crochets de rétention.

dure, soit par des tiges scellées dans les tubes des dents, soit encore par du caoutchouc.

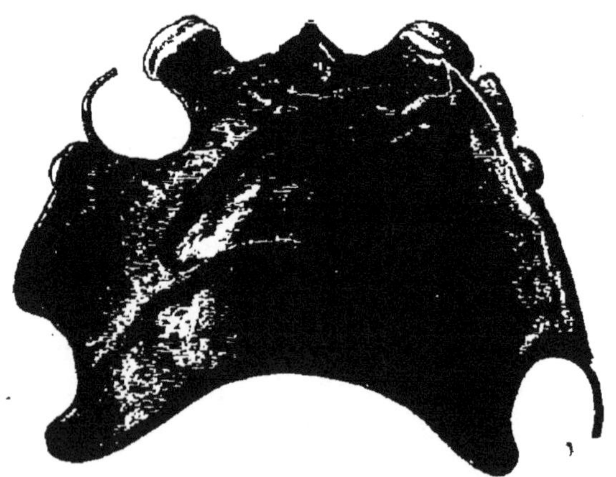

Fig. 187. — Rétention des appareils *in situ*.
Procédé de la cavité de vide.

Rétention des appareils. — Les appareils tiennent : 1° soit par des crochets (fig. 185 et 186), des anneaux, des lames qui s'appuient sur les dents restantes ; 2° soit par la pression atmosphérique, soit par des ressorts.

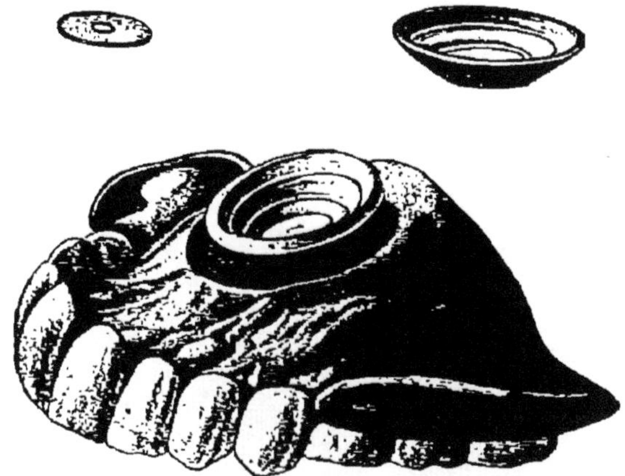

Fig. 188. — Rétention des appareils *in situ*. Procédé de la succion plastique.

Le procédé de la « *succion* » est le plus défectueux. C'est une sorte de cupule en caoutchouc souple qui, fixée par son centre à l'appareil, le maintient en place. C'est en somme une ventouse et on conçoit les inconvénients de l'hyperhémie constante et localisée plusieurs années au même point. La succion ne donne d'ailleurs pas une fixité absolue (fig. 188).

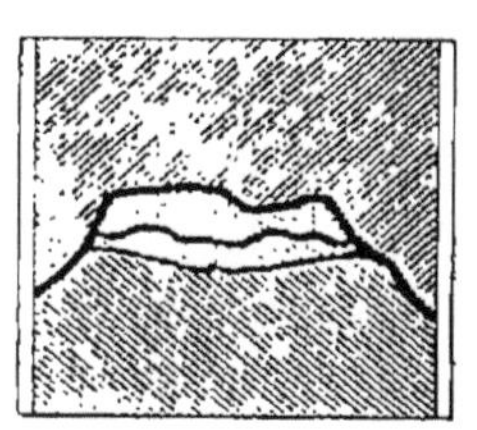

Fig. 189. — Emboutissage d'une plaque métallique.

A, Plomb (empreinte négative) ; — B, Zinc (empreinte positive). Entre ces deux empreintes écrasées par une presse hydraulique la feuille de métal est emboutie.

Le procédé de la « *cavité de vide* » peut être considéré comme une succion transitoire. C'est une cavité qu'on a ménagée sur la face muqueuse de l'appareil. Il s'en suit que les premiers jours celle-ci joue le rôle de la succion. Mais l'hyperhémie provoque bientôt un épaississement de la muqueuse qui fait hernie en quelque sorte, comble la cavité qui, dès lors cessant d'exister, cesse

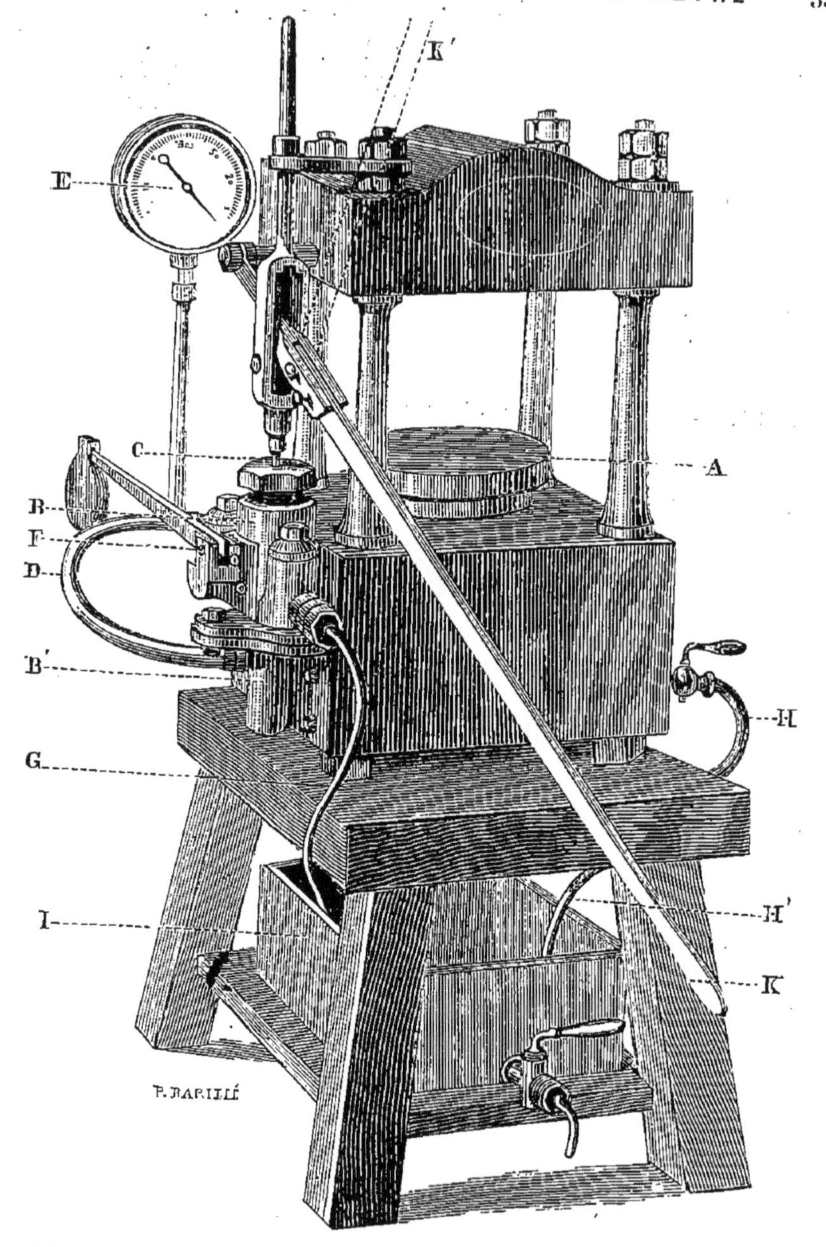

Fig. 190. — Presse hydraulique utilisée pour l'emboutissage des plaques métalliques constituant la base des appareils dentaires.

d'agir. L'*adaption parfaite* est incontestablement le meilleur procédé de rétention des appareils complets. Une

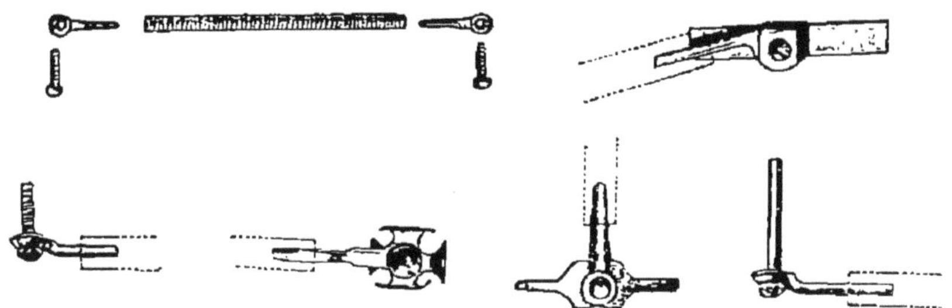

Fig. 191. — Différentes pièces des ressorts utilisés pour la rétention des appareils.

fine empreinte au plâtre et un ajustage parfait de la plaque-base, empêchant le passage de l'air entre l'appareil et la muqueuse, rend celui-ci parfaitement stable sans aucun pommage pour celle-là. Les *ressorts* latéraux ne sont plus indiqués que dans un petit nombre de cas et leur emploi doit être une exception (fig. 192).

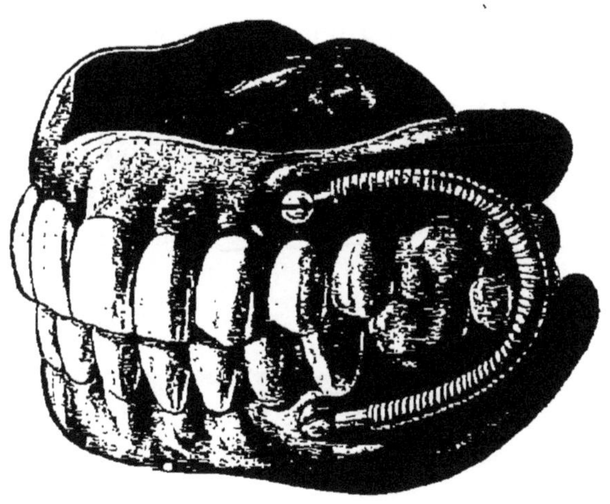

Fig. 192. — Equipage d'appareils à ressorts de rétention prêt à être mis en bouche.

Pose de l'appareil. — Quels qu'ils soient, les appareils ont tous plus ou moins besoin d'être retouchés par le clinicien, au moment de la première application, quelle que soit, d'ailleurs, l'habileté de l'opérateur ou de ses mécaniciens. Il est également très rare qu'un appareil, tant soit peu important, n'ait pas besoin, dans les jours qui suivent sa pose, d'être retouché plus ou moins souvent et il serait complètement injuste, de vouloir juger un praticien d'après le nombre de ces retouches.

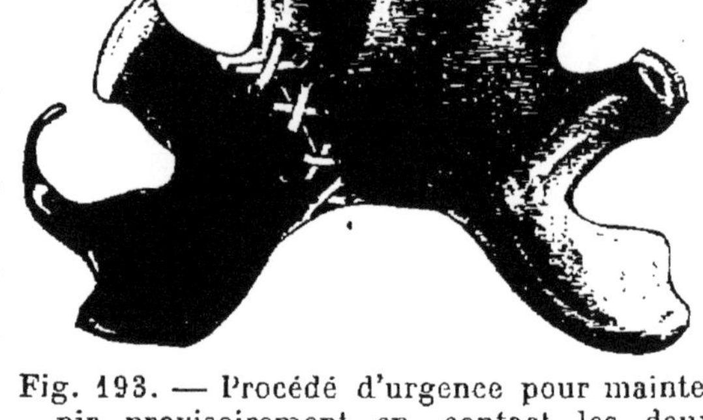

Fig. 193. — Procédé d'urgence pour maintenir provisoirement en contact les deux parties d'un appareil fracturé.

Il arrive quelquefois que les appareils, surtout ceux en caoutchouc, se fêlent ou se brisent. Nous croyons devoir indiquer un procédé, évidemment très imparfait, mais qui, le cas échéant, pourra cependant rendre service aux praticiens à qui ce livre est destiné. Pour cela il suffit de pratiquer de part et d'autre de la fêlure un certain nombre de trous dans les-

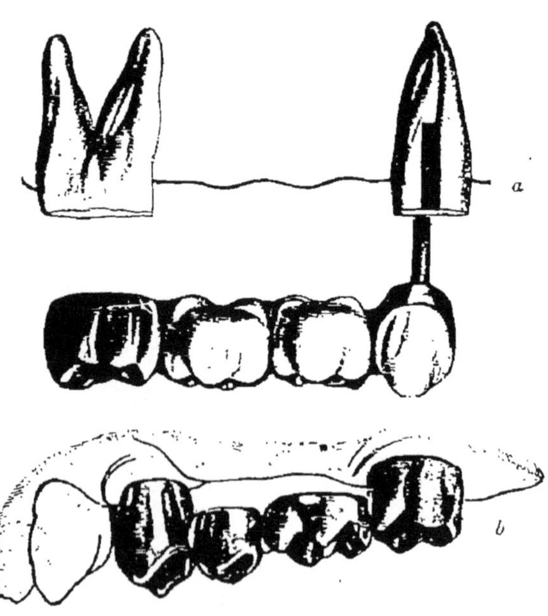

Fig. 194. — Types de ponts fixes.
a, Pont à faces de porcelaine ; — b, Pont tout en métal. (P.-C.).

quels on passe un fil de soie à ligature, qu'on lie en croisillons.

PONTS

Nous n'avons parlé jusqu'ici que des appareils de prothèse à plaque d'appui maxillaire. Il existe une méthode de remplacement des dents dont les résultats, lorsqu'elle est employée dans les cas où elle est indiquée, sont absolument parfaits à tous égards. Malheureusement cette méthode n'est pas applicable à tous les cas. D'autre part, elle est très délicate à employer, elle exige des frais élevés que trop de malades ne sont pas à même de supporter.

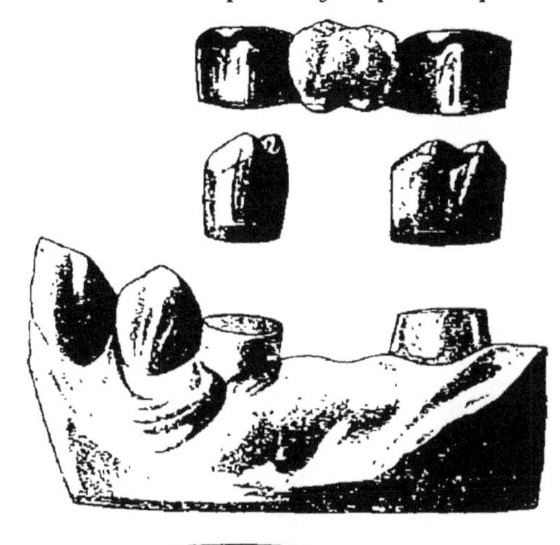

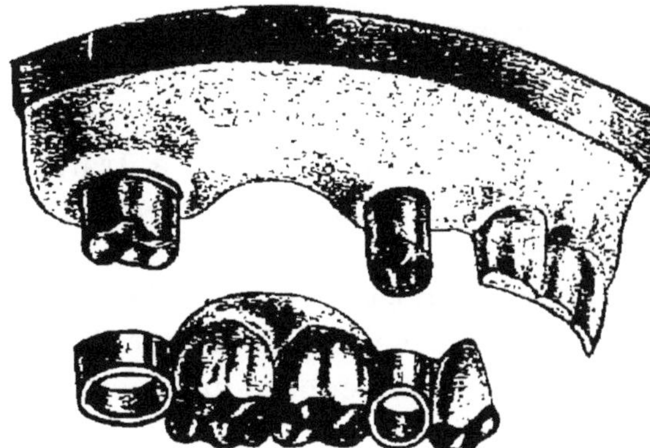

Fig. 195. — Types de ponts amovibles.

a, Pont mobile à couronne télescopique ; — *b*, Pont mobile à selle (Evans) (P.-C.).

C'est la méthode des *ponts* (bridge-work).

Nous avons vu (page 315) ce que c'était qu'une couronne.

Le pont type est constitué par deux couronnes (piles) supportant entre elles une ou plusieurs faces triturantes des dents manquantes (tablier). Les ponts peuvent être *amovibles* ou *inamovibles,* en métal, en porcelaine, mixtes, etc.

La combinaison d'un pont est subordonnée à une foule de facteurs et il n'est pas possible de tracer une règle générale unique, chaque cas proposé appelant une solution différente que le clinicien doit étudier et apprécier (fig. 194 et 195).

CHAPITRE III

ORTHODONTIE

L'orthodontie (ὀρθὸς *droit ;* ὀδοὺς, *dent*), orthopédie dentaire ou orthodontosie (Redier) a pour but de corriger les malpositions des dents ou les malformations des maxillaires.

On comprend que dans une bouche où un certain nombre de dents sont mal placées et chevauchantes, il est difficile de faire agir efficacement la brosse à dents et que les débris alimentaires y séjournent aisément. Le traitement des irrégularités dentaires a donc une première fin : la conservation des organes.

De plus, on sait combien important est le rôle des dents au point de vue de l'esthétique faciale, de la phonation, etc. Le redressement des dents a donc encore une seconde fin : le rétablissement de l'esthétique.

S'il est exact que les troubles résultant des anomalies des dents ou des mâchoires ont été observés depuis longtemps, (Celse s'était déjà essayé au redressement des dents), il n'en demeure pas moins que cette science est née en France au début du XVIIIe siècle où les premiers essais y furent faits par Fauchard et Bourdet. Toutefois ce n'est que depuis quelques années qu'on s'est occupé de la

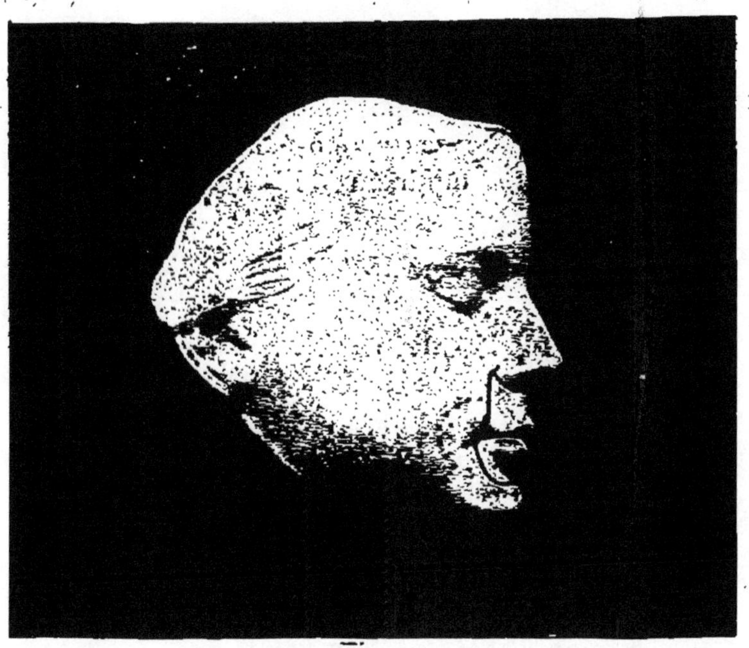

Fig. 196. — Zone de la face modifiable par un traitement orthodontique (d'après Case).

question d'une façon systématique et raisonnée et que l'orthodontie existe réellement.

Les principales malformations des dents sont : 1° l'antéversion 2° la rétroversion ; 3° la latéroversion ; 4° la rotation sur l'axe ; 5° l'hétérotopie, 6° l'émergence.

Les principales malformations des mâchoires sont : 1° l'asymétrie ; 2° la diastolie ; 3° l'atrésie ; 4° le prognathisme.

ÉTIOLOGIE DES ANOMALIES DES DENTS ET DES MACHOIRES

On retient comme importantes parmi les causes d'irrégularités dentaires : l'hérédité ; la chute des dents tempo-

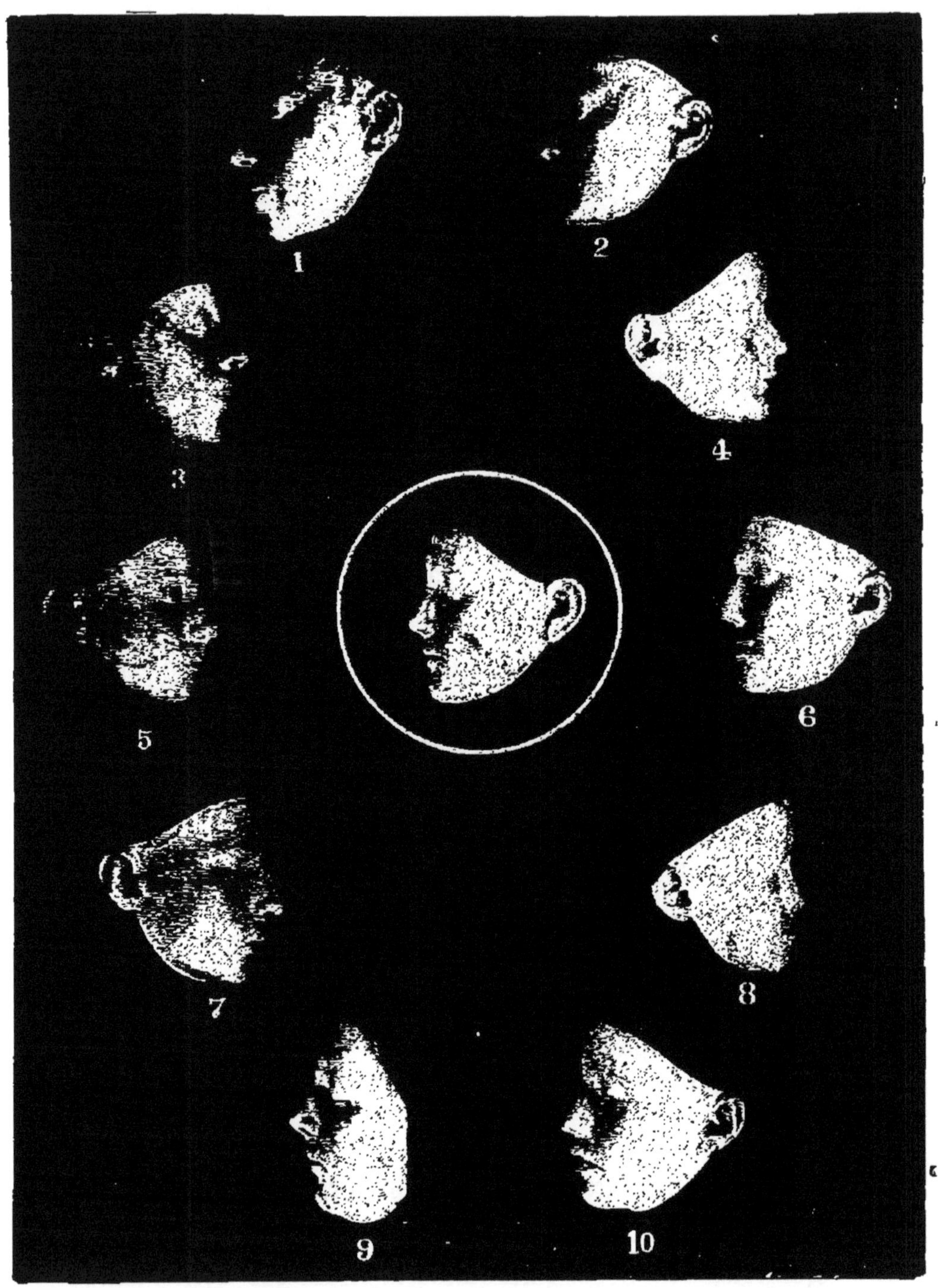

Fig. 197. — Classification des anomalies faciales (d'après Case).
Au centre, profil normal de 1 à 10, les dix variétés d'irrégularités dento-faciales.

raires avant ou après l'époque physiologique ou leur extraction prématurée ; les traumatismes ; l'habitude chez les enfants de se sucer le pouce ou les lèvres ; etc.

Parmi les causes de malformation des mâchoires on cite : la gêne de la respiration dans le couloir nasal ; toutes les lésions susceptibles de provoquer des déformations cranio-faciales, les traumatismes ; etc.

L'appréciation de l'opportunité d'une cure d'orthodontie est chose délicate que seul le stomatologiste compétent peut discuter. On doit tenir compte de l'âge du malade, de son sexe, de sa condition sociale, de son degré de développement physique et intellectuel, etc.

Au point de vue local, on doit tenir compte de l'état des dents, de leur nombre, des rapports réciproques des mâchoires, des dimensions du périmètre des arcades dentaires. Cette dernière considération est fort importante et on a même déterminé (Pont, de Lyon) un rapport mathématique (indice dentaire) qui permet, par le calcul, de déterminer s'il y a lieu d'agir pour augmenter ou pour diminuer ce périmètre préalablement à toute autre intervention d'orthodontie.

DIVERS PROCÉDÉS THÉRAPEUTIQUES D'ORTHOPÉDIE DENTAIRE

Ils sont multiples et varient avec chaque cas en se combinant à l'infini.

Extraction. — L'extraction opportune d'une dent de lait ou d'une dent permanente peut parfois prévenir ou corriger l'évolution anormale d'une dent. Ce procédé, qui est particulièrement brutal, ne doit être employé que dans un petit nombre de cas bien nets et le spécialiste devra en être le seul juge.

Luxation. — Dans certains cas de rotation sur l'axe des dents uniradiculées, Fauchard a préconisé une méthode de rectification qui est parfois encore utilisée. Saisissant fortement la dent dans les lames d'un davier, en évitant de la léser, on lui fait décrire un mouvement de rotation autour de son axe et en sens inverse de celui qui a créé la malposition. La dent est ensuite maintenue en place par des ligatures.

Appareils d'orthodontie

Appareils simples. — Les appareils de redressement sont constitués par des *coins* de vulcanite de bois ou de laminaires, des *liens* en caoutchouc, en soie ou en métal, des *vis* de pression ou de traction, des *ressorts* métalliques de formes variées : rectilignes (leviers simples) ou spiroïdes.

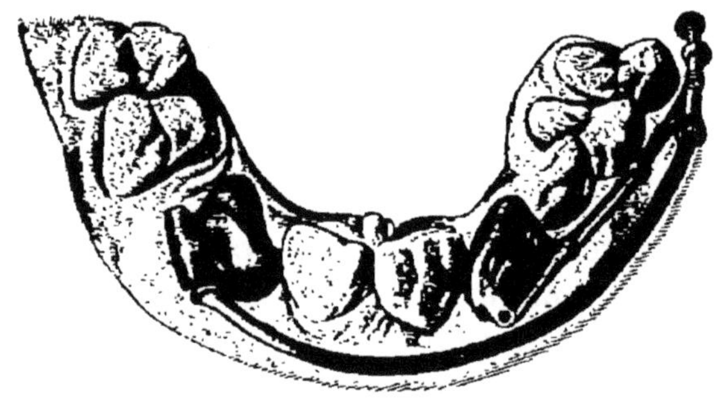

Fig. 198. — Appareil d'orthodontie pour le redressement de l'incisive latérale (P.-C.).

Ces différents procédés portent leur action directement sur les dents à mobiliser. Souvent on est obligé de varier leur mode d'action ou de les allier à d'autres procédés pour obtenir la mobilisation. On les utilise alors conjointement avec des *anneaux*, des *bagues*, des *couronnes métalliques*, scellés ou non sur une ou plusieurs dents. Souvent aussi un appareil à plaque, assez analogue à un dentier, permet de prendre un point d'appui solide sur les maxillaires, soit pour mobiliser une ou plusieurs dents, soit pour modifier l'architecture faciale elle-même (appareil extenseur des mâchoires : Coffin, Martinier, etc.) Parmi ces appareils, quelques-uns utilisent des forces physiologiques comme par exemple le *plan incliné* de Catalan

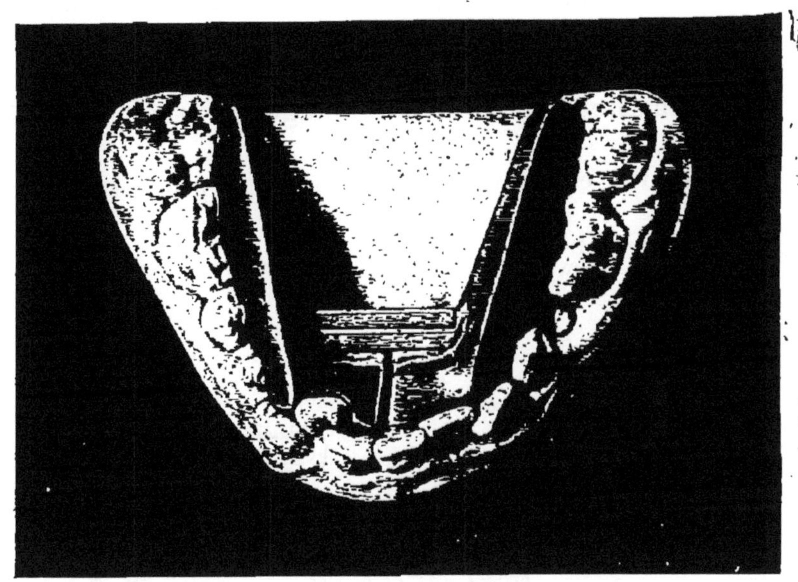

Fig. 199. — Appareil d'extension de Redier.
Etat de l'appareil au moment de sa mise en action.

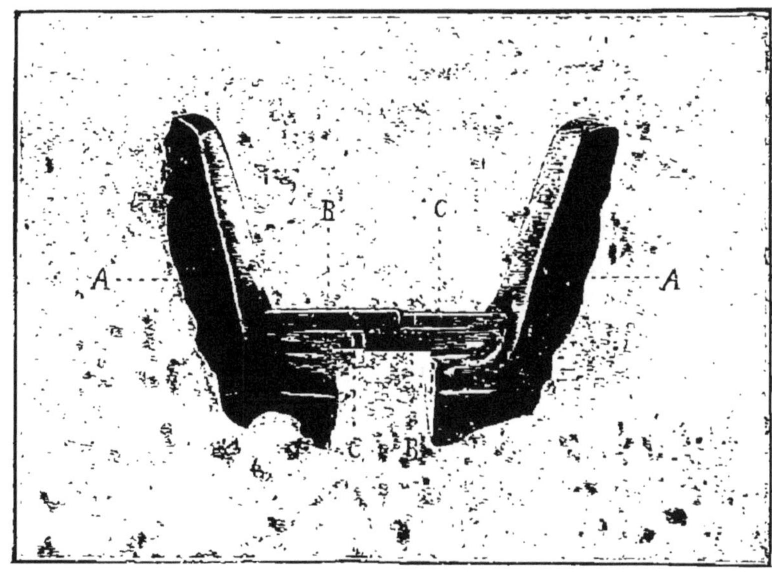

Fig. 200. — Appareil d'extension de Redier.
Etat de l'appareil au moment où son action est achevée.

de Harris, etc., dont la figure indique clairement son mode d'action. La dent en rétroversion vient s'appuyer sur le plan glissant de l'appareil chaque fois que le patient ferme la bouche, soit en mangeant, soit en parlant (fig. 204).

Appareils compliqués. — Mais, le plus souvent, les

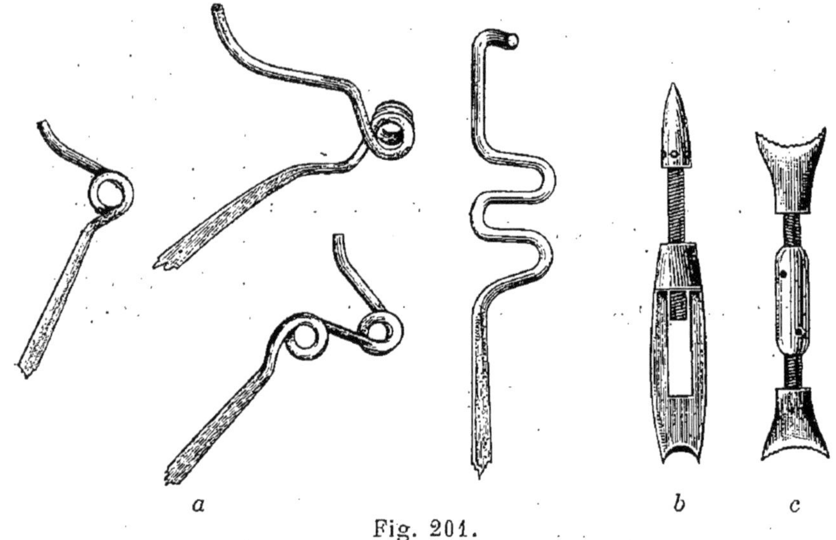

Fig. 201.

a, diverses formes de ressorts ; — *c*, Vis de Lee.

appareils servent à supporter les moyens actifs de mobilisation (liens, ressorts, vis, etc) (fig. 201).

Le redressement effectué, les résultats acquis doivent être maintenus sous peine de disparaître à bref délai et un appareil de contention est appliqué. La forme de ces appareils est variable. Dans tous les cas, l'appareil doit être porté plusieurs mois.

Physiodynamie. — Lorsqu'une pression ou une traction est exercée d'une façon douce et prolongée, le ligament alvéolo-dentaire s'allonge du côté correspondant au sens de la pression et est comprimé dans le sens opposé ; de là un peu de périodontite aiguë par traumatisme. Au bout de quelques jours, l'alvéole devient le siège d'un travail d'ostéite qui permet la migration. Du côté passif, c'est par *ostéite condensante* ou *comblement;* du côté actif, au contraire, c'est par *ostéite raréfiante* ou de *déblaiement.* La contention de l'organe déplacé étant maintenue pendant assez longtemps, le tissu osseux périarticulaire s'organise à nouveau normalement et bientôt toute trace de travail ostéoplastique a disparu ne permettant pas de reconnaître l'os sain de l'os modifié.

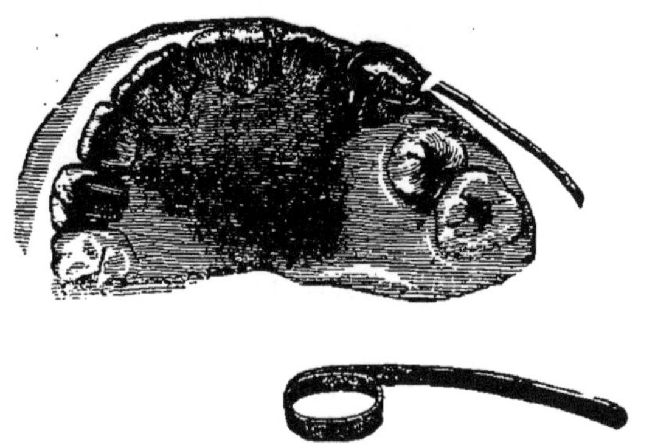

Fig. 202. — Appareil pour corriger la rotation sur l'axe (Guilford).

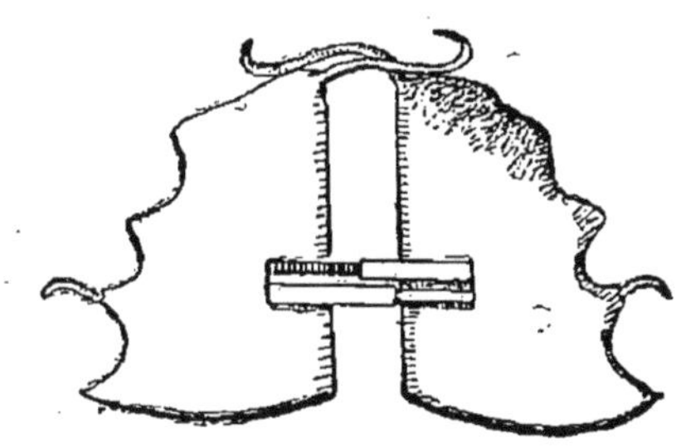

Fig. 203. — Appareil pour l'extension de l'arcade dentaire supérieure.

La force est continue et produite par un système de ressorts rectilignes (Francis-Jean).

Traitement des irrégularités dentaires et faciales. — Le traitement des irrégularités dentaires et faciales est chose difficile, longue et délicate. Très souvent il n'y a pas indication impérieuse à le pratiquer et on peut le considérer assez souvent comme une opération esthétique et de luxe. D'autre part, il faut au praticien, qui s'en occupe, une très grande expérience, un jugement très droit et une patience à toute épreuve pour conduire à bien un traitement qui peut durer des *mois entiers* et nécessiter l'application d'une série d'appareils. On conçoit que pour être suivies correctement, avec toute la minutie désirable, et eu égard au caractère de complaisance de ces opérations, elles ne peuvent être pratiquées que contre des honoraires très élevés. Ces circonstances réservent malheureusement les bénéfices de l'orthodontie

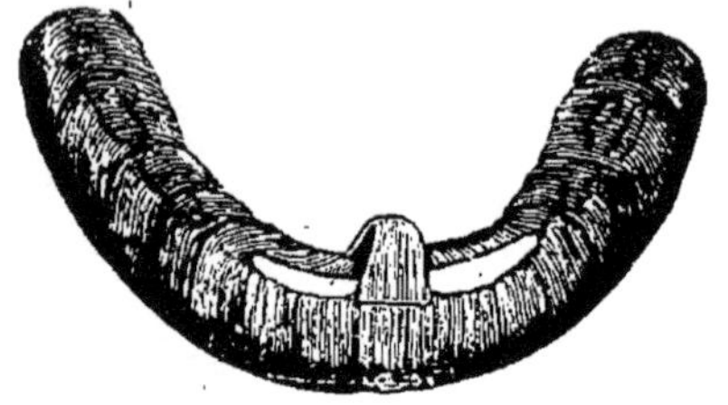

Fig. 204. — Plan incliné de Harris.

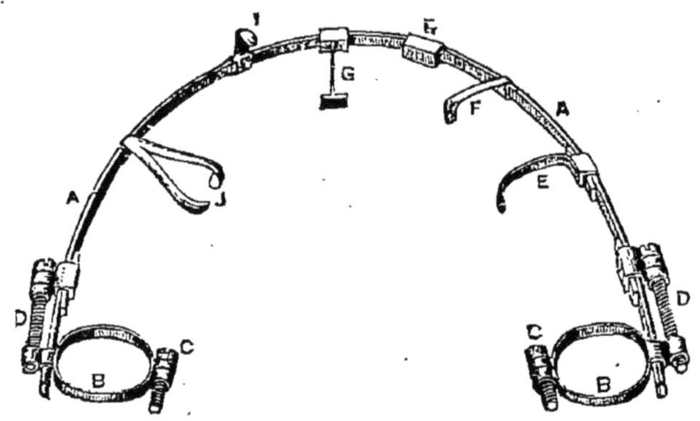

Fig. 205. — Appareils Patrick (Guilford).

à une minorité de patients et de praticiens. Les délicates difficultés de ces traitements, lorsqu'on veut s'en occuper consciencieusement, sont d'ailleurs si nombreuses que de plus en plus on constate une tendance parmi les stomatologistes à se spécialiser dans la pratique de l'orthodontie. C'est évidemment là une heureuse tendance qu'on ne saurait trop encourager pour le plus grand profit des patients.

Nous devons citer aussi un emploi intéressant de la

prothèse pour le *traitement de l'onychophagie*. Didsbury a conseillé de relever l'engrènement des dents par un appareil permettant la mastication et empêchant le contact des incisives antagonistes. Le tic est rapidement guéri et le procédé est d'autant plus à recommander qu'il n'empêche pas, si on le juge utile, de mettre simultanément en œuvre les divers traitement préconisés jusqu'ici : psychothérapie, etc. (1)

CHAPITRE IV

PROTHÈSE RESTAURATRICE BUCCO-FACIALE ET PROTHÈSE CHIRURGICALE

L'appellation « prothèse restauratrice » est employée, en dépit du pléonasme, pour désigner une prothèse spéciale, un peu différente de la prothèse dentaire et de la prothèse orthopédique.

L'absence d'un néologisme fait entrer dans le cadre de la *prothèse restauratrice*, tout ce qui n'est pas prothèse dentaire ou qui, ne se trouvant pas tout prêt dans le commerce (membres artificiels ; faux nez des orthopédistes ; etc.), est exécuté par le stomatologiste pour un cas donné.

La *prothèse restauratrice* comprend les appareils pour fracture des maxillaires, la prothèse palatine et vélo-palatine, la prothèse des mâchoires, de la langue, de la face, du nez, des oreilles, etc.

Sous le nom de *prothèse chirurgicale*, on désigne une prothèse de date relativement récente qui se pratique en même temps que l'acte opératoire. Cette prothèse « san-

(1) Voy. communication de DIDSBURY, *Académie de méd.*, 1907.

glante » comporte surtout la prothèse du squelette (prothèse plastique ; métalloplastie du crâne ; du nez ; agra-

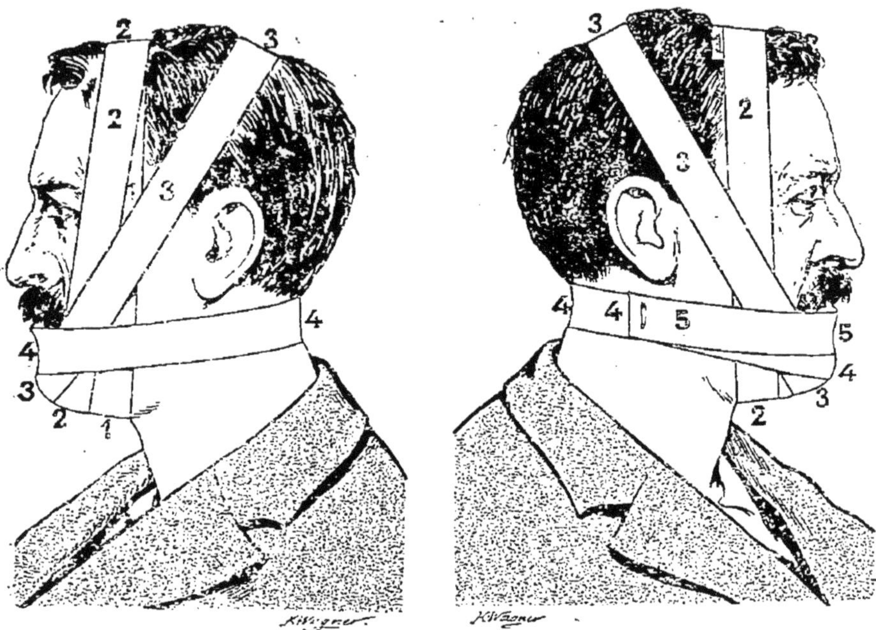

Fig. 206 et 207. — Application d'un chevestre (d'après Ombrédanne).
Les numéros indiquent l'ordre dans lequel doivent être appliqués les tours de bande.

fes diverses ; vissage ou boulonnage des os ou de plaques pour le traitement des fractures; etc.

Les prothèses peuvent, avec beaucoup plus de raison, être divisées (Lemerle) en :

1° Prothèse tardive ou médiate ;
2° Prothèse immédiate provisoire ;
3° Prothèse interne immédiate ou tardive.

Il est difficile d'établir une classification, dont l'importance est d'ailleurs tout à fait secondaire, des opérations très diverses, qui se présentent dans la pratique au prothésiste.

Quoi qu'il en soit, l'existence même de cette branche importante de la stomatologie est trop peu connue des médecins et des chirurgiens généraux qui, bien qu'ils ne puissent en aucun cas l'utiliser eux-mêmes, pourront, soit en réclamant la collaboration du stomatologiste, soit en lui adressant leurs malades, rendre à ces derniers les plus importants services. En même temps qu'ils permettront le développement de ce genre de prothèse qui jusqu'à présent n'est utilisé que par un trop petit nombre de prothésistes à raison du matériel considérable qui est nécessaire et du nombre relativement faible des cas qui viennent à eux, le plus souvent d'ailleurs, par hasard.

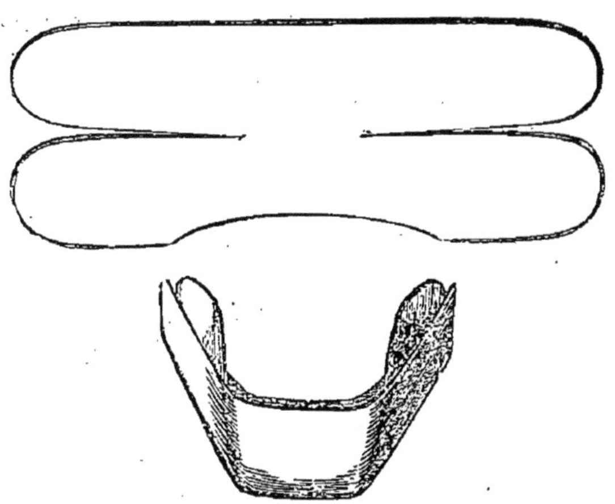

Fig. 208. — Préparation d'un appareil d'urgence pour fracture du maxillaire inférieur.

a, Plaque de carton ou mieux de gutta-percha, découpée pour être ramollie à l'eau chaude ; — *b*, La même pliée prête à être appliquée après réduction.

FRACTURES DES MACHOIRES

Appareils de traitement pour les fractures de la mâchoire inférieure

Nous ne voulons pas étudier ici en détail le traitement des fractures des mâchoires que le lecteur trouvera ailleurs. Nous ne décrirons pas non plus les différentes méthodes de traitement (frondes, chevestres, ligature des dents, sutures ou ligatures osseuses, etc.) Nous nous bornerons à signaler les appareils « universels » pouvant être prêts d'avance et s'adapter à peu près à tous les cas comme les appareils de Morel-Lavallée, de Houzelot ou de Péan. Ces appareils ne donnent que des résultats approchés et ils constituent une complication rendant

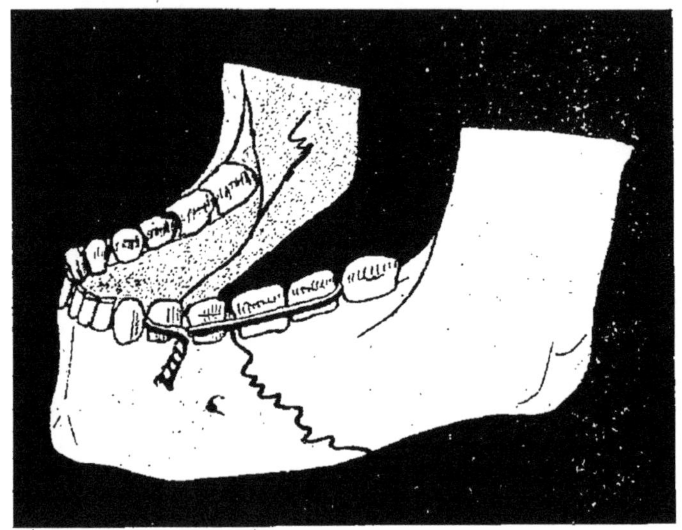

Fig. 209. — Fracture de la mâchoire inférieure.

Contention pour ligature des dents. On pourra effectuer cette ligature soit avec un fil métallique, soit avec un gros crin de Florence. On ne liera pas autant que possible les dents contiguës au trait de fracture.

tellement difficiles les lavages antiseptiques, si importants dans le traitement de ces fractures, que l'on ne peut pas blâmer les chirurgiens qui en rejettent systématiquement l'emploi et préfèrent utiliser à leur place des frondes, des mentonnières ou des chevestres correctement appliqués.

Nous ne nous arrêterons qu'aux appareils prothétiques qui, bien que ne pouvant être exécutés qu'au laboratoire du stomatologiste, pourront cependant rendre les plus grands services aux chirurgiens généraux.

L'inconvénient de tous ces appareils réside dans la

nécessité d'une prise d'empreinte préalable, leur confection ne pouvant se faire que sur un modèle en plâtre.

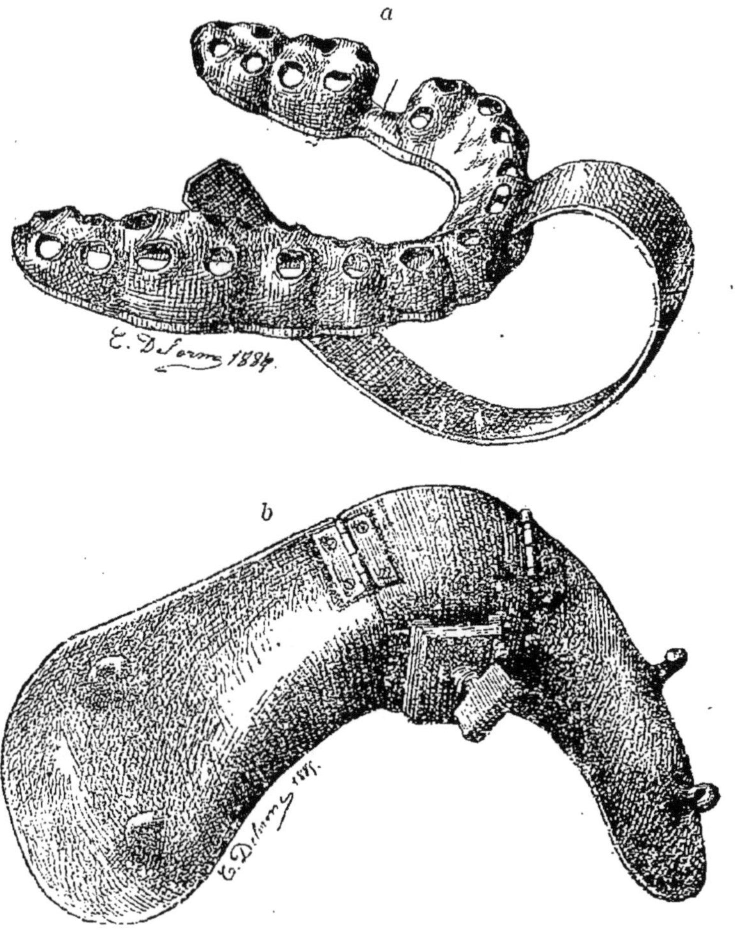

Fig. 210. — Contention des fractures du maxillaire inférieur Appareil Martin : *a*, gouttière ; *b*, plaque sous-mentonnière.

Les empreintes étant prises, après une réduction approchée des fragments de l'os fracturé, on obtient un moulage de plâtre. Ce moulage est scié aux endroits correspondants aux traits de fracture. Les dents de l'arcade dentaire opposée permettent, en recherchant l'engrènement normal, de placer les fragments de plâtre sciés dans la position normale de la mâchoire avant l'accident. On fixe les segments dans cette position par une assise nouvelle en plâtre. Sur ce modèle, qui représente maintenant l'arcade dentaire dans son état naturel, telle qu'elle était avant la fracture, on emboutit une gouttière plastique ou métallique.

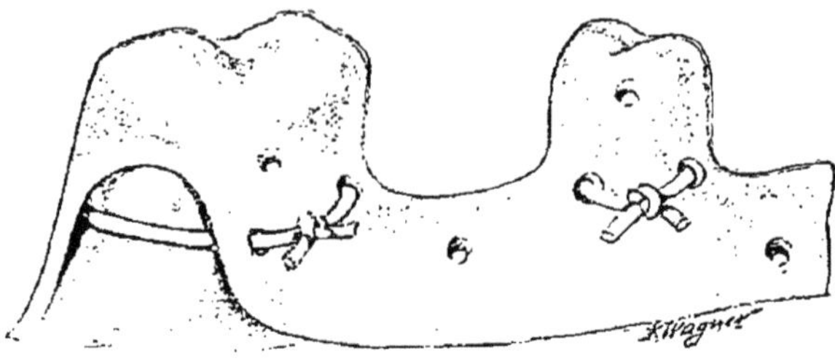

Fig. 211. — Gouttière simple en métal (Mahé).

Les principaux appareils qui sont établis sur ce principe sont les appareils dits : attelle ou gouttière dentaire (fig. 211) ; cage de Malgaigne ; cage de Hammond ; appareil de Gunning ; appareil de Kingsley (fig. 212) ; appareil de Martin (fig. 210) ; appareil de Martinier.

Chacun de ces appareils présente des indications et des contre-indications que le stomatologiste appréciera. L'appareil de Gunning, par exemple, est nettement indiqué dans les cas de fracture des branches, du col du condyle ou de l'apophyse coronoïde, parce qu'il immobilise parfaitement ces régions. L'appareil de Kingsley, les gouttières et les appareils dérivés peuvent être en outre en tous points comparés aux appareils de marche pour fracture de jambe. Ils permettent la mastication, l'élocution. Le blessé peut, à la rigueur, ne pas interrompre ses occupations.

Appareils de traitement pour les fractures du maxillaire supérieur

Parmi les fractures du maxillaire supérieur susceptibles d'être judicieusement traitées par des appareils de prothèse, nous ne retiendrons que les disjonctions intermaxillaires, les fractures horizontales, les disjonctions cranio-

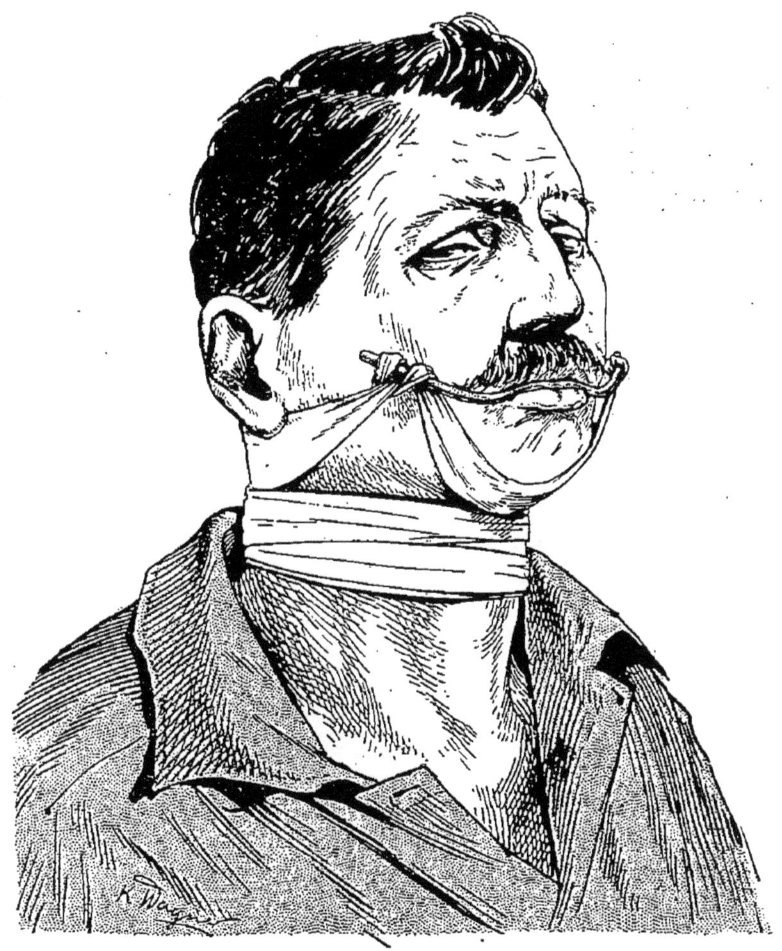

Fig. 212. — Appareil de Kingsley en place (Mahé).

faciales ou les grandes fractures dites « fractures à quatre fragments » de Walther.

Dans ces cas, la réduction, étant parfois difficile à maintenir, il y aura grand avantage pour le blessé à se voir appliquer un appareil convenable.

Les attelles ou gouttières, les plaques palatines pourront rendre service dans les fractures sagittales ainsi que l'appareil de Gunning, mais le meilleur dispositif, surtout dans le cas de disjonction cranio-faciale, sera l'appareil de Goffres, de Graefe ou de Ferraton. (Fig. 213).

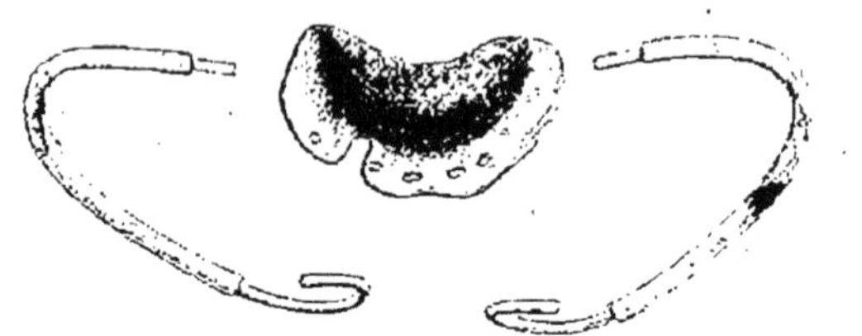

Fig. 213. — Appareil de Ferraton pour fracture du maxillaire supérieur.

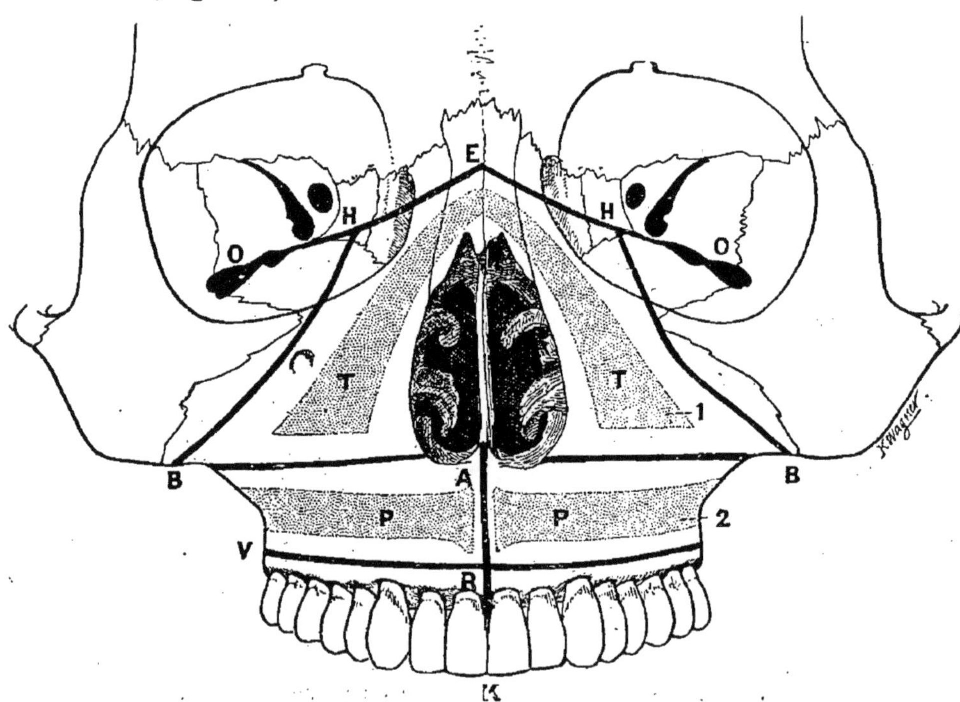

Fig. 214. — Poutres de résistance et lignes de faiblesse du massif facial (d'après Ombrédanne).

Ceux-ci sont constitués par une armature crânienne supportant des tiges métalliques qui viennent coiffer et retenir en place le massif maxillaire réduit. Dans le cas où les fractures siègeraient simultanément à la mâchoire supérieure et à la mâchoire inférieure, c'est à l'appareil de Gunning, construit par la méthode de l'empreinte sectionnée, que l'on devra donner la préférence.

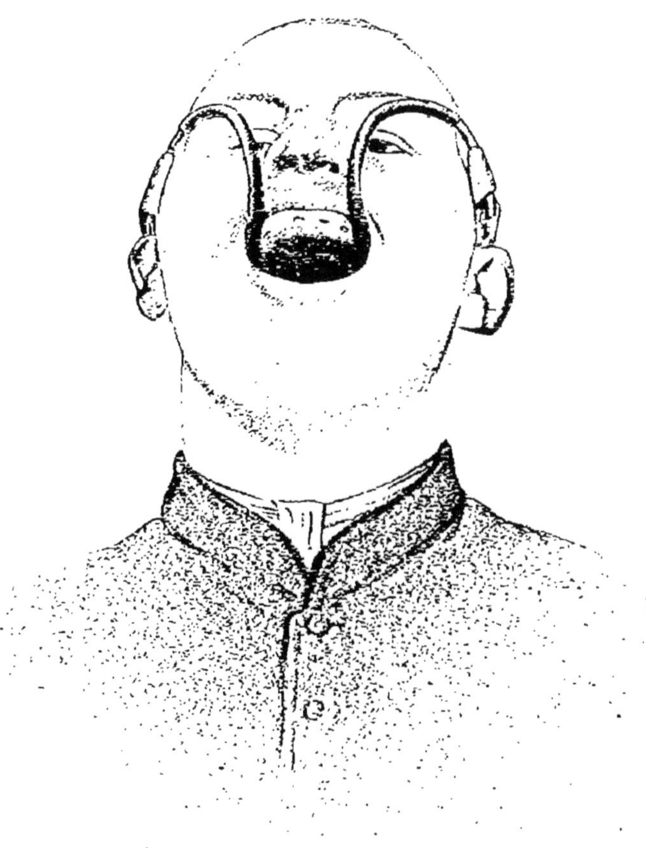

Fig. 215. — Appareil de Ferraton en place (Baudet).

PROTHÈSE PALATINE ET VÉLO-PALATINE

Origine et division des lésions. — Les lésions palatines ou vélo-palatines, susceptibles d'être traitées avec

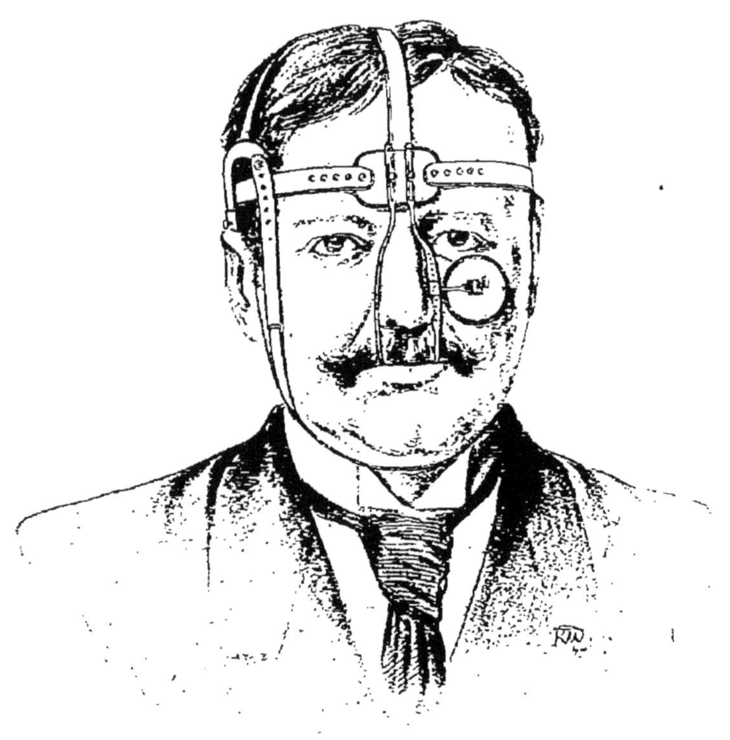

Fig. 216. — Appareil de Goffres.

avantage par le stomatologiste ; seul ou aidé du chirurgien général, peuvent se diviser en deux classes quant à leur origine :

1° Elles peuvent être *congénitales*. C'est alors une dystrophie qui se présente très rarement sous forme de *perfo-*

rations et très souvent au contraire sous forme de *fissures*.

Les *perforations congénitales* sont toujours médianes.

Les *fissures* sont rarement médianes. Le plus souvent elles laissent le vomer sur un de leurs côtés et on peut donc dire que les fissures sont toujours latérales. Parfois simples, elles sont quelquefois doubles de même qu'elles peuvent varier de longueur et constituer soit le *Cheilo-shisma simple* ou bec-de-lièvre, soit le *Cheilo-shisma double* ou *gueule-de-loup*, soit le *Cheilo-gnatho-shisma* simple ou double, ou division de la lèvre et du bord alvéolaire, soit le *Cheilo-gnatho-staphylo-shisma* ou division de la lèvre, de la voûte et du voile, soit le *gnatho-staphylo-shisma* ou division de la voûte et du voile, soit enfin le simple *staphyloshisma* ou division du voile qui peut même se borner à n'être qu'une simple bifidité de la luette.

2° Elles peuvent être *acquises;* le plus souvent alors elles reconnaissent deux causes : la maladie, la *syphilis tertiaire* le plus souvent, parfois la *tuberculose,* et le traumatisme.

A l'inverse des lésions congénitales, dans l'immense majorité des cas, les lésions acquises sont des *perforations*. Ces perforations peuvent siéger un peu partout, être uniques ou multiples, de dimensions plus ou moins étendues.

Tableau des origines et classification des solutions de continuité palatine ou vélo-palatine.

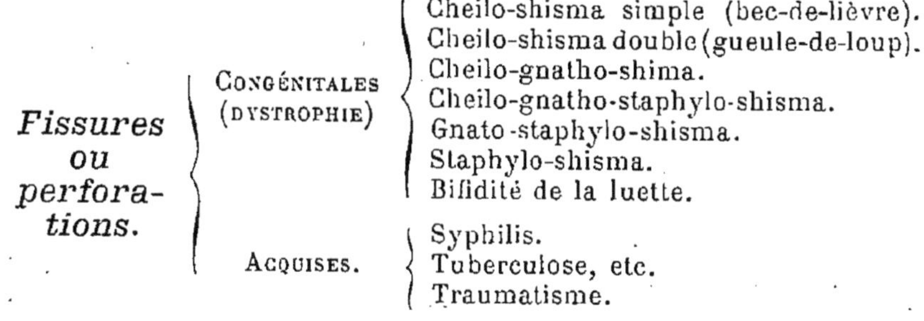

Fissures ou perforations.	CONGÉNITALES (DYSTROPHIE)	Cheilo-shisma simple (bec-de-lièvre). Cheilo-shisma double (gueule-de-loup). Cheilo-gnatho-shima. Cheilo-gnatho-staphylo-shisma. Gnato-staphylo-shisma. Staphylo-shisma. Bifidité de la luette.
	ACQUISES.	Syphilis. Tuberculose, etc. Traumatisme.

On conçoit qu'il n'existe pas, tant au point de vue chirurgical qu'au point de vue prothétique, une méthode unique pour remédier à ces différentes malformations ou accidents.

Traitement des solutions de continuité de la voûte et du voile du palais

1° *Traitement sanglant.* — A. **Perforations** — Le traitement sanglant des perforations n'offre rien de particulier. Chez un syphilitique traité, il suffit, parfois, d'aviver simplement les bords au bistouri ou au thermocautère pour que la brèche arrive à se combler par cicatrisation pendant le traitement spécifique.

B. **Fissures.** — Nous n'avons pas à étudier ici les différentes méthodes d'uranoplastie ou de staphylorraphie. Nous nous bornerons à indiquer que c'est un dentiste français de Rouen, nommé Lemonier, qui l'a mise le premier en pratique en 1764, et nous signalerons les heureux résultats qu'obtient régulièrement et depuis longtemps notre confrère Brophy (de Chicago) dont la méthode demeure trop rarement employée en France. Entre autres avantages, cette méthode possède celui de pouvoir être utilisée de très bonne heure et cette seule considération est suffisante pour lui donner, au point de vue des résultats fonctionnels ultérieurs, un avantage incontestable. La division de la lèvre peut et doit être opérée par la suture, au plus tôt, afin de permettre l'alimentation de l'enfant. D'ailleurs leur traitement n'étant pas susceptible de bénéficier de la prothèse, nous n'avons pas à nous en occuper ici.

RÉTRÉCISSEMENT MÉCANIQUE PROGRESSIF PRÉOPÉRATOIRE [1].

(1) SEBILEAU et LEMERLE, Rétrécissement mécanique progressif des fentes palatines avant (*Soc. de Chir.*, 25 mars 1908).

DUCOURNEAU, Application de la prothèse à la réduction des fissures congénitales du maxillaire supérieur.

TH. RAYNAL. Traitement des solutions de continuité de la voûte et du voile du palais (*Marseille Médical*, 1911, p. 408).

— Les méthodes classiques sont parfois laborieuses à employer à raison de ce fait, que la fissure étant très large et la bouche de l'enfant très petite, la taille et la suture des lambeaux deviennent particulièrement difficiles.

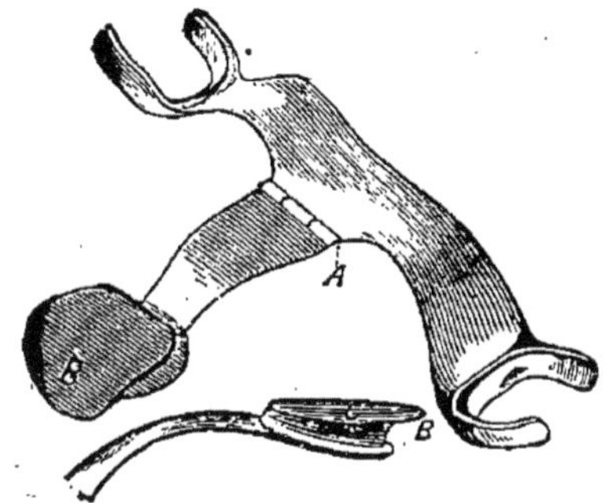

Fig. 217. — Appareil obturateur pour perforation du voile du palais.

Dans un cas semblable, nous avons obtenu, en utilisant la prothèse avant l'intervention, un résultat satisfaisant. Dans cette combinaison dont l'initiative revient à Sebileau et Lemerle, les deux maxillaires sont fortement rapprochés par les procédés usuellement employés en orthodontie. Plus tard, l'opération effectuée et l'enfant ayant grandi, si on juge à propos de pratiquer l'extension de la mâchoire supérieure et la régularisation des dents, il suffit de mettre en œuvre les appareils employés également d'une façon classique dans ce but.

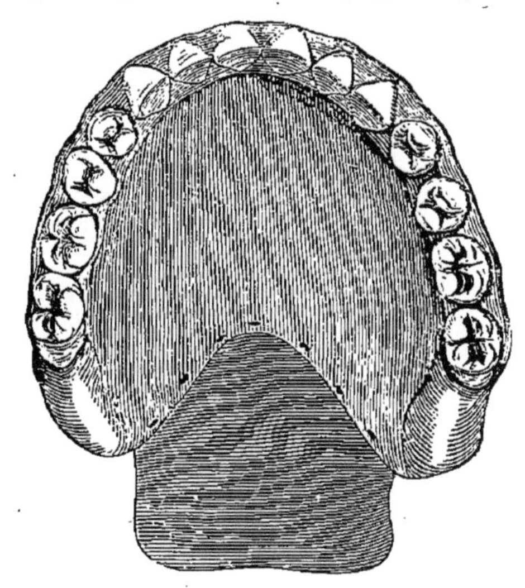
Fig. 218. — Voile artificiel de Sercombre.

2° ***Traitement prothétique***. — *a*. **Perforations**. — CE QU'IL NE FAUT PAS EMPLOYER ET CE QU'IL NE FAUT PAS FAIRE. — On ne doit jamais placer un corps étranger *dans* une perforation. Les appareils doivent se borner à les sous-tendre et ne doivent jamais pénétrer

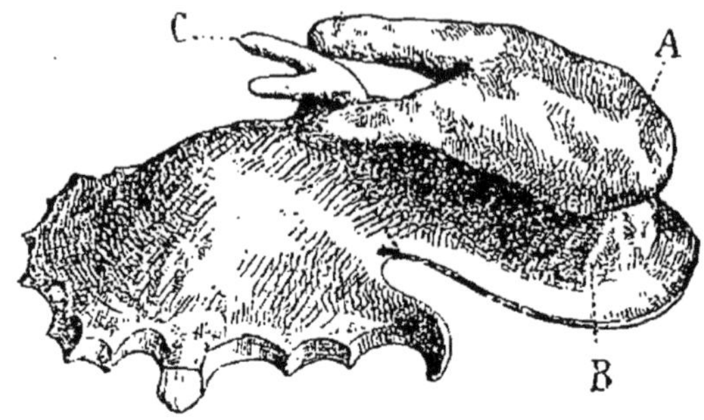

Fig. 219. — Appareil à poches d'eau de Martin.

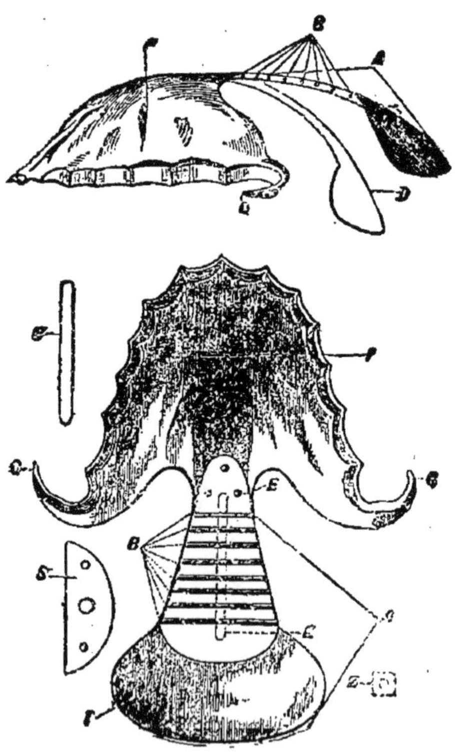

Fig. 220. — Appareil Guerini.

dans la lésion, même si ce sont des appareils rigides : 1° Parce que cette pénétration ne sert à rien ; 2° parce qu'elle peut être un obstacle à la cicatrisation qui pour-

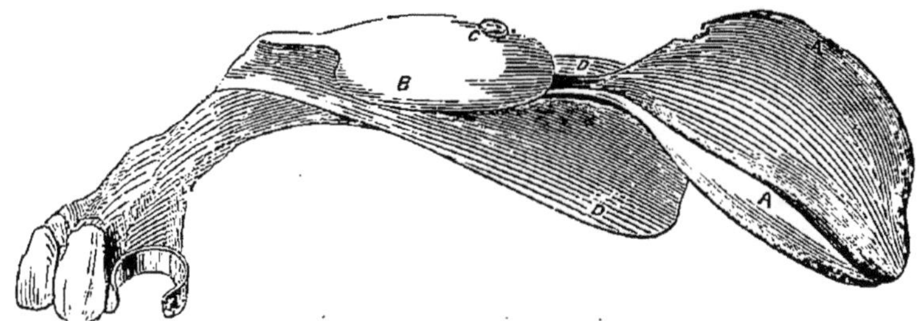

Fig. 221. — Voile artificiel pour fissure vélo-palatine compliquée d'un bec-de-lièvre unilatéral gauche.

rait avoir spontanément tendance à se produire ; 3° parce qu'un appareil tangent à la lésion aidera et, même en certains cas, pourra provoquer cette cicatrisation.

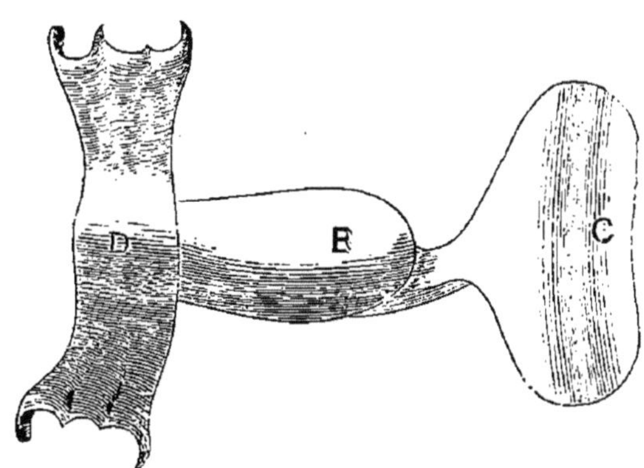

Fig. 222. — Appareil obturateur avec voile artificiel destiné à combler une défectuosité palatine et brièveté du voile chez un malade ayant antérieurement subi l'uranostaphylorrhaphie.

On défendra surtout la fermeture des perforations avec l'ouate et davantage encore l'emploi des obturateurs de caoutchouc. Ces obturateurs, en forme de bouton de chemise, bon marché, sont commodes en ce sens qu'ils dispensent de l'intervention du stomatologiste, mais pour être efficaces, ils doivent s'appliquer avec une certaine pression sur les bords de la lésion et la traverser ; or, cette pression constante provoque la résorption du tissu osseux périphérique, ce qui fait

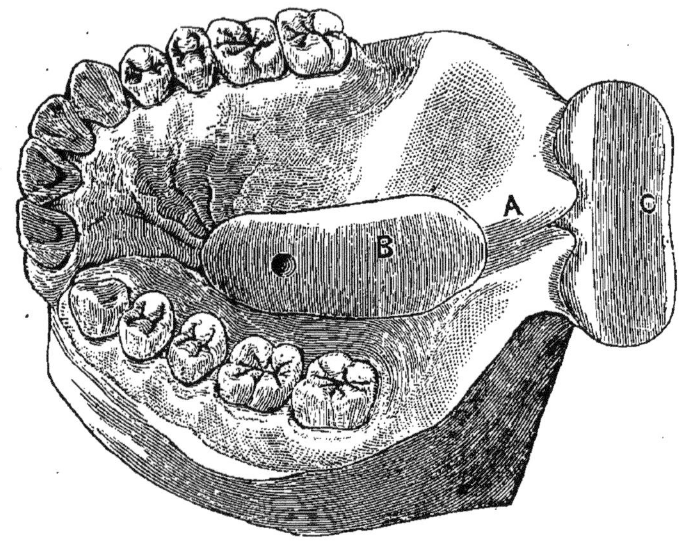

Fig. 223. — Le même appareil en place.

qu'au bout de quelque temps l'obturateur se trouve trop petit par suite de l'agrandissement de la perforation. Le malade est alors obligé d'en employer un plus gros et petit à petit, loin de guérir, la lésion ne fait que s'aggraver, au point que, dans un cas que nous connaissons, une petite perforation du calibre d'un crayon a fini par avoir le diamètre presque d'un petit œuf de poule après avoir déplacé la cloison du nez. Les tampons d'ouate agissent de la même façon. Placés secs, ils se gonflent sous l'influence de la salive et agissent comme le bouton de caoutchouc avec cette aggravation qu'ils sont, le plus souvent, le siège de fermentations nombreuses et provoquent la fétidité de l'haleine.

b. — **Divisions simples ou divisions doubles du voile ou de la voûte et du voile.** — Parmi les nombreux appareils utilisés, tous se composent d'une plaque palatine en caoutchouc ou en métal sous-tendant la fissure palatine et allant jusqu'à la terminaison du palais osseux pour se continuer par un voile souple, de forme différente selon le cas (voile de Martin, de Guérini, de L. Delair, etc.).

Résultats fonctionnels. — Que le traitement soit conglant ou prothétique, dans les lésions acquises, les résultats fonctionnels sont parfaits et immédiats. Dans les lésions congénitales, si la guérison est obtenue avant que l'enfant ait commencé son éducation phonétique, ils sont également parfaits si on n'a pas laissé subsister de la brièveté du voile. Si, au contraire, l'opération ou la prothèse n'interviennent que lorsque l'enfant a achevé son éducation phonétique, il est indispensable qu'on lui apprenne à se servir de son nouveau voile naturel ou artificiel, et ce n'est qu'après plusieurs semaines d'exercice, qu'il pourra faire entendre les bénéfices qu'il aura retirés de l'opération ou de l'appareil.

PROTHÈSE DES MACHOIRES

Le stomatologiste peut être appelé à remplacer tout ou partie d'un ou des os maxillaires en deux circonstances: 1° immédiatement après leur ablation (résection chirurgicale ou traumatisme violent, coup de canon, par exemple). Il en fait alors la *prothèse immédiate;* 2° tardivement, plusieurs semaines, plusieurs mois ou plusieurs années après l'accident, alors que la cicatrisation est effectuée. Il en fait alors la *prothèse tardive* ou *médiate*.

Autant que faire se pourra, les chirurgiens généraux auront avantage à demander la collaboration du stomatologiste en vue de la prothèse immédiate, les résultats opératoires esthétiques et fonctionnels étant de beaucoup plus satisfaisants.

La prothèse tardive, bien qu'elle soit moins agréable à supporter pour le malade, plus longue et plus difficile, donnera encore d'excellents résultats quoique moins satisfaisants la plupart du temps que la prothèse immédiate.

I. **Prothèse immédiate.** — 1° ***Prothèse immédiate du maxillaire inférieur.*** — On connaît, à la suite de l'abla-

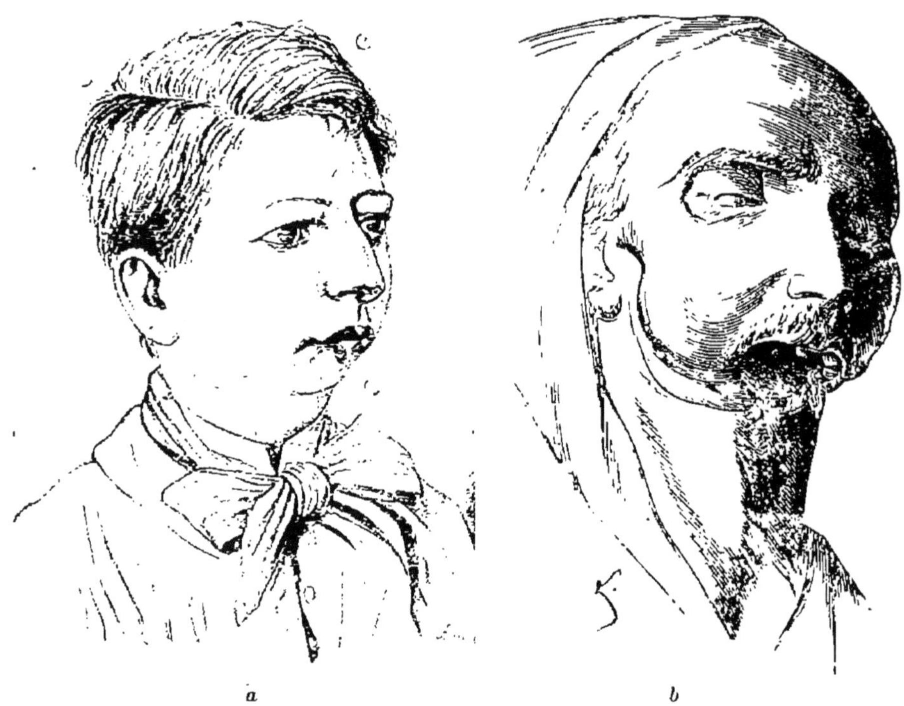

a *b*

Fig. 224 et 225. — Déformations consécutives à l'ablation du maxillaire inférieur.

a, Ablation nécessitée par un néoplasme (Martin) ; — *b*, Ablation du maxillaire inférieur par un coup de canon.

tion de tout ou partie du maxillaire inférieur, le grand nombre des accidents ou des troubles soit immédiats, soit tardifs qui en résultent : rétrocession de la langue, troubles de la phonation, de la déglutition, de la mastication, écoulement constant de la salive, déformation énorme de la

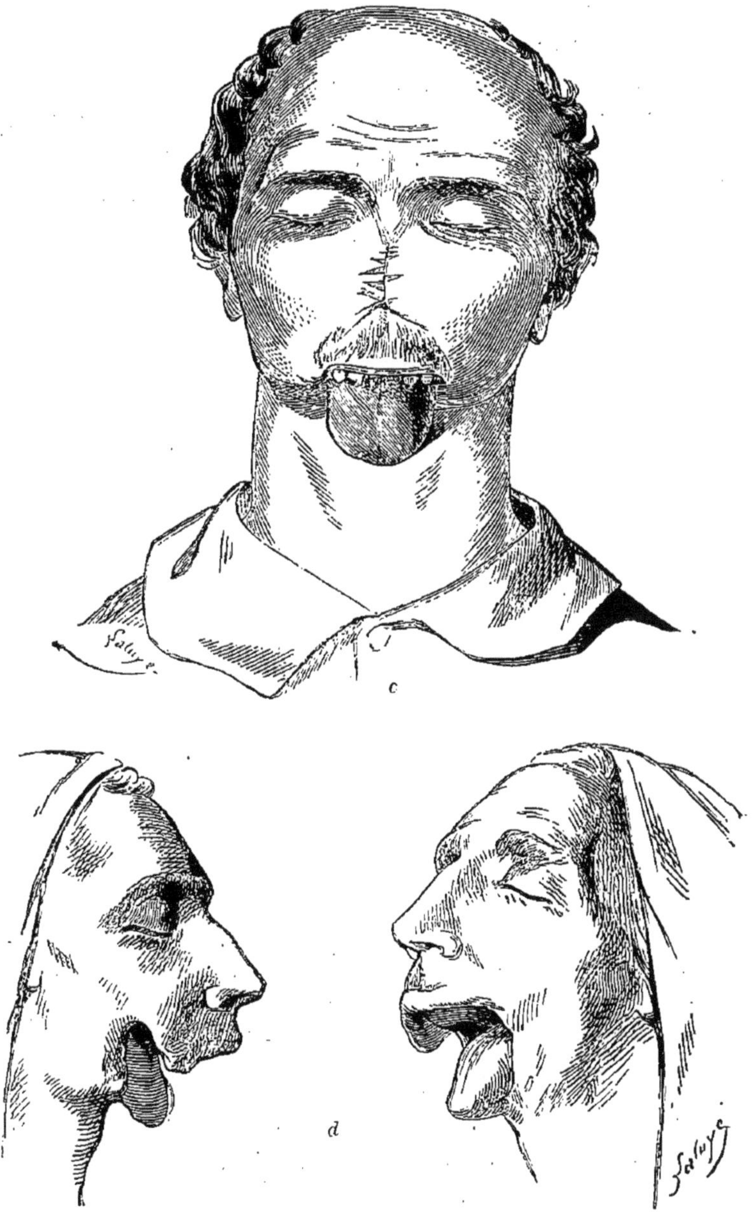

Fig. 226 à 228. — Déformations consécutives à l'ablation du maxillaire inférieur.

c, Ablation du menton et du nez par un coup de mitraille ; — *d*, Ablation du maxillaire inférieur par un éclat de bombe.

face, déformation des maxillaires, déviation des fragments restants, procidence de la langue, etc.

Technique. — Pour pratiquer la prothèse immédiate du maxillaire inférieur, on utilise un maxillaire artificiel en ébonite ou en métal. Lorsque le chirurgien a achevé

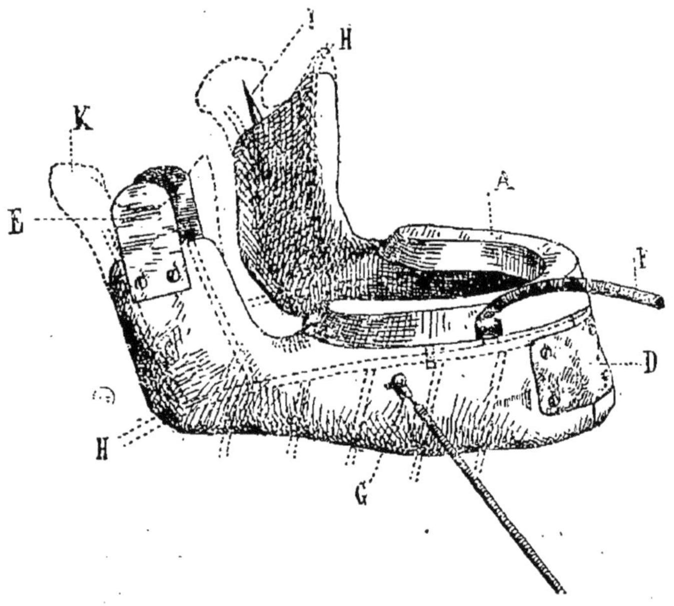

Fig. 229. — Prothèse immédiate de la mandibule.
Appareil provisoire pour maxillaire inférieur (Martin).

l'exérèse osseuse, sitôt que l'hémostase est établie, le prothésiste intervient et il applique, en l'ajustant soigneusement, le maxillaire artificiel à la place du segment osseux enlevé. Cet appareil est fixé par un système de vis ou de boutons qui le rendront parfaitement immobile. On rabat sur l'appareil les lambeaux cutanés et, en ayant le plus grand soin de faire des lavages très abondants, on laisse la cicatrisation du tissu se faire sur l'appareil. Cet appareil joue, en l'occurrence, un rôle semblable à celui des voûtes en bois que les maçons disposent pour établir par coulée les conduites d'égout en ciment. Au bout d'un temps variable, et lorsqu'on juge la cicatrisation achevée, on enlève l'appareil provisoire et on place tout de suite après l'appareil définitif (fig. 230).

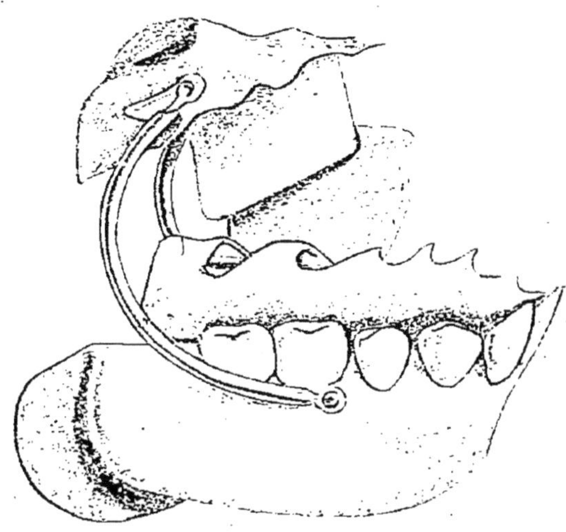

Fig. 230. — Appareil de prothèse immédiate (Martin).

Cette pièce est une sorte de dentier volumineux qui remplace tout ce que l'opérateur a dû réséquer. On doit enlever très souvent cet appareil pour le nettoyer et laver son lit, mais il est de la plus haute importance de ne jamais laisser ce dernier déshabité par crainte de voir la rétraction cicatricielle empêcher de pouvoir le remettre en place.

Dans le cas où un traumatisme violent emporterait, comme on le voit en chirurgie de guerre, toute la partie inférieure de la face, les mêmes règles peuvent, si on en a la possibilité matérielle, être appliquées ; régularisation de la plaie et des esquilles, pose de l'appareil provisoire et reconstitution des tissus symphysaires par grande autoplastie prélevée aux dépens de la poitrine par exemple où pourront venir se fixer les morceaux sectionnés des muscles voisins.

2° ***Prothèse immédiate du maxillaire supérieur.*** — On aura recours avec avantage à la prothèse immédiate.

Lorsque l'arcade zygomatique par exemple doit être enlevée et, dans ce cas, la méthode est la même que pour la mâchoire inférieure, c'est-à-dire : application d'un appa-

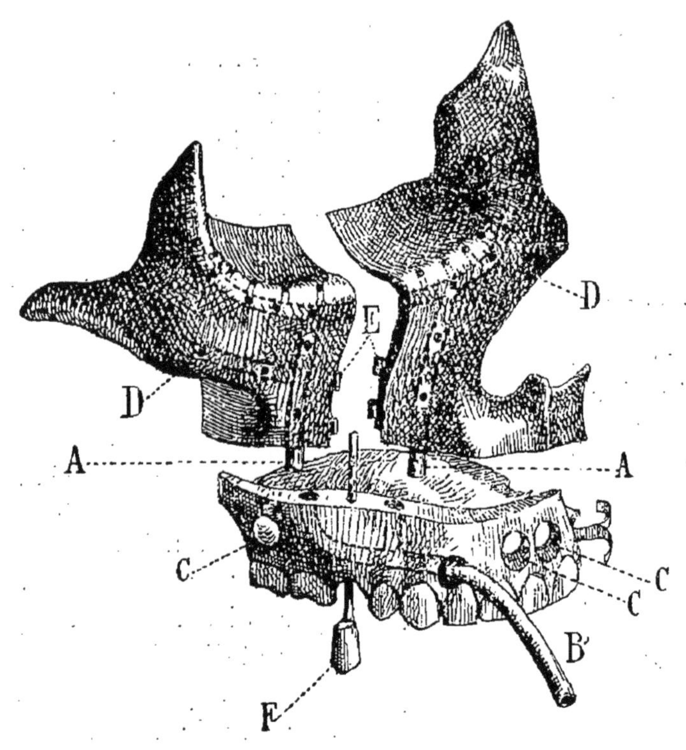

Fig. 231. — Prothèse immédiate de la mâchoire supérieure. Appareil provisoire (Martin).

reil destiné à soutenir la cicatrisation et remplacement ultérieur par une pièce définitive.

La prothèse immédiate est encore nettement indiquée lorsque l'intervention porte vers la partie incisive ou médiane des maxillaires car il y a alors à craindre l'effondrement du nez.

Enfin, au cas où les deux maxillaires supérieurs seraient

enlevés, il y a également indication à utiliser au plus tôt les ressources de la prothèse immédiate.

Prothèse médiate (prothèse tardive). — Lorsqu'un emalpa a subi la résection d'un maxillaire et qu'il a attendu un certain temps pour réclamer les secours de la prothèse, le problème est double et doit porter : 1° sur la correction des déformations cicatricielles ; 2° sur la restauration des fonctions et de l'esthétique.

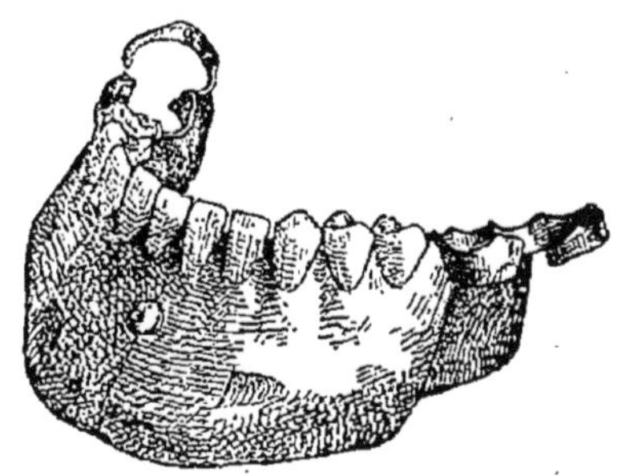

Fig. 232. — Prothèse de la mandibule.
Appareil définitif (Martin).

La correction des lésions consécutives à la rétraction cicatricielle se pratique en assouplissant les brides rétractives par les appareils convenables, des massages, au besoin même, dans certains cas, par des libérations opératoires. Ce temps est long et difficile et cependant il est indispensable pour pouvoir munir le blessé d'une pièce prothétique lui donnant la totalité des résultats recherchés. Sans l'exécution de ce temps préliminaire, l'appédareilfinitif placé ne constituerait guère plus qu'un appareil de maintien de la lésion qui aurait appelé sa présence et non une restitution organique rationnelle.

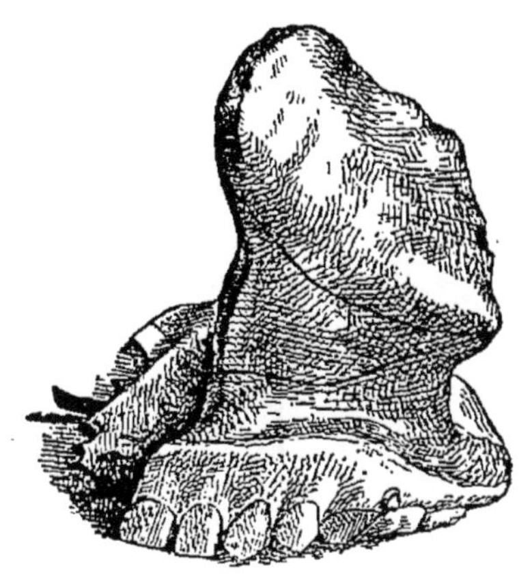

Fig. 233. — Prothèse du maxillaire supérieur.
Appareil définitif (Martin).

PROTHÈSE NASALE

Le remplacement du nez fait partie du domaine de la

Stomatologie, soit qu'on s'adresse à la méthode sanglante et que le stomatologiste intervienne pour donner une

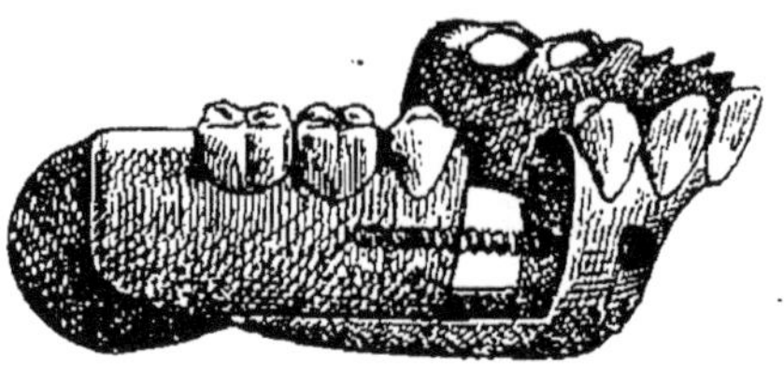

Fig. 234. — Prothèse tardive de la mandibule.
Appareil redresseur de Martin.

armature squelettique à la méthode autoplastique, soit

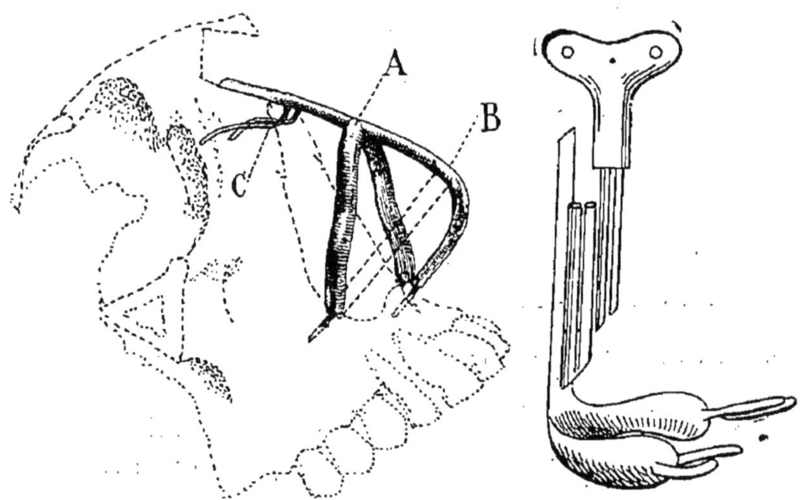

Fig. 235. — Squelette nasal métallique (Martin).

Fig. 236. — Squelette nasal perfectionné (Goldenstein).

que, la rhinoplastie étant contre-indiquée ou impossible, il s'occupe de la confection d'un nez artificiel amovible.

Supports de rhinoplastie. — Les premiers en date sont ceux de Martin qui les appliqua avec satisfaction dans le service de Letiévant.

Ravanier et de Marion, Goldenstein ont également établi des modèles d'appareils du même genre. Malheureuse-

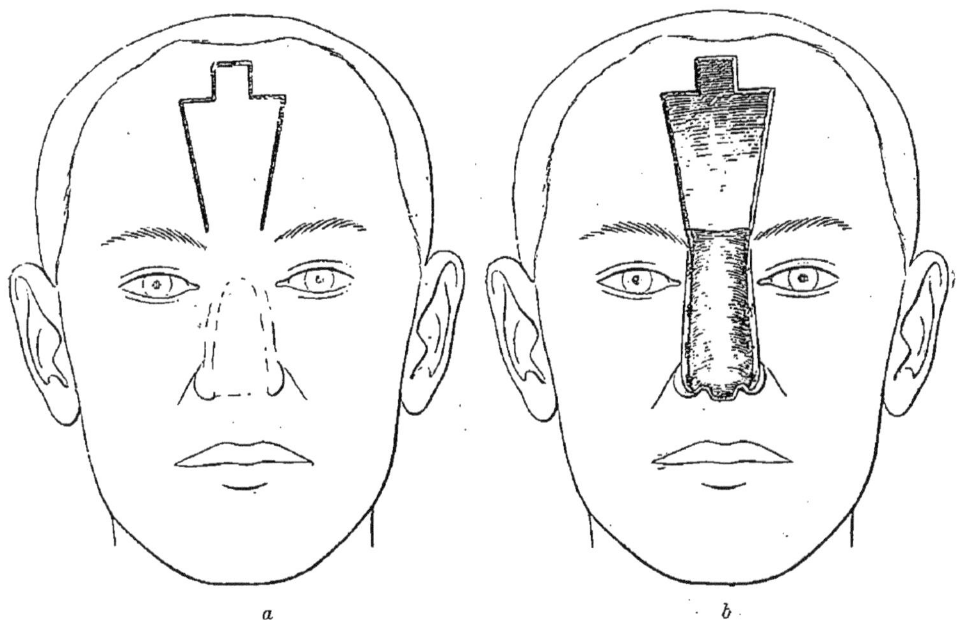

Fig. 237 et 238. — Rhinoplastie sur squelette métallique (Procédé de l'auteur).
a, Taille du lambeau-doublure; — *b*, Renversement et suture de ce lambeau.

ment, la plupart de ces appareils ont été éliminés et c'est pour éviter cet inconvénient capital que nous avons proposé (1) et appliqué une méthode qui l'évite.

L'appareil, au lieu d'avoir la forme d'un trépied ou d'un grillage, est constitué par une lame pliée en forme d'auvent et percée de trous réguliers. Cet appareil est inclus et entouré de toutes parts par deux plans de lambeaux ; l'un,

(1) Th. Raynal, *La Clinique*, 18 août 1911, n° 33, p. 513 et *Sud-Est Dentaire*, p. 7, 1912.

le lambeau doublure, est prélevé sur la peau du front, qui est rabattue face cruentée en avant et en contact avec l'appareil métallique, l'autre, le lambeau couverture est prélevé sur le bras par la méthode italienne.

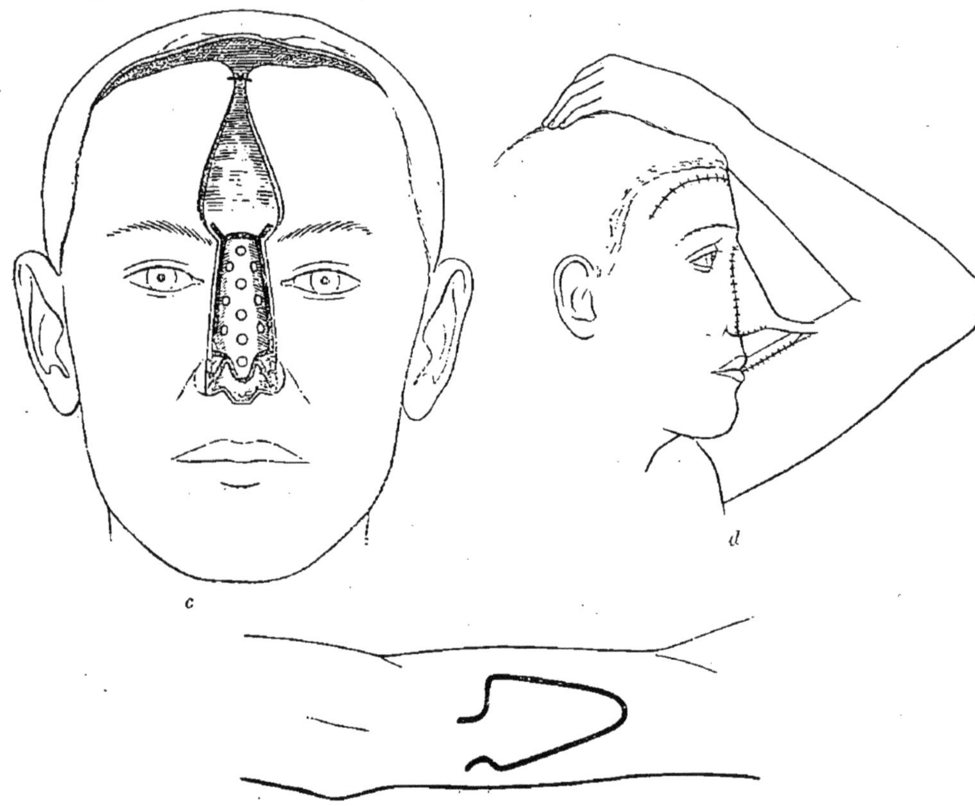

Fig. 239 et 240. — Rhinoplastie sur squelette métallique (Procédé de l'auteur).

c, Application du squelette prothétique ; — *d*. Inclusion de la prothèse par le lambeau brachial ; — *e*, Forme à donner au lambeau-couverture brachial.

Nez artificiels amovibles. — Rien n'est plus difficile à réussir qu'un nez artificiel amovible. Si bien construit qu'il soit, s'il ne s'harmonise pas parfaitement avec les traits des malades, non seulement le résultat obtenu n'est pas atteint, mais encore on obtient un résultat opposé :

on ridiculise ces malheureux qui, s'ils consentent quelquefois à être plaints, ne consentent jamais à être un objet de risée.

C'est pourquoi les nez métalliques peints vendus par les fournisseurs d'instruments de chirurgie sont la plupart du

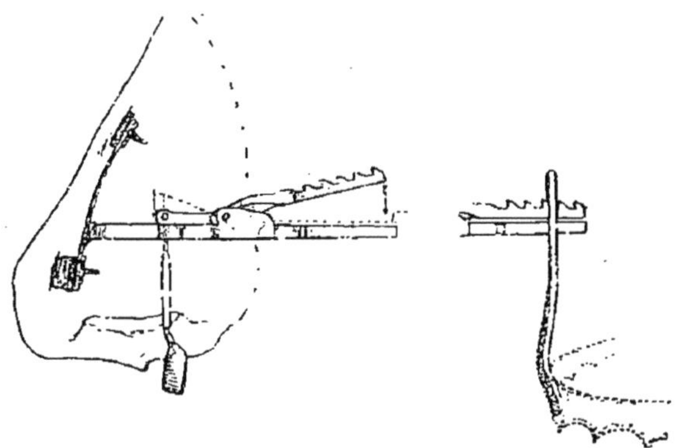

Fig. 241. — Prothèse nasale amovible.
Système de Martin pour la rétention d'un nez en céramique.

temps inutilisables parce qu'ils sont grotesques. Les appareils faits par le Stomatologiste peuvent se diviser en deux groupes : *Les nez en substances plastiques* (caoutchouc vulcanisé rigide ou souple, celluloïde, par exemple), et *les nez en porcelaine.*

Les appareils en *substances plastiques* ont tous, quelle que soit la perfection de leur construction et de leur ajustage, le très gros défaut de nécessiter l'application d'une couche de peinture pour s'harmoniser avec la teinte des téguments de la face. Or, *jamais* on n'obtient de résultats satisfaisants quels que soient l'habileté et les soins du peintre, et ceci est dû à ce que *toujours* ces nez ont une couleur froide, artificielle, une couleur morte en un mot. Au contraire les résultats les meilleurs sont obtenus avec l'emploi de la *porcelaine.*

Le nez est établi avec une feuille de platine. Sur cette

feuille on étend une pâte de kaolin coloré de façon convenable. Le tout est placé dans un four électrique où le kaolin fond. Refroidi, la feuille de platine est ôtée par dissolution dans de l'eau régale et la face externe du nez artificiel prend, par l'exposition à des vapeurs d'acide fluorhydrique, un aspect mat imitant à s'y méprendre la peau humaine. Les bords de l'appareil s'amincissant progressivement passent inaperçus, car les modifications de couleur des téguments sous-jacents transparaissent à travers la porcelaine amincie. Les résultats sont assez satisfaisants pour que, à une leçon clinique sur la question des restaurations nasales, Ollier ait pu dire qu'il y a dans l'assistance un auditeur, porteur d'un nez artificiel dont personne n'avait remarqué la présence.

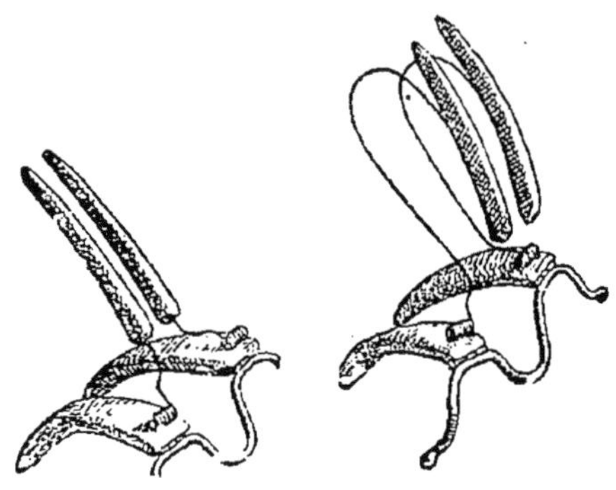

Fig. 242. — Orthorhinie.
Appareils de Martin pour le redressement des nez aplatis.

Rétention des nez artificiels. — Le plus ancien procédé est le système des lunettes. Il a le défaut d'être peu fixe et chez un malade jeune d'être encombrant et inesthétique. Il doit être conservé pour certains cas où le terrain contre-indique l'application d'un mécanisme intra-nasal. Quand on peut employer ce dernier, la question se posera souvent de savoir s'il ne vaut pas mieux pratiquer une rhinoplastie, mais en cas d'impossibilité de pratiquer cette opéra-

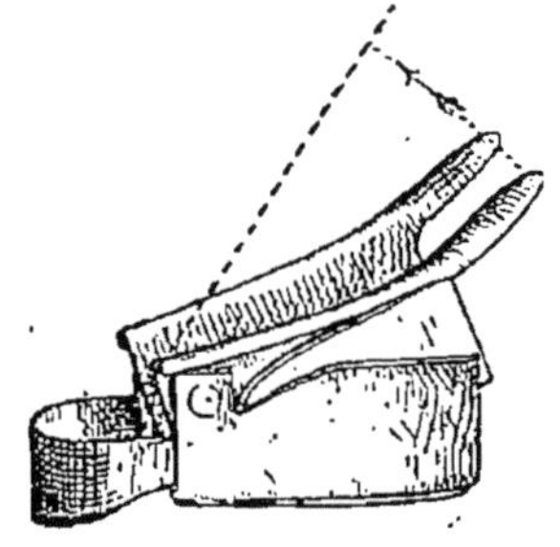

Fig. 243. — Orthorhinie.
Appareil pour la dilatation des narines (Martin).

tion, le mécanisme intra-nasal pourra rendre service. C'est une sorte de fourche dont les branches tendant à s'écarter s'appuient sur les cornets. On peut encore tenir le nez par une plaque buccale à travers une perforation palatine par exemple. Martin préconise la plaque palatine tenant le nez par une tige passant à travers une perforation qu'il pratique au fond du sillon labio-gingival.

Corrections nasales

Le stomatologiste intervient encore pour la correction des déviations nasales. Cl. Martin (de Lyon), a établi toute une série d'appareils prothétiques pour redresser la cloison, élargir les narines, soulever les ensellures nasales. Il a également proposé une méthode efficace pour le traitement immédiat des fractures du nez.

PROTHÈSE LINGUALE

On corrige les nombreux troubles consécutifs à l'amputation de la langue par l'application d'appareils fixés aux dents. La prothèse linguale est constituée le plus souvent par une sorte de poche en caoutchouc souple presque remplie d'eau qui se moule sur les moignons de la langue opérée ou qui la remplace même en entier.

Pour guérir certaines ulcérations très rebelles de la langue ou pour maintenir des applications médicamenteuses topiques et à demeure, Cl. Martin (de Lyon), avait également imaginé un *fourreau lingual*. Cet appareil lui a permis de guérir en peu de temps une ulcération linguale rebelle vieille de plusieurs mois.

PROTHÈSE FACIALE

Sous le nom de prothèse faciale, on désigne un genre de prothèse obtenu en combinant de différentes façons, selon le cas, les méthodes prothétiques du nez, de l'œil, des lèvres, etc.

Fig. 244. — Radiographie d'une prothèse du crâne (opéré de MM. Imbert et Raynal).

Prothèse squelettique (Prothèse interne). — L'observation depuis longtemps faite que des débris métalliques (projectiles notamment) pouvaient être parfaitement et longtemps tolérés par l'organisme, si certaines conditions indispensables étaient remplies (immobilité complète, asepsie, etc.), a conduit certains opérateurs à fixer délibérément dans l'organisme des appareils métalliques ne reproduisant la forme ou la fonction de tout ou partie d'un os.

L'application la plus satisfaisante qui ait été faite jusqu'à présent de cette méthode l'a été pour obtenir le comblement des brèches crâniennes.

Les appareils que l'on veut inclure doivent être fixés inébranlablement, être dépourvus d'arêtes irritantes et pouvoir être entièrement inclus.

On trouvera de plus amples détails sur cette méthode en parcourant les travaux qui ont traité de la question (1).

CHAPITRE V

ARSENAL CHIRURGICAL

nécessaire et suffisant à la pratique élémentaire de la Stomatologie et la mise en œuvre des indications pratiques

(1) Lemerle, Thèse, Paris, 1907.
Léon Delair, Prothèse squelettique *(Odontologie*, 1903, p. 49).
Cl. Martin, Prothèse bucco-faciale et du squelette (*Odontologie*, 1903, p. 529).
Delair, *Bulletin de la Société de Chirurgie*, 18 octobre 1905, n° 14, Presse Médicale, 1912.
L. Imbert, et Th. Raynal. Le comblement des brèches des parois craniennes. Prothèse métallique interne. *Gazette des Hôpitaux*, n° 137, 1er décembre 1910, page 1867.

dont il est parlé au cours de la seconde partie de ce volume (1).

---

3 Sondes d'exploration des dents.
1 Miroir à manche métallique.
1 Seringue à lavages.
1 Seringue à injections intra-gingivales.

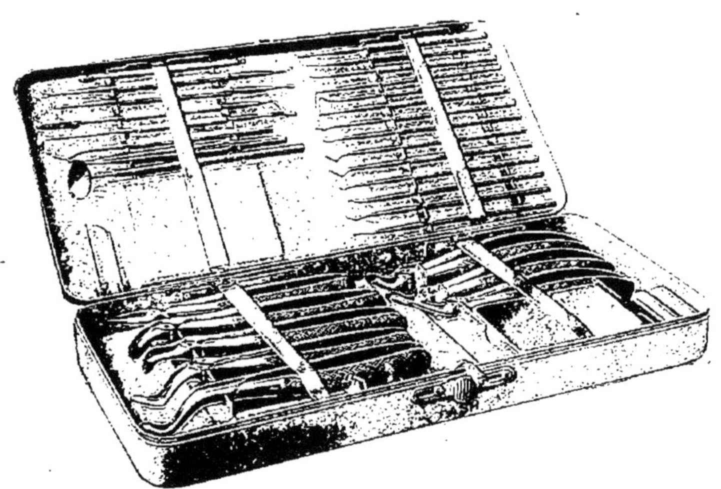

Fig. 245. — Trousse d'urgence.

1 Pince courbe à pansements dentaires.
3 Rugines à tartre dentaire.

(1) La Maison Ash (de Paris) a bien voulu se charger de construire sur nos indications une trousse d'urgence où tous les instruments nécessaires et suffisants pour la pratique sommaire de la dentisterie d'urgence sont groupés. Ces instruments, soigneusement choisis, sont assujettis dans une série de chevalets mobiles qui permettent de sortir tout ce qui est contenu dans la trousse et d'utiliser son corps et son couvercle comme plateaux d'instruments. Complètement métallique, stérilisable dans toutes ses parties, le médecin praticien, non spécialiste, y trouvera réunis tous les instruments de la liste ci-dessus.

2 Limes à racines.
12 Excavateurs à dentine.
2 Spatules à ciment doubles.
3 Fouloirs à obturations.
1 Douzaine de sondes lisses à canaux.
1 Douzaine de sondes barbelées.
1 Plaque de verre dépolie.
10 Daviers d'extraction.

CHAPITRE VI

FORMULES D'HYGIÈNE ET DE THÉRAPEUTIQUE STOMATOLOGIQUE

1° PRÉPARATIONS DENTIFRICES POUR L'HYGIÈNE QUOTIDIENNE

Poudre dentifrice savonneuse

Carbonate de chaux précipité. . .	40 grammes.
Bicarbonate de soude	10 grammes.
Poudre de savon.	10 grammes.
Saponine.	1 gramme.
Essence de menthe	X gouttes.
Essence de badiane	X gouttes.
Carmin	q. s. pour colorer.

F. S. A.

(M. Guibaud).

Poudre dentifrice acide

Borate de soude	5 grammes.
Phosphate de chaux.	30 grammes.
Acide salicylique.	1 gramme.

Tanin.	1 gramme.
Carmin	Q. S. pour colorer.
Essence de menthe.	XV gouttes.

Poudre dentifrice alcaline

Carbonate de chaux	*āā* 10 grammes.
Carbonate de magnésie . . .	
Borate de soude	5 grammes.
Tanin	1 grammes.
Saccharine	*āā* 0 gr. 25 centig.
Carmin	
Essence de menthe	XII gouttes.
Essence de rose	II gouttes.

M. F. S. A.

(M. Roy).

Savon dentifrice

Savon de magnésie	10 grammes.
Carbonate de chaux précipité . .	5 grammes.
Essence de rose	*āā* X gouttes
Essence de menthe anglaise . .	
Essence de lavande	1 gramme.
Carmin	0 gr. 10 centig.

(Magitot).

Opiat dentifrice

Chaux précipitée	*āā* 48 grammes.
Poudre d'iris	
Savon blanc de Castille. . . .	*āā* 12 grammes.
Borax pulvérisé	
Glycérine.	Q. S. pour faire une pâte molle.

Elixir dentifrice au Wintergreen

Menthol cristallisé	12 grammes.
Alcool à 90°.	150 grammes.

Essence de Wintergreen	1 gramme.
Solution au 1/100e de sulfofuschine.	1 gramme.
Eau bouillie.	Q. S. pour 1 litre.

Mélanger le tout, agiter avec 10 grammes de kaolin pour supprimer l'opalescence, filtrer plusieurs fois au papier.

(D'après Cerbelaud).

Elixir antiseptique

Thymol	3 grammes.
Alcool de menthe.	5 grammes.
Teinture de benjoin	10 grammes.
Teinture de badiane.	3 grammes.
Cochenille	Q. S. pour colorer.
Alcool à 95°.	Q. S. pour 300 grammes.

Quelques gouttes dans un verre d'eau bouillie.

Solution pour la désinfection nocturne des appareils prothétiques

Formol à 40 %	5 grammes
Glycérine.	50 grammes.
Essence de menthe	3 grammes.

Quelques gouttes dans le verre d'eau où l'on plonge les pièces prothétiques.

Eau dentifrice

Acide phénique pur . . . . . } Essence de citron. . . . . . }	*āā* 3 grammes.
Alcool de menthe	20 grammes.
Alcool à 60°	1000 grammes.

Pâte dentifrice

Carbonate de chaux précipité. . .	250 grammes.
Magnésie calcinée	80 grammes.
Glycérine.	300 grammes.

Savon médicinal.	150 grammes.
Essence de menthe poivrée . .	ãa 2 grammes.
Essence de cannelle.	

(Formule analogue au « Kalodont »).

2° FORMULES THÉRAPEUTIQUES

Poudre dentifrice sialagogue

Poudre de camphre.	1 gramme.
Pyrèthre	2 grammes.
Cannelle.	3 grammes.
Myrrhe	4 grammes.
Térébenthine cuite	16 grammes.

F. S. A.

Masticatoire aromatique

Myrrhe	4 parties.
Camphre.	1 partie.
Cannelle.	3 parties.
Mastic	2 parties.

F. S. A. Masses de la grosseur d'une fève.

(Rolland, d'après Dorvault).

Formule d'amalgame pour obturation dentaire

Étain	60 pour 100.
Argent.	35 —
Or	5 —

Couler en lingots, conservés au sec, roulés de plusieurs épaisseurs de papier d'étain. Réduire en limaille au fur et à mesure des besoins et conserver la limaille dans des flacons colorés, hermétiquement bouchés.

Autre formule d'amalgame pour le même usage

Argent.	69,95 0/0.
Étain	26,05 0/0.
Cuivre.	4,00 0/0.

(D'après l'analyse de l'amalgame de Trey).

Pommade contre les névralgies congestives

Aconitine	0 gr. 20 centig.
Alcool à 95.	XII gouttes.
Axonge	10 gr.

Broyer l'aconitine dans l'alcool pour dissoudre, puis ajouter l'axonge (**A surveiller**).

Gargarisme contre la fétidité de l'haleine

Acide salicylique.	4 grammes.
Saccharine	} āā 1 gramme.
Bicarbonate de soude	}
Alcool.	200 grammes.
Essence de menthe	X gouttes.
F. S. A.	(Roy).

Autre gargarisme contre la fétidité de l'haleine

Liqueur de Labarraque.	30 grammes.
Teinture de myrrhe.	} āā 12 grammes.
Teinture de lavande.	}
Eau	30 grammes.
Glycérine	30 grammes.

Gargarisme sialagogue

Kawa	10 grammes.
Eau.	125 grammes.

Pour une décoction.

Gargarismes contre les brûlures de la muqueuse buccale

Chlorhydrate de cocaïne	0 gr. 25 centig.
Eau chloroformée à saturation .	ãa 100 grammes.
Eau phénolée du Codex. . . .	

Solution anesthésique injectable pour l'extraction des dents

Cocaïne (chlorhydrate).	0 gr. 10 centig.
Eau physiologique	10 grammes.
Salicylate de soude.	0 gr. 15 centig.

Stériliser par tyndallisation.

Contre la décalcification des dents

Fluorure de calcium	0 gr. cinq milligr.
Fluorure de magnésium	0 gr. deux centigr.
Bromure de calcium	2 gr. 50 centig.
Phosphate bicalcique	ãa 5 grammes.
Carbonate de chaux	

A diviser en 20 cachets, 2 par jour.

Collutoire au tanin

Tanin	ãa 5 grammes.
Borate de soude	
Saccharine	0 gr. 05 centigr.
Glycérine.	5 grammes.

(Dubois).

Pommade contre les fluxions

Hyosciamine cristallisée . . .	1 milligramme.
Lanoline.	ãa 5 grammes.
Vaseline.	

En frictions loco dolenti.

Mixture pour le pansement des 4e degrés

Aldéhyde formique à 40 0/0. . . . 40 parties.
Essence de géranium redistillée. . 20 parties.
Alcool à 95°. . . . . 40 parties.

Mixture pour imprégner la ouate des pansements dentaires et les rendre occlusifs et plus difficilement putrescibles

Mastic en larmes. . . . . . }
Benjoin du Siam . . . . . . } $\bar{a}\bar{a}$ 20 grammes.
Éther sulfurique. . . . . . }
Tanin. . . . . 5 grammes.

Pâte caustique pour dévitaliser la pulpe

Acide arsénieux porphyrisé }
Créosote de hêtre . . . . } $\bar{a}\bar{a}$ Q. S. pour pâte crémeuse.
Ésérine . . . . }
Gros comme une tête d'épingle sur la pulpe à nu.

Préparation émolliente et alcaline pour lavages de la bouche

Décocté de racines de guimauve } $\bar{a}\bar{a}$ 100 grammes.
Décocté de pavots . . . . . }
Bicarbonate de soude. . . . . . 25 grammes.
F. S. A.

Gargarisme calmant des cancers de la bouche

Infusion de feuilles de coca à 5/00 . 200 grammes.
Décoction de tête de pavot n° 1. . 100 grammes.
Phénosalyl . . . . 5 grammes.
Eau bouillie. . . . . 100 grammes.
(Us. externe).

Pulvérisation calmante

Cocaïne pure	1 gramme.
Menthol	0 gr. 75.
Orthoforme	2 grammes.
Huile de vaseline stérilisée . . .	100 grammes.

Gargarisme émollient

Tête de pavot sans les semences,	N° 1.
Racine de guimauve	8 grammes.
Graines de lin	5 grammes.
Eau bouillante	200 grammes.

Filtrer.

Solution contre la périodontite expulsive

Chlorure de zinc.	8 grammes.
Eau bouillie . . . . Q. S. pour	1000 grammes.
Alcool de menthe.	25 grammes.

(G. Mahé).

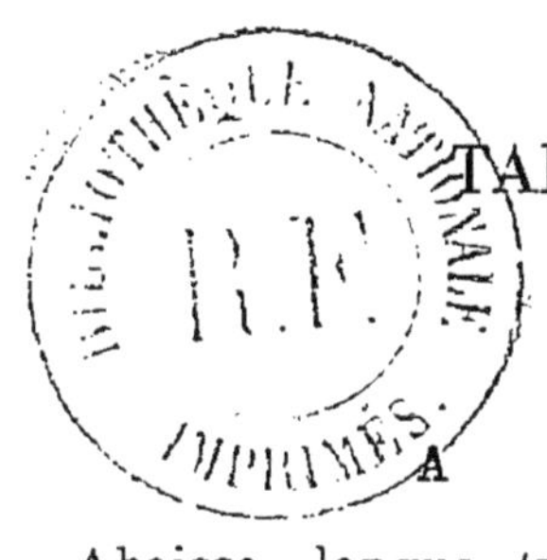

TABLE ALPHABÉTIQUE

A

B

C

D

E

F

I

J

K

L

T

U

V

W

Z

TABLE DES MATIÈRES

DIJON. — IMP. DARANTIERE

Librairie J.-B. BAILLIÈRE & Fils

Traité de Stomatologie, publié sous la direction des Drs G. GAILLARD et R. NOGUÉ, dentistes des hôpitaux de Paris, 1909-1913, 10 fascicules gr. in-8 avec figures.

1. *Anatomie de la Bouche et des Dents*, par les Drs DIEULAFÉ et HERPIN, 1909, 1 vol. gr. in-8 de 184 pages, avec 149 figures .... 6 fr.
2. *Physiologie et Bactériologie. Malformations et Anomalies de la Bouche et des Dents, Accidents de dentition*, par GUIBAUD, NOGUÉ, BESSON, DIEULAFÉ, HERPIN, BAUDET, FARGIN-FAYOLLE, 1910, 1 vol. gr. in-8 de 322 pages, avec 217 figures noires et coloriées .... 10 fr.
3. *Maladies des Dents et Carie dentaire*, par les Drs DIEULAFÉ, HERPIN et NOGUÉ.
4. *Dentisterie opératoire*, par les Drs GUIBAUD, FARGIN-FAYOLLE, SCHÆFFER, MAHÉ, NESPOULOUS, R. NOGUÉ.
5. *Maladies paradentaires. Hygiène et Prophylaxie de la Bouche et des Dents*, par les Drs NOGUÉ, DAUGUET, FARGIN-FAYOLLE, KŒNIG, LEBEDINSKY, MAHÉ, TERSON, GAUMERAIS, GUIBAUD, 1911, 1 vol. gr. in-8 de 430 pages, avec 94 figures.... 12 fr.
6. *Anesthésie*, par le Dr NOGUÉ. 1912, 1 vol. gr. in-8 de 410 pages, avec 102 figures 12 fr.
7. *Maladies de la Bouche*, par le Dr L. FOURNIER.
8. *Maladies chirurgicales de la Bouche et des Maxillaires*, par les Drs DIEULAFÉ, DUVAL, BRÉCHOT, BAUDET. 1911, 1 vol. gr. in-8 de 420 pages, avec 240 figures.... 12 fr.
9. *Orthodontie et Radiologie*, par GAILLARD et BELOT.
10. *Prothèse buccodentaire et faciale*, par le Dr GAILLARD.

Manuel du Dentiste, rédigé conformément au programme pour les examens du chirurgien-dentiste, par le Dr Ch. GODON, directeur de l'École dentaire de Paris, avec la collaboration de MM. COUSIN, L. FREY, FRITEAU, G. LEMERLE, LEMIERRE, MARIE, MARIÉ, M.-P. MARTINIER, MASSON, M. ROY, E. SAUVEZ, SERRE, VILLAIN, WICART Collection de 11. vol. in-18 de 300 p., avec fig. Prix de chaque vol., cart.... 3 fr.

Notions de Chimie, de Physique, de Mécanique et de Métallurgie dentaires, par MM. COUSIN et SERRES, professeurs à l'École dentaire de Paris. 1910, 1 vol. in-18, avec figures, cart.... 3 fr.

Notions générales d'Anatomie, d'Histologie et de Physiologie, à l'usage des dentistes, par le Dr MARIE, 2e *édition*, 1914, 1 vol. in-18, avec fig. cart.... 3 fr.

Notions générales de Pathologie, à l'usage des dentistes, par le Dr MARIÉ, 2e *édition*, 1913, 1 vol. in-18 de 272 p., avec 43 fig., cart.... 3 fr.

Anatomie et Physiologie de la Bouche et des Dents, par les Drs SAUVEZ, WICART et LEMERLE. 3e *édition*. 1913, 1 vol. in-18 de 315 pages, avec 58 figures, cart.... 3 fr.

Pathologie des Dents et de la Bouche, par les Drs LÉON FREY et G. LEMERLE. 3e *édition*. 1910, 1 vol. in-18 de 398 pages, avec 54 figures, cart.... 3 fr.

Thérapeutique de la Bouche et des Dents, par M. le Dr M. ROY. 3e *édition*. 1910, 1 vol. in-18 de 342 pages, cart.... 3 fr.

Clinique des Maladies de la Bouche et des Dents, par MM. les Drs CH. GODON et FRITEAU. 2e édition. 1914, 1 vol. in-18 de 270 pages, avec figures, cart.... 3 fr.

Dentisterie opératoire, par les Drs GODON et MASSON. 3e *édition*, 1912, 1 vol. in-18 de 310 pages, avec 99 figures, cart.... 3 fr.

Clinique de Prothèse et Orthodontie, par les Drs CH. MARTINIER et VILLAIN. 3e *édition*. 1913, 3 vol. in-18 de 350 p., avec 59 fig., cart.... 3 fr.

Clinique de Prothèse chirurgicale et restauratrice des Maxillaires, par MARTINIER, 1913, 1 vol. in-18 de 300 pages, avec figures, cart.... 3 fr.

Code du Chirurgien-Dentiste, par ROGER, Ch. GODON et DUCUING. 1913, 1 vol. in-18 de 270 p., cart.... 3 fr.

Dictionnaire Dentaire, par JEAN CHATEAU, chef de clinique à l'École dentaire française. 1903, 1 vol. in-18 de 280 pages, cart.... 3 fr.

Atlas-Manuel de Prothèse dentaire et buccale, par PREISWERK. *Édition française*, par le Dr CHOMPRET. 1908, 1 vol. in-16 de 415 pages, avec 345 figures et 21 planches coloriées, relié.... 18 fr.

Les Dents de nos Enfants. Conseils aux mères de famille, par BRAMSEN. 1889, 1 vol. in-16 de 142 pages, avec 50 figures.... 2 fr.

Chirurgie des Dents et de leurs annexes, par BRASSEUR. 1 vol. gr. in-8 de 100 pages, avec 127 figures.... 5 fr.

La Pratique des Maladies de la Bouche et des Dents dans les Hôpitaux de Paris, par P. LEFERT. 1896, 1 vol. in-18 de 288 pages, cart.... 3 fr.

Programmes et Questionnaires pour les Examens de Chirurgien-Dentiste, par HAMONAIDE. 3e *édition*. 1913, 1 vol. in-18 de 200 p.... 2 fr.

Cliniques stomatologiques, par le Dr NOGUÉ, dentiste des hôpitaux de Paris. 1908, 1 vol. in-18 de 335 pages.... 4 fr.

BIBLIOTHÈQUE DE THÉRAPEUTIQUE

Publiée sous la direction de

A. GILBERT & **P. CARNOT**

Professeur à la Faculté de médecine de Paris
Membre de l'Académie de Médecine.

Professeur agrégé de thérapeutique
à la Faculté de médecine de Paris.

1909-1914, 29 volumes in-8, de 500 à 750 pages, illustrés de nombreuses figures.

1re SÉRIE. — LES AGENTS THÉRAPEUTIQUES

I. **L'Art de Prescrire,** par le professeur GILBERT. 1 vol.

II. **Technique thérapeutique médicale,** par le Dr MILIAN. 1 vol. .... 8 fr.

III. **Technique thérapeutique chirurgicale,** par les Drs PAUCHET et DUCROQUET. 1 vol. .... 15 fr.

V-VII. **Physiothérapie.** I. *Electrothérapie*, par le Dr NOGIER. 1 vol. .... 10 fr.

II. *Radiothérapie, Radiumthérapie, Rœntgenthérapie, Photothérapie*, par les Drs OUDIN et ZIMMERN. 1 vol. .... 14 fr.

III. *Kinésithérapie : Massage, Gymnastique*, par les Drs P. CARNOT, DAGRON, DUCROQUET, NAGEOTTE, CAUTRU, BOURCART. 1 vol. .... 12 fr.

IV. *Mécanothérapie, Jeux et Sports, Hydrothérapie*, par les Drs FRAIKIN DE CARDENAL, CONSTENSOUX, TISSIÉ, DELAGENIÈRE, PARISET. 1 vol. .... 8 fr.

VIII. **Crénothérapie** (*Eaux minérales*), **Thalassothérapie, Climatothérapie,** par les Prs LANDOUZY, GAUTIER, MOUREU, DE LAUNAY, les Drs HEITZ, LAMARQUE, LALESQUE, P. CARNOT. 1 vol. .... 14 fr.

IX-X. **Médicaments chimiques et végétaux,** par le Pr PIC et les Drs BONNAMOUR et IMBERT. 2 vol.

XI. **Médicaments animaux** (*Opothérapie*), par P. CARNOT. 1 vol. 12 fr.

XII. **Médicaments microbiens** (*Bactériothérapie, Vaccinations, Sérothérapie*), par METCHNIKOFF, SACQUÉPÉE, REMLINGER, LOUIS MARTIN, VAILLARD, DOPTER, BESREDKA, SALIMBENI, DUJARDIN-BEAUMETZ, CALMETTE. 1 vol. 2e *édition*.... 12 fr.

XIII. **Régimes alimentaires,** par le Dr Marcel LABBÉ. 1 vol. .... 12 fr.

XIV. **Psychothérapie,** par le Dr André THOMAS. 1 vol. .... 12 fr.

2e SÉRIE. — LES MÉDICATIONS

XV. **Médications générales,** par les Drs BOUCHARD, H. ROGER, SABOURAUD, SABRAZES, BERGONIÉ, LANGLOIS, PINARD, APERT, RAUZIER, MAUREL, P. CARNOT, P. MARIE et CLUNET, LÉPINE, POUCHET, BALTHAZARD, A. ROBIN et COYON, CHAUFFARD, WIDAL et LEMIERRE. 1 vol. .... 14 fr.

XVI. **Médications symptomatiques** (*Méd. circulatoires, hématiques et nerveuses*), par les Drs MAYOR, P. CARNOT, GRASSET, RIMBAUD et GUILLAIN. 1 vol. .... 12 fr.

XVII. **Médications symptomatiques** (*Maladies nerveuses et mentales, génitales et cutanées*), par M. de FLEURY, J. LÉPINE, JACQUET, FERRAND, MENÉTRIER, P. CAMUS, SIREDEY et LEMAIRE. 1 vol.

XVIII. **Médications symptomatiques** (*Mal. digest. hépat., rénales*), par GILBERT, CASTAIGNE. 1 vol.

3e SÉRIE. — LES TRAITEMENTS

XIX. **Thérapeutique des Maladies infectieuses,** par les Drs Marcel GARNIER, NOBÉCOURT. NOC. 1 vol. .... 12 fr.

XX. **Thérapeutique des Maladies de la Nutrition et Intoxications,** par les Drs LEREBOULLET, LŒPER. 1 vol

XXI. **Thérapeutique des Maladies nerveuses,** par les Drs CLAUDE, LEJONNE, de MARTEL. 1 vol.

XXII. **Thérapeutique des Maladies respiratoires et Tuberculose,** par les Drs HIRTZ, RIST, RIBADEAU-DUMAS, TUFFIER, KUSS et MARTIN. 1 vol. .... 14 fr.

XXIII. **Thérapeutique des Maladies circulatoires** (*Cœur, Vaisseaux, Sang*), par les Drs JOSUÉ, VAQUEZ et AUBERTIN. WIART. 1 vol.

XXIV. **Thérapeutique des Maladies digestives. Foie. Pancréas,** par les Drs P. CARNOT, COMBE, LECÈNE. 1 vol.

XXV. **Thérapeutique articulaire, osseuse et ganglionnaire,** par les Drs MARFAN, MOUCHET, PIATOT. 1 vol.

XXVI. **Thérapeutique des Maladies urinaires** (*Reins, Voies urinaires, Appareil génital de l'homme*), par les Drs ACHARD, MARION, PAISSEAU. 1 vol. .... 12 fr.

XXVII. **Thérapeutique obstétricale et gynécologique,** par les Drs JEANNIN et GUÉNIOT. 1 vol. .... 14 fr.

XXVIII. **Thérapeutique des Maladies cutanées et vénériennes,** par les Drs AUDRY, DURAND, NICOLAS. 1 vol. .... 12 fr.

XXIX. **Thérapeutique des Maladies des Yeux, des Oreilles, du Nez, du Larynx, de la Bouche, des Dents,** par les Drs DUPUY-DUTEMPS, ETIENNE, LOMBARD, M. ROY. 1 vol.

ATLAS-MANUEL

des

Maladies de la Bouche

Par le Dr GRUNWALD

Édition française, par le Dr G. LAURENS

1903, 1 vol. in-16 de 200 pages, avec 42 planches coloriées et 41 figures, relié maroquin souple, tête dorée............. 14 fr.

Voici un aperçu des matières qui y sont traitées :

Anatomie et physiologie, pathologie, sémiologie et thérapeutique générales. Pathologie et thérapeutiques spéciales. Maladies aiguës : formes idiopathiques, formes symptomatiques et associées. Maladies chroniques, affections diffuses et localisées, formes symptomatiques, affection de l'anneau lymphatique du pharynx, néoplasmes, rhino et pharingopathies dans les maladies générales, troubles neuro-musculaires, lésions traumatiques, corps étrangers, malformations.

LA PRATIQUE

DES

Maladies de la Bouche et des Dents

DANS LES HOPITAUX DE PARIS

Par le Professeur Paul LEFERT

1896, 1 volume in-18 de 288 pages, cartonné.............. 3 fr.

Maladies de la Bouche, du Pharynx et de l'Œsophage

Par G. ROQUE

PROFESSEUR A LA FACULTÉ DE MÉDECINE DE LYON

ET **L. GAILLARD**, MÉDECIN DE L'HOPITAL LARIBOISIÈRE

3e *édition*, 1912, 1 vol. gr. in-8 de 284 pages, avec 11 fig... 5 fr.

Maladies de la Bouche, par le Dr SIEBERT, 1907, gr. in-8, 44 pages avec 25 figures et 5 planches coloriées................. 2 fr.

La Pratique des Maladies de la Bouche et des Dents dans les Hôpitaux de Paris, par le Pr LEFERT. 1896, 1 vol. in-18 de 288 p., cart.................................... 3 fr.

Thérapeutique des Maladies de la Bouche, du Pharynx et du Larynx, par A. HEINDL. 1907, 1 vol. in-8 de 252 pages.... 4 fr.

Pathologie buccale et naso-faciale, par le Dr GOLDENSTEIN. 1900, gr. in-8, 72 pages avec figures......................... 2 fr.

MANUEL DU CHIRURGIEN-DENTISTE

Publié sous la direction du Dr Ch. GODON
Directeur de l'Ecole dentaire de Paris

Rédigé conformément au programme pour les examens de Chirurgien-Dentiste

Avec la collaboration de MM. les Drs

AUGIER, COUSIN, L. FREY, FRITEAU, LEMERLE, LEMIÈRE, MARIÉ, MARIE, MARTINIER, MASSON, ROY, SAUVEZ, SERRE, VILLAIN, WICART.

11 volumes in-18 de 300 pages, avec figures.

Chaque volume, cartonné .... 3 fr.

Notions de Chimie, de Physique, de Mécanique et de Métallurgie dentaires, par MM. Cousin et Serres, professeurs à l'École dentaire de Paris. 1911. 1 vol. in-18, cart. .... 3 fr.

Notions générales d'Anatomie, d'Histologie et de Physiologie, à l'usage des dentistes, par les Drs Marié et Augier. *2e édition*, 1914, 1 vol. in-18, cart. .... 3 fr.

Notions générales de Pathologie, à l'usage des dentistes, par le Dr Marie. *2e édition*, 1913, 1 vol. in-18, avec fig., cart. .... 3 fr.

Anatomie et Physiologie de la Bouche et des Dents, par les Drs Sauvez, Wicart et Lemerle. *3e édition*, 1914, 1 vol. in-18, avec fig., cart. .... 3 fr.

Pathologie des Dents et de la Bouche, par les Drs Léon Frey et G. Lemerle. *5e édition*, 1910, 1 vol. in-18, cart. .... 3 fr.

Thérapeutique de la Bouche et des Dents, par le Dr M. Roy. *3e édition*, 1910, 1 vol. in-18, cart. .... 3 fr.

Clinique des Maladies de la Bouche et des Dents, par le Dr Ch. Godon. *3e édition*, 1914. 1 vol. in-18, avec fig., cart. .... 3 fr.

Dentisterie opératoire, par les Drs Godon, Masson et Lemière, *3e édition*, 1912, 1 vol. in-18, avec fig., cart. .... 3 fr.

Clinique de Prothèse et Orthodontie, par les Drs Ch. Martinier et Villain. *3e édition*, 1914, 1 vol. in-18, cart .... 3 fr.

Clinique de Prothèse chirurgicale et restauratrice des Maxillaires, par Martinier. 1914, 1 vol. in-18, cart. .... 3 fr.

Code du Chirurgien-Dentiste, par Roger, Ch. Godon et Ducuing. 1913, 1 vol. in-18, cart .... 3 fr.

En créant un diplôme officiel de chirurgien-dentiste, la loi oblige ceux qui veulent exercer la profession de chirurgien-dentiste à des études spéciales et à des examens déterminés. M. Godon a pensé répondre à un besoin des élèves autant qu'à un désir des professeurs en réduisant, sous une forme facilement assimilable, toutes les matières qui font officiellement partie de l'étudiant dentiste et sont exigibles aux examens.

Il a voulu que cet ouvrage pût encore être utile aux praticiens qui retrouveront, sous une forme claire et précise, les matières qu'ils ont apprises au cours de leurs études, en même temps que les travaux intéressants qui, jusqu'en ces derniers temps, ont paru dans les revues scientifiques ou professionnelles et qui constituent un progrès dans la science ou dans la pratique de la « dentisterie ».

Pour rendre ce travail plus complet et plus profitable, il y avait avantage à le diviser en plusieurs volumes et à confier chacun d'eux à un collaborateur ayant acquis par des travaux antérieurs une compétence spéciale. On a suivi, pour la division des matières, le programme des examens, tel qu'il est appliqué à la Faculté de médecine de Paris.

NOUVEAU
TRAITÉ DE MÉDECINE
et de THÉRAPEUTIQUE

Publié en fascicules sous la direction de

A. GILBERT	L. THOINOT
Prof. à la Faculté de médecine de Paris, Membre de l'Académie de médecine.	Prof. à la Faculté de médecine de Paris, Membre de l'Académie de médecine.

Avec la collaboration de MM.

Achard, Apert, Aubertin, Auché, Aviragnet, Babonneix, Ballet, Balzer, Barbier, Barth, Baudouin, L. Bernard, de Beurmann, Bezançon, Boinet, Boulloche, P. Carnot, Cartaz, Castex, Chauffard, P. Claisse, Claude, Courmont, Cruchet, Dejerine, Deschamps, Dupré, L. Fournier, Galliard, Gallois, M. Garnier, Gaucher, Gilbert, Gougerot, Gouget, Grasset, Guiart, Hallé, Hallopeau, Hayem, Herscher, Hudelo, Hutinet, Jacquet, Jeanselme, Klippel, M. Labbé, Laederich, Laignel-Lavastine, Lancereaux, L. Landouzy, Lannois, Laveran, Le Fur, Le Noir, Lereboullet, Léry, Letulle, L. Levi, Lion, Marfan, Marie, Marinesco, Ménétrier, Méry, Milian, Mosny, Netter, Parmentier, Pitres, Rauzier, Rénon, Richardière, Roger, Roque, Sainton, Sérieux, Sicard, A. Siredey, Surmont, J. Teissier, Thiercelin, Thoinot, A. Thomas, Triboulet, Vaillard, Vaquez, Villaret, E. Weil, Widal, R. Wurtz.

CHAQUE FASCICULE SE VEND SÉPARÉMENT

		fr.	c.
1.	*Maladies microbiennes en général*, 8ᵉ tirage (272 p., 75 fig. noires et coloriées)....	6	»
2.	*Fièvres éruptives*, 7ᵉ tirage (258 p., 8 fig.)........	5	»
3.	*Fièvre typhoïde*, 7ᵉ tirage (312 p. et 32 fig.)........	6	»
4.	*Maladies parasitaires communes à l'Homme et aux animaux* (Tuberculose, morve, charbon, rage, etc.), 4ᵉ tirage (566 p., 81 fig.)........	10	»
5.	*Paludisme et Trypanosomiase*, 7ᵉ tirage (150 p., 20 fig.)........	3	»
6.	*Maladies exotiques*, 5ᵉ tirage (140 p., 29 fig.)........	8	»
7.	*Maladies vénériennes*, 7ᵉ tirage (330 p., 20 fig.)........	6	»
8.	*Rhumatismes et Pseudo-Rhumatismes*, 7ᵉ tirage (164 p., 18 fig.)........	3	50
9.	*Grippe, Coqueluche, Oreillons, Diphtérie*, 6ᵉ tirage (172 p., 6 fig.)........	3	50
10.	*Streptococcie, Staphylococcie, Pneumococcie, Colibacillose*, etc., 5ᵉ tirage........	3	50
11.	*Intoxications*, 3ᵉ tirage (356 p., 6 fig.)........	6	»
12.	*Mal. de la nutrition* (diabète, goutte, obésité, 3ᵉ tir. (400 p., 10 fig.)........	7	»
13.	*Cancer* (662 p., 114 fig.)........	12	»
14.	*Maladies de la Peau* (516 p., 178 fig.)........	10	»
15.	*Maladies de la Bouche, du Pharynx*, etc., 3ᵉ tirage (284 p., avec fig.)........	5	»
16.	*Maladies de l'Estomac* (688 p., 91 fig.)........	12	»
17.	*Maladies de l'Intestin*, 4ᵉ tirage, (525 p., 96 fig.)........	9	»
18.	*Maladies du Péritoine* (324 p., fig.)........	5	»
19.	*Maladies du Foie et de la Rate.*		
20.	*Maladies des Glandes salivaires et du Pancréas* (342 p., avec 60 fig.)........	7	»
21.	*Maladies des Reins* (462 p., 76 fig.)........	9	»
22.	*Maladies des organes génito-urinaires*, 5ᵉ tirage (464 p., 67 fig.)........	8	»
23.	*Maladies du Cœur*........		
24.	*Maladies des Artères et de l'Aorte*. 2ᵉ tirage (480 p., 63 fig.)........	8	»
25.	*Maladies des Veines et des Lymphatiques* (169 p., 32 fig.)........	4	»
26.	*Maladies du Sang.*		
27.	*Maladies du Nez et du Larynx*, 2ᵉ tirage (277 p., 65 fig.)........	5	»
28.	*Sémiologie de l'Appareil respiratoire*, 2ᵉ tirage (176 p., 102 fig.)........	5	»
29.	*Maladies des Poumons et des Bronches* (860 p., 50 fig.)........	16	»
30.	*Maladies des Plèvres et du Médiastin.*		
31.	*Sémiologie nerveuse* (629 pages, 129 figures)........	12	»
32.	*Maladies de l'Encéphale.*		
33.	*Maladies mentales.*		
34.	*Maladies de la Moelle épinière* (839 p., 420 fig.)........	16	»
35.	*Maladies des Méninges*........	8	»
36.	*Maladies des Nerfs périphériques.*		
37.	*Névroses.*		
38.	*Maladies des Muscles* (170)........	5	»
39.	*Maladies des Os*........	5	»
40.	*Maladies du Corps thyroïde et des Capsules surrénales.*		

Chaque fascicule se vend également **cartonné** avec une augmentation de **1 fr. 50** par fascicule.

www.ingramcontent.com/pod-product-compliance
Ingram Content Group UK Ltd.
Pitfield, Milton Keynes, MK11 3LW, UK
UKHW020316200726
13857UKWH00001B/182